Das Lewy-Body-Demenz-Buch

Das Lewy-Body-Demenz-Buch

Helen Buell Whitworth, James Whitworth

Helen Buell Whitworth
James Whitworth

Das Lewy-Body-Demenz-Buch

Wissen und Tipps zum Verstehen und Begleiten für Pflegende und Angehörige

Aus dem Amerikanischen von
Michael Herrmann

Deutschsprachige Ausgabe herausgegeben von
Anita Steininger und Ruth Lindenmann

Mit einem ergänzenden Beitrag von
Jürgen Georg

2., überarbeitete und ergänzte Auflage

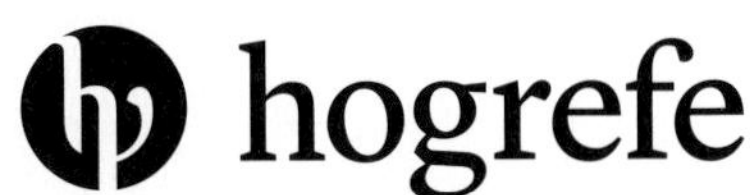

Helen Buell Whitworth. MS, BSN, Pflegefachfrau, -lehrerin und Autorin, Koordinatorin für Freiwilligenarbeit in der Lewy-Body-Demenz-Vereinigung, Arizona, USA

James A. Whitworth. Präsident der Lewy-Body-Demenz-Vereinigung, Arizona, USA

Anita Steininger (dt. Hrsg.). Altenpflegerin, Pflegefachkraft für Gerontopsychiatrie, PDL, Dozentin, Pflegepädagogin
E-Mail: anita.steininger@gmx.de

Ruth Lindenmann (dt. Hrsg.). Krankenpflegerin, Pflegeexpertin, MAS, MScN, Dozentin
E-Mail: Ruth.Lindenmann@gmx.ch

Jürgen Georg (Mitautor). Pflegefachmann, Pflegewissenschaftler (MScN), Dozent, Programmleiter: Pflege beim Hogrefe Verlag in Bern
E-Mail: juergen.georg@hogrefe.ch

Bibliografische Information der Deutschen Nationalbibliothek
Die Deutsche Nationalbibliothek verzeichnet diese Publikation in der Deutschen Nationalbibliografie; detaillierte bibliografische Daten sind im Internet über http://www.dnb.de abrufbar.

Anregungen und Zuschriften bitte an:
Hogrefe AG
Lektorat Pflege
z.Hd.: Jürgen Georg
Länggass-Strasse 76
3012 Bern
Schweiz
Tel: +41 31 300 45 00
info@hogrefe.ch
www.hogrefe.ch

Lektorat: Jürgen Georg
Herstellung: René Tschirren
Umschlagabbildung: Fotolia @ Simon Kraus
Umschlag: Claude Borer, Riehen
Illustration (Innenteil): Jürgen Georg, Schüpfen-Ziegelried
Satz: Claudia Wild, Konstanz
Druck und buchbinderische Verarbeitung: Finidr s. r. o., Český Těšín
Printed in Czech Republic

Das vorliegende Buch ist eine Übersetzung aus dem Amerikanischen. Der Originaltitel lautet «Lewy Body Dementia» von Helen Buell Whitworth und James Whitworth. Der ergänzte Beitrag «Neurokognitive Pflege, neurokognitive Störungen und LBD» war nicht Bestandteil des US-Origianltextes aus dem Jahr 2011.

2., überarbeitete, ergänzte Auflage 2019

(E-Book-ISBN_PDF 978-3-456-95841-5)
(E-Book-ISBN_EPUB 978-3-456-75841-1)
ISBN 978-3-456-85841-8
http://doi.org/10.1024/85841-000

Inhaltsverzeichnis

Widmung

Dieses Buch ist unseren Lieben gewidmet:

Anique, in deren Gedenken Jim seine Mission der Wissensverbreitung durchführt, und Lucille, die mit Leib und Seele Lehrerin war und glücklich wäre, zu wissen, dass sie noch immer unterrichtet.

Geleitwort zur deutschsprachigen Ausgabe

Ich, Helga Rohra, heute 59 Jahre alt, erhielt vor 5 Jahren die Diagnose Lewy-Body-Demenz. Ich schreibe Ihnen hier zu diesem interessanten Buch, das Sie jetzt in der Hand halten:

«Das Lewy-Body-Demenz-Buch. Wissen und Tipps zum Verstehen und Begleiten».

Während ich dieses Buch lese, gehe ich nochmals in Gedanken meinen eigenen Weg nach: Denke an die ersten Symptome, den nicht einfachen Weg der Diagnostik. In diesem Buch sind Situationen und Menschen sehr einfühlsam gezeichnet. Jeder Leser kann sich hineinversetzen, ja, sogar mitfühlen.

Ja, nichts erzählen als Betroffene oder Betroffener. Nicht die Schande empfinden müssen, als Versager in einer Leistungsgesellschaft da zustehen. Einmal davon ausgehen, dass die Anderen auch Bescheid wissen. In die Achtsamkeit mit sich selbst gehen können. Zu den Einschränkungen stehen. Ja, sogar diese annehmen. Wir Betroffene sind genau so wertvoll – auch wertvoll – oder trotz**DEM**!

Besonders hervorzuheben ist die leichte, verständliche Sprache, ohne dass dabei der Expertenblick verloren geht. So können auch Neulinge auf dem Gebiet oder wir, die wirklichen Experten (Menschen mit einer Demenz) sich gut zurechtfinden. Die Resümees sind sehr praktisch und auch zugleich mentales Training.

Das Abenteuer beginnt mit dem neuen Leben, welches durch die Demenz diktiert wird. Die Empfehlungen, wie trotz**DEM** ein zufriedenes Leben möglich ist, werden konkret durch körperliche, mentale Aktivitätsideen begleitet.

Auch die Realität dürfen wir dabei nicht vergessen. Vorsorge und Selbstbestimmung gehören dazu. So erfahren wir über die Möglichkeiten der Heimauswahl und der palliativen Betreuung.

Dies ist ein Buch, das alle Facetten der Lewy-Body-Demenz erklärt, sachlich und leicht verständlich. Auf den nicht-mehr-berufstätigen Menschen, der die Diagnose Lewy-Body bekommt, wird nur kurz eingegangen. Seine Teilhabe an der Gesellschaft und die Förderung seiner Ressourcen im Fokus, könnte und sollte ein Thema, ein nächstes Buch-Thema sein. Auch der Aspekt der nicht-medikamentösen Therapie ist eine weitere Auseinandersetzung wert.

Aber, Perspektiven zu schaffen ist die Aufgabe einer Gesellschaft, und Demenz gibt es überall auf der Welt. Ganz gleich, ob ich oder wir, in Amerika oder Deutschland leben, ich und wir gehören trotz**DEM** dazu.

Helga Rohra
Autorin & Demenzaktivistin Vorsitzende der EWGPD (European Working Group of People with Dementia)

Geleitwort der deutschsprachigen Herausgeberinnen

Seit nunmehr 20 Jahren arbeite ich mit vielen Kolleginnen und Kollegen in der Gerontopsychiatrie, von der Akutklinik Psychiatrie über eine gerontopsychiatrische Abteilung im Allgemeinkrankenhaus bis hin zu Tätigkeiten in ambulanten und stationären Einrichtungen und der Gründung von Wohngruppen für Menschen mit Psychosen und Menschen mit Demenz. Das Netzwerk beinhaltet auch die regionalen Alzheimergesellschaften und so manche Angehörigengruppe wurde gegründet und unterstützt.

Dabei sind so viele Facetten der Demenz in ihren verschiedensten Formen zu Tage getreten, wie es Menschen gibt und wohl noch mehr. Trotz*DEM* – hier in der wunderbaren Schreibweise wie von Frau Helga Rohra geschrieben – konnten die meisten und besten (?) Tipps für die Begleitung eines Menschen an einer Lewy-Body-Demenz nur aus meiner «Erfahrungsevidenz» gegeben werden. Klar, hatten wir alle etwas Wissen über diese besondere Form der Demenz: «Daran sind doch diese gewissen Körperchen schuld!», «… aber das kann man doch nur im Nachhinein feststellen», «Gibt es da wirklich Unterschiede?» – so oder anders lauten bis heute Aussagen bei Gesprächen mit Kollegen und Freunden.

Ein überraschender und überwältigender Moment, wenn wir in unserer Begleitung alle festgefahrenen Denkweisen über Bord werfen und den Menschen mit Demenz mehr zutrauen, als in unseren Köpfen möglich erscheint. Viele besondere Verhaltensweisen können wir verschiedensten Demenzformen zuordnen. So hat sich ein Erfahrungsschatz herausgebildet, der uns Antworten gibt, aber auch eine Haltung des Offenseins für *Morgen kann es anders sein* verlangt. Lange aber blieben Fragen offen, wie: Wieso reagieren manche Menschen mit LBD (Lewy-Body-Demenz) so anders auf die Einnahme von Medikamenten? Warum erleben einige einen sehr großen «Schub» ihrer Erkrankung nach einem operativen Einsatz? Was hat es mit den ständig «kribbelnden» unruhigen Beinen (Restless-Legs-Syndrom) bei LBD auf sich? Fachliche Aufklärung und das Wissen um den richtigen menschlichen Umgang sind wichtig. Schon heute beziffert man den Anteil der LBD auf ca. 15 % der an

Demenz erkrankten Menschen. Jetzt wissen wir mehr. Jetzt können wir sicherer sein. In diesem Buch können auch Sie es lesen. Und damit haben alle Betroffenen und Begleitenden eine Chance auf ein verbessertes Leben mit Lewy-Body-Demenz.

Die fachlichen, sachlichen Beschreibungen zur LBD sind als Antworten oder Erklärungen von den Autoren Buell und Whitworth auf verschiedenste Schilderungen und Fragen von Betroffenen und deren Angehörigen in einfacher und einfühlsamer Weise gegeben worden. Sie sind hier in zitierter Form mit den jeweiligen persönlichen Namen abgedruckt, wie auch in der Originalversion. Dies unterstreicht den zutiefst menschlichen Um- und Zugang zu den erkrankten Menschen. Lediglich bei den Kosenamen, die in den USA üblich sind, haben wir in der deutschsprachigen Ausgabe von «Angehörigen» gesprochen. Sicher setzen Sie in Gedanken gerne Ihren oder den Namen Ihres Angehörigen ein.

Natürlich kann ein Buch, das für einen amerikanischen Leserkreis geschrieben wurde, nicht so einfach in den deutschsprachigen Raum übertragen werden. In dem Original-Buch sind Tipps und Empfehlungen zu den Aspekten der LBD und der entsprechenden Begleitung dem Angebot und den Gegebenheiten der USA angepasst, von den Namen und Wirkstoffen der Medikamente bis hin zu den beratenden und finanzierenden Institutionen. Besondere Unterschiede in Deutschland und der Schweiz haben wir bei der Versorgung zum Lebensende eines LBD-erkrankten Menschen. Wir, die deutschsprachigen Herausgeberinnen, haben die entsprechenden Kapitel mit ihren Tipps und Hinweisen den zur Zeit der Veröffentlichung bekannten deutschen und schweizerischen Gegebenheiten angepasst. Ebenso die Internet-Seiten und die Buchempfehlungen, die Sie auch dem Anhang gesondert entnehmen können. Dabei haben wir sehr sorgfältig recherchiert. Sollte Ihnen dennoch eine Änderung oder Neuerung bekannt sein, freuen wir uns sehr über Ihre Mitteilung – so können wir gemeinsam zu mehr Kompetenz und Menschlichkeit beitragen.

So kann ich mich nur dem Geleitwort von Frau Helga Rohra anschließen: Hier ist ein verständliches, lesenswertes Buch erschienen, dem nicht der Expertenblick verloren gegangen ist.

Wenn es Ihnen beim Lesen genau so geht, dann empfehlen Sie es weiter! Vielen Dank!

Ihre Herausgeberinnen
Anita Steininger
Ruth Lindenmann

Einführung

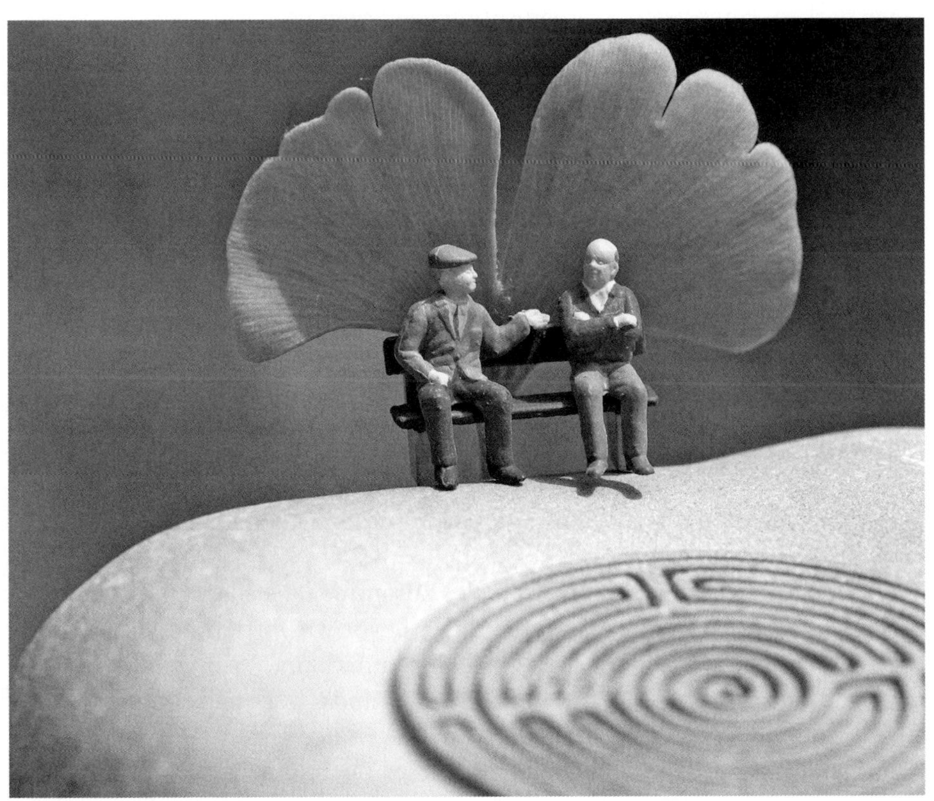

Im Jahre 1999 wurde bei Anique, James (Jim) Whitworths Frau, die Alzheimer-Krankheit (AD) diagnostiziert. Als Jim jedoch ihre Symptome im Internet nachschlug, stellte er fest, dass sie besser zur Lewy-Body-Demenz (LBD) passten. «Ich erzählte Aniques Ärzten von meinen Nachforschungen», erzählt Jim unseren Zuhörern, «aber keiner von ihnen hörte auf mich. Sie sagten Dinge wie ‹Nie gehört!› und behandelten sie weiter, als hätte sie AD.» Wir wissen jetzt, dass einige Medikamente, die bei AD-Patienten als sicher gelten, die Lebensqualität und -dauer eines LBD-Patienten verringern können. Jim glaubt, dies sei bei Anique geschehen. Sie reagierte schlecht auf bestimmte Medikamente, ihre Gesundheit ließ rasch nach und 2003 starb sie. Nach ihrem Tod setzte sich Jim sehr dafür ein, den Bekanntheitsgrad der LBD und die Unterstützung für Betreuende von Personen mit LBD unter Medizinern und in der Öffentlichkeit zu steigern. Gemeinsam mit vier weiteren Betreuungspersonen gründete er die Lewy Body Dementia Association (LBDA), die zu einer starken, landesweiten Organisation geworden ist.

Im Jahre 2005 heiratete Jim dann mich, eine Pflegende im Ruhestand und früher ebenfalls betreuendes Familienmitglied. Ich schloss mich seinem Kreuzzug an. Mit seiner Hilfe entwickelte ich eine Reihe von LBD-Schulungsprogrammen für Pflegende und andere Gesundheitsfachpersonen, die wir in verschiedenen landesweiten Einrichtungen für betreutes Wohnen und Demenzpflegezentren vorgestellt haben.

Lass uns ein Buch schreiben!

Eines Tages, nach einer Präsentation vor einer Gruppe Pflegender, sagte ich zu Jim: «Mit all den Informationen, die wir zusammengetragen und all den Geschichten, die wir gesammelt haben, verfügen wir hier über ein Buch.»

«Nein», sagte er. «Wir sind im Ruhestand. Wir brauchen keine weiteren Projekte mehr in Angriff zu nehmen.»

Trotz seiner Reaktion begann ich, alles zusammenzustellen und tatsächlich hatten wir bald ein Buch. Lassen Sie mich, bevor wir fortfahren, den Prozess unseres Schreibens erläutern, weil er im Text aufscheint. Wir haben eine Partnerschaft. Jim ist der Fachmann für den Inhalt und ich schreibe. Wenn Sie also Geschichten über uns lesen, so stehen meine in der ersten Person und Jims nicht. Ich versichere Ihnen jedoch, dass dieses Buch ohne Jims enormen Hintergrund an Informationen, seinen kontinuierlichen Kontakt zu Betreuungspersonen sowie seine Neigung zur Akkuratesse nicht hätte entstehen können.

Dies ist unser zweites Buch. Auf Grund meiner Vorgeschichte als Pflegende und unserer an Pflegepersonal gerichteten Schulungsveranstaltungen war unser erstes Buch für die Menschen, die uns halfen, unsere Lieben zu betreuen. Auch wenn definitiv Bedarf an einem solchen Buch besteht, ist uns klar geworden, dass – so sehr bezahlte Betreuungspersonen die Information brauchen – es letztlich das betreuende Familienmitglied und die Familie sind, die danach hungern. Und so ist dieses Buch für Sie.

Familien und Betreuenden von Personen mit LBD sind andere Dinge wichtig als denen, die für die Arbeit mit unseren Lieben bezahlt werden. Wir wissen das, weil Jim und ich beide früher Betreuungspersonen waren: Jim für Anique und ich für meine Schwester, Lucille, der Sie noch begegnen werden.

Überall im Buch werden Sie persönliche Erfahrungen des Lebens mit LBD finden. Einige stammen von real existierenden Personen. Jim wird einige seiner und Aniques Erfahrungen auf ihrem Weg mit LBD vermitteln und ich werde einige meiner eigenen Erfahrungen mit Lucille beisteuern, die die Parkinson-Krankheit hatte. Einige unserer Freunde, wie Barbara Hutchinson (bekannt durch *LBD Drive Across America*[1]) und John Jung, früherer Präsident der LBDA, waren einverstanden, ihre Erfahrungen mit ihren inzwischen verstorbenen Lebenspartnern mitzuteilen.

Viele der Geschichten sind Zusammenstellungen aus typischen Personen mit LBD und deren Betreuungspersonen. Wir schufen sie auf der Grundlage mehrerer Online-Gruppen und Foren von LBD-Betreuenden, die Jim kontinuierlich verfolgt, sowie der vielen Betreuungspersonen, die wir landesweit über die Jahre hinweg besucht haben. Ich versichere Ihnen, dass keiner dieser Menschen nur auf einer Person oder Familie beruht, auch wenn ich den Verdacht habe, dass sich viele von Ihnen in diesen Geschichten selbst sehen werden.

Da mehr Männer als Frauen LBD haben, haben wir uns entschieden, über unsere Lieben mit LBD gelegentlich mit dem männlichen Personalpronomen («er») und über deren Betreuungspersonen – meist Frauen – mit dem weiblichen Personalpronomen («sie») zu sprechen. Dabei werden weder die vielen Frauen mit LBD – wie Jims Anique – noch die vielen männlichen Betreuenden, wie Jim, außer Acht gelassen. Es liest sich nur leichter.

Wir hoffen, dass Sie etwas aus unserem Buch lernen. Wenn Sie noch mehr über LBD wissen möchten, wenden Sie sich an die LBDA oder schauen Sie auf deren Webseite (http://www.lbda.org) nach.

Helen Whitworth

---

1 Helen Whitworth, «Travelers Extraordinaire», *Levy Body Digest*, Spring 2007, 8, http://www.lbda.org/category/3477/the-lbda-newsletter.htm.

Anmerkung des Lektorats: Neben den in der Einführung genannten genderspezifischen Formulierungen wurde im Übrigen die maskuline Form gewählt. Abkürzungen folgen – da international gültig – der englischen Schreibweise, die im Abkürzungsverzeichnis aufgeschlüsselt wird.

1 Was ist die Lewy-Body-Demenz?

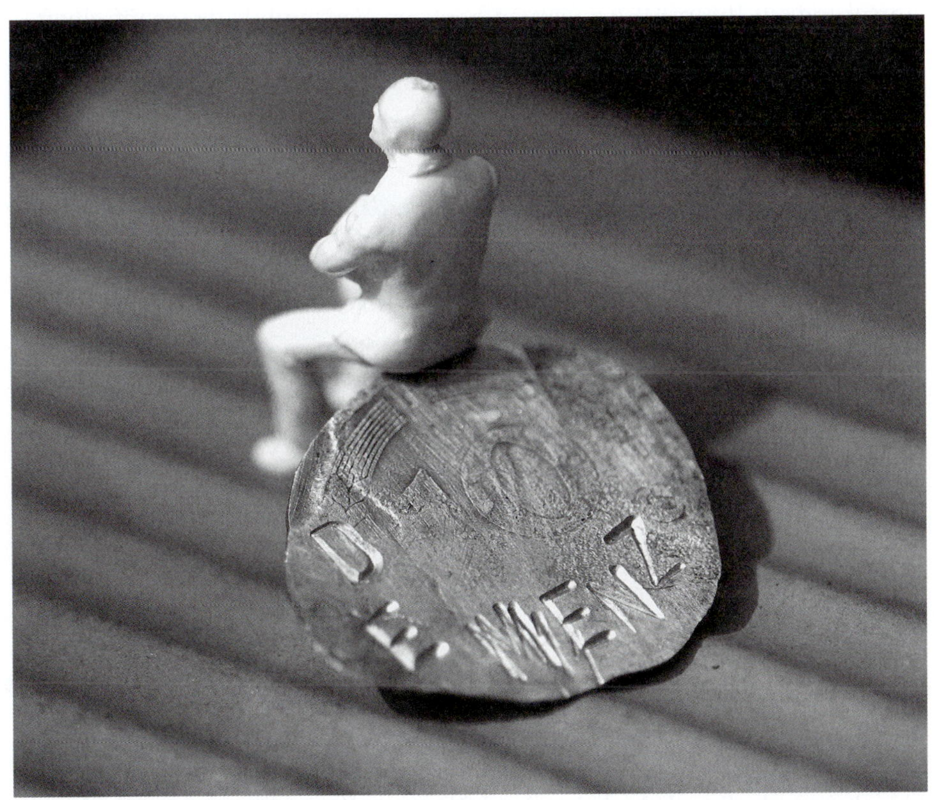

Ihr/e Angehörige/r hat also Lewy-Body-Demenz (LBD) – oder Sie haben davon gehört und fragen sich, ob es das ist, was sie hat. Und wenn dem so ist, was bedeutet es? Wie wird das Leben von nun an sein? Was steht zu erwarten?

Als Jim erkannte, dass seine erste Frau, Anique, LBD hatte, da hatte auch er viele Fragen. Eines der ersten Dinge, die er erfuhr, war, dass er wissen musste, was Demenz im Allgemeinen ist, um die LBD zu verstehen. Dann musste er etwas über die Alzheimer-Krankheit (AD) und die Parkinson-Krankheit (PD) wissen, weil LBD oft mit ersterer verwechselt wird und eigentlich mit letzterer zusammenhängt.

Als Betreuungsperson, Familienmitglied oder einfach nur guter Freund werden Sie etwas über diese Dinge und darüber hinaus erfahren wollen. Erwarten Sie nicht, dass die «Experten» – Ihre Ärzte, das Personal des Wohnheims, die Pflegenden in der Notaufnahme usw. – es wissen. LBD ist eine derart «neue» Krankheit, dass auch sie noch dabei sind, zu lernen. Unser Ziel ist, Ihnen einen Vorsprung auf Ihrem Weg zu einem besseren Verständnis dieser rätselhaften Krankheit zu geben.

Was genau ist Demenz?

> Ist Demenz nicht bloß ein anderes Wort für Alzheimer? Was meinen Sie mit «Arten» der Demenz – ist das nicht alles dasselbe?
>
> *Teilnehmer eines Kurses über LBD*

Jim und ich hören Fragen wie diese in fast jedem Kurs, den wir über LBD abhalten. Und ich muss zugeben, dass ich – obwohl früher als Pflegende in einem Pflegeheim tätig – noch immer nicht wirklich verstand, was Demenz bedeutet, bis Jim mich für seine Sache gewann. Wie die Leute in unseren Kursen, die jene Fragen stellen, setzte auch ich Demenz mit der Alzheimer-Krankheit gleich. Irgendwo in meinem Hinterkopf war da auch diese Vorstellung von einem dementen, irrationalen Wesen. Dieses falsche, aber verbreitete Bild macht aus der Demenz eine beängstigende Krankheit.

Zwar kann eine Person mit Demenz gewiss gelegentlich irrational sein, die Grunddefinition von Demenz, die durch das Absterben von Gehirnzellen verursacht wird, ist dagegen viel behutsamer: «ein Fehlen zweier oder mehr kognitiver (geistiger) Fähigkeiten» – oder, besser noch, eine *Abnahme* kognitiver Fähigkeiten, da diese Fähigkeiten bei LBD nur selten vollkommen verschwunden sind.

Kurzdefinitionen

- *Demenz:* ein Fehlen – oder ein gravierender Rückgang – zweier oder mehr kognitiver Fähigkeiten, verursacht durch das Absterben von Gehirnzellen
- *Kognitive Fähigkeiten:* geistige Funktionen oder Fähigkeiten, die wir nutzen, um wahrzunehmen, zu denken, uns zu erinnern, zu kommunizieren und unsere Impulse zu kontrollieren. Oft wenden wir zwei oder mehr dieser Fähigkeiten an.

Demenz ist nicht immer die Alzheimer-Krankheit

Aus mehreren Gründen fällt es leicht, zu denken, Demenz und AD seien stets dasselbe. Erstens hat mehr als die Hälfte der Menschen mit Demenz tatsächlich AD. Zweitens liegen Demenzen nur selten in «Reinform» vor; häufig handelt es sich um eine Kombination von zwei oder mehr Formen der Demenz. So waren beispielsweise der LBD von Anique, der Frau von Jim, vielleicht auch Anteile der AD beigemischt.

Natürlich haben wir alle von der AD gehört, aber nur wenige kennen die LBD, die zweithäufigste Form der Demenz. Fast ebenso häufig und besser bekannt ist die vaskuläre Demenz und dann gibt es noch viele andere, vergleichsweise seltene Formen.

> In den 70er-Jahren hatte meine Mutter eine Reihe kleinster Schlaganfälle. Körperlich schienen sie sie nicht zu beeinträchtigen. Sie konnte immer noch gehen und sprechen, aber mit jedem Schlaganfall sahen wir, wie ihr einst brillanter Geist etwas umnebelter wurde. Und dann änderte sie ihre Ernährung und ihr Arzt stellte die Medikation um. Sie hatte keine Schlaganfälle mehr und ihr Gedächtnis nahm nicht weiter ab.
>
> *Mitchell*

Mitchells Mutter hatte durch Schlaganfälle verursachte, vaskuläre Demenz. Dies ist keine degenerative Demenz, das heißt, jeder kleine Schlaganfall verursachte zwar einigen Schaden, aber ihre geistigen Fähigkeiten nahmen zwischen den Anfällen nicht ab. LBD und AD sind beide *degenerativ*, das heißt, diese Krankheiten schreiten unerbittlich im Sinne einer Verschlechterung fort. Zwar mag es Zeiten geben, in denen es unseren Lieben besser zu gehen scheint, jedoch sind diese stets nur vorübergehend. Für keine der degenerativen Demenzen ist ein Heilverfahren bekannt, aber eine Kombination körperlicher, geistiger und sozialer Aktivität sowie bestimmte Medikamente deren Fortschreiten verlangsamen.

> Zuerst sagten die Ärzte, John habe AD. Dann sagten sie, er habe PD. Und dann änderten sie die Diagnose in LBD. Warum ist es so schwer, gleich beim ersten Mal die richtige Diagnose zu stellen – und wie kann ich sicher sein, das sie es diesmal getroffen haben? *Lydia*

Oft wird eine Demenz zunächst als AD diagnostiziert. Mit ihrem Fortschreiten treten dann unter Umständen die LBD-Symptome deutlicher hervor und die Diagnose kann sich ändern – oder auch nicht, je nach den beteiligten Ärzten, ihrem Wissen über LBD und den von ihnen verordneten Medikamenten. Wichtiger als die eigentliche Diagnose ist die Erkenntnis, dass unsere/r Angehörige/r etwas von der LBD in ihrer *Mischdemenz* hat, weil bestimmte Medikamente, die bei jemandem mit AD sicher wären, für sie unter Umständen nicht sicher sind.

> Nach dem Tod meines Vaters ließ meine Familie eine Autopsie seines Gehirns durchführen, um Forschenden zu helfen, mehr über die Krankheit zu erfahren. Vati hatte die Diagnose LBD schon seit Jahren und es stellt sich heraus, dass sie stimmt – aber er hatte auch AD. Es gab sogar Anzeichen von ein paar kleinen Schlaganfällen, von denen wir nicht gewusst hatten. Auch dies verursachte vielleicht einiges von seiner Demenz. *Andrea*

Einer der wichtigsten Wege, auf denen Forschende mehr über diese Krankheit erfahren können, ist eine Autopsie des Gehirns. Wenn Familien mit LBD die weitere Erkennung dieser Krankheit unterstützen möchten, ist dies es ein guter Weg. Besprechen Sie Ihr Anliegen im Vorhinein mit Ihren Ärzten.

Kurzdefinitionen

- *Degenerative Krankheit:* eine Krankheit, die sich im Verlauf verschlechtert. Zwar können degenerative Krankheiten nicht geheilt werden, ihr Fortschreiten lässt sich jedoch verlangsamen. LBD und AD sind beide degenerativ.
- *Mischdemenz:* eine Mischung von zwei oder mehr Formen der Demenz. Die meisten Demenzen sind Mischungen, bei denen eine Form vorherrscht.

Was genau ist nun die Lewy-Body-Demenz?

Diese Frage hören wir oft und die Antwort kann ein wenig verwirrend sein. Die grundlegende Erklärung lautet, dass Lewy-Body-Demenz ein Oberbegriff für zwei miteinander verwandte Formen der Demenz ist: Demenz mit Lewy-Bodys (DLB) und Parkinson-Krankheit mit Demenz (PDD) [1]. Bis zum Jahre 2006, als Fachleute darin übereinkamen, dass die kognitiven Symptome von DLB und PDD im Wesentlichen dieselben sind, wurden die Termini *Lewy-Body-Demenz* und *Demenz mit Lewy-Bodys* synonym verwandt. Inzwischen sind sie jedoch als eigenständige Krankheiten anerkannt und obwohl manche noch immer einen einzigen Begriff verwenden, lauten die korrekten Bezeichnungen:

- Lewy-Body-Demenz, womit DLB und PDD beschrieben werden
- Demenz mit Lewy-Bodys, womit die Form beschrieben wird, die mit geistigen Symptomen beginnt, und
- Parkinson-Krankheit mit Demenz, womit die Form beschrieben wird, die mit motorischen Symptomen beginnt.

Im Laufe der Zeit entwickeln Menschen mit jeder Form der Lewy-Body-Demenz sehr ähnliche kognitive, motorische, physische, Schlaf- und Verhaltenssymptome einschließlich Halluzinationen, Schlaflosigkeit und ausagierenden Verhaltens. Die LBD ist eine Multisystemkrankheit und erfordert unter Umständen einen umfassenden Behandlungsansatz mit einem interdisziplinären Team von Ärzten verschiedener Fachgebiete.

Jims erste Frau, Anique, hatte Demenz mit Lewy-Bodys. Weil sie mit mentalen Problemen beginnt, die man bei Alzheimer-Krankheit erwartet, wird die Demenz mit Lewy-Bodys – vor allem im Frühstadium – oft fälschlicherweise für AD gehalten, wobei jedoch die Unterschiede für den sachkundigen Arzt erkennbar sind. Wegen der gravierenden Arzneimittelüberempfindlichkeiten, die bei jemandem mit LBD bestehen können, ist es wichtig, diese Unterschiede zu bemerken.

Unser Freund Bill hatte Parkinson-Krankheit mit Demenz. Schon Jahre vor dem Auftreten der Demenzsymptome hatte er Bewegungsstörungen. Zwar gilt die PDD oft nur als ein weiteres Symptom der fortgeschrittenen Parkinson-Krankheit, ist in Wirklichkeit jedoch viel mehr. Die PDD ist eine echte Demenz mit Aspekten, die oft im Gegensatz zu den Bewegungsstörungen bei Parkinson-Krankheit stehen. Diese Aspekte muss sich ein Neurologe oder ein anderer Spezialist anschauen, der in der Behandlung von Demenz geschult ist.

Biologie

Bei allen Erkrankungen mit Lewy-Bodys entstehen in Regionen des Gehirns, die am Denken und/oder an Bewegung beteiligt sind, winzige abnorme runde Strukturen, die Lewy-Bodys oder Lewy-Körperchen genannt werden.

Lewy-Bodys wurden benannt nach Dr. Fredrick Lewy, der diese winzigen abnormen Proteine im Jahre 1912 bei der Erforschung der Parkinson-Krankheit entdeckte.

Niemand weiß bislang, was die Bildung von Lewy-Bodys verursacht, aber wir wissen, dass die Symptome, die wir sehen, davon bestimmt werden, *wo* sie sich bilden. Diese Symptome bestimmen wiederum, wie wir die Krankheit nennen **(Abb. 1-1)**.

- Wenn sich die Lewy-Bodys im kognitiven Teil des Gehirns befinden, verursachen sie mentale Probleme, wie bei Demenz mit Lewy-Bodys.
- Befinden sich die Lewy-Bodys in dem für Bewegung zuständigen Teil des Gehirns, verursachen sie Bewegungsstörungen, wie bei der Parkinson-Krankheit.
- Wenn sich die Lewy-Bodys in beiden Teilen des Gehirns befinden, verursachen sie sowohl mentale als auch bewegungsbezogene Störungen, wie bei Parkinson-Krankheit mit Demenz.

Alle Lewy-Body-Krankheiten, einschließlich der PD, treten beim Mann häufiger auf als bei der Frau. Die LBD scheint, wenn auch selten, in einigen Familien gehäuft aufzutreten. Bei einer von Jims Mitbegründerinnen der Lewy Body Dementia Association (LBDA) hatten eine Großmutter, die Mutter und eine Tante LBD-Symptome. Natürlich war ihre Besorgnis darüber der Hauptgrund dafür, an der Gründung der Organisation mitzuwirken.

Bei Landwirten und Menschen, die in ländlichen Gegenden gelebt haben, tritt die LBD häufiger auf. Daher glauben manche, die Exposition gegenüber Toxinen, wie Herbiziden, könne die Wahrscheinlichkeit von Lewy-Body-Krankheiten erhöhen, was jedoch nicht bewiesen wurde. Die meisten Fachleute sind der Ansicht, die Ursache sei eine Kombination aus genetischen und umgebungsbedingten Faktoren.

Der Zeitraum zwischen Erstdiagnose und Tod schwankt zwischen zwei und 20 Jahren, entsprechend der allgemeinen Gesundheit der Person. Tendenziell

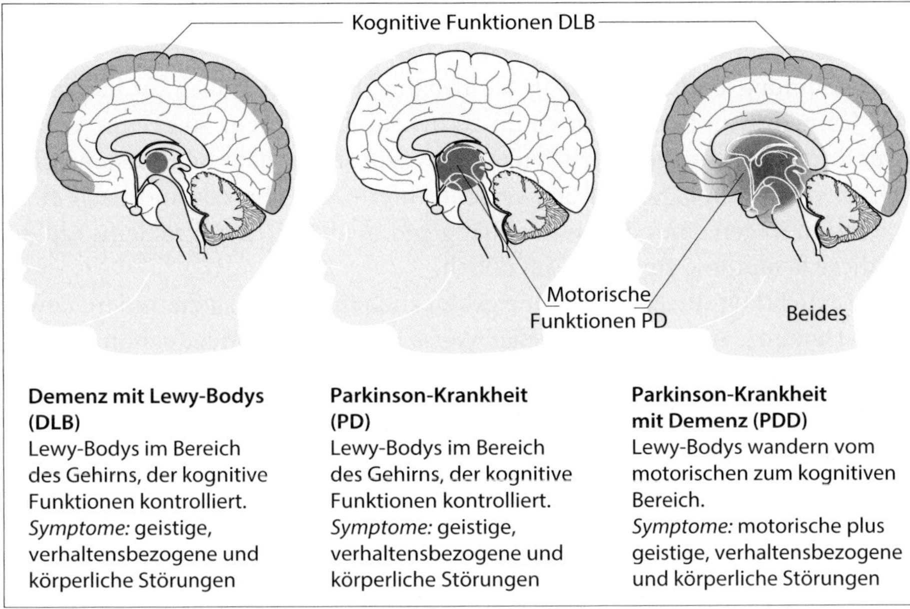

Abbildung 1-1: Die Familie der Lewy-Body-Krankheiten

liegt er jedoch irgendwo bei fünf bis sieben Jahren. Der Tod wird selten durch die Demenz selbst verursacht, sondern vielmehr durch Komplikationen, wie z. B. durch Pneumonie.

Demenz mit Lewy-Bodys

Die Demenz mit Lewy-Bodys (DLB) ist eine der Lewy-Body-Demenzen, die am häufigsten fälschlich für die Alzheimer-Krankheit (AD) gehalten wird. Wie die AD beeinträchtigt sie kognitive Funktionen wie das Denken und das Gedächtnis. Jims Frau, Anique, hatte DLB. Anders als jemand mit PDD hatte sie nur geringe Bewegungsstörungen, bis ihre Demenz plötzlich zunahm und ihr Gleichgewicht betroffen war. Symptome, die normalerweise nicht als kognitiv gelten, beeinträchtigten ihr Schlafverhalten und ihre körperliche Gesundheit und führten dazu, dass sie auf irrationale Weisen ausagierte.

Kurzdefinition

- *Demenz mit Lewy-Bodys:* eine Demenz, die durch Lewy-Bodys (abnorme Proteine) in dem Bereich des Gehirns verursacht wird, der die Kognition kontrolliert (Hirnrinde, Hirnstamm)

Schon lange bevor Anique selbst oder Jim eine Abnahme ihres Gedächtnisses oder ihrer Denkfähigkeiten bemerkte, hatte sie bereits Probleme mit der Wahrnehmung und dem Schlaf. Sie begann, Halluzinationen zu haben, als ihre Demenzsymptome noch kaum wahrnehmbar waren. Später im Verlauf ihrer Erkrankung neigte sie zu Synkopen, wenn sie aus dem Bett aufstand oder sich zu rasch erhob. Schließlich verschlechterte sich ihr Zustand nach einer Operation wegen eines davon unabhängigen medizinischen Problems rapide. All diese Symptome sind bei DLB üblich.

Diese nichtkognitiven Symptome gelten auch für die PDD, die andere Lewy-Body-Demenz. Sie treten in gleicher Weise auf, wobei manche schon vor jedwedem Zeichen geistiger Beeinträchtigung und anderen, mit fortschreitender Demenz auftretenden Zeichen eintreten.

Die Parkinson-Connection

Auch die Parkinson-Krankheit ist eine Lewy-Body-Krankheit, verursacht durch Lewy-Bodys in dem Bereich des Gehirns, der die Bewegung kontrolliert. Zu den Parkinson-Symptomen meiner Schwester Lucille gehörten Tremor, Muskelsteifigkeit und -rigidität, langsame Bewegungen, gebeugte Haltung, schlechtes Gleichgewicht und schlurfender Gang – sie brauchte einen Gehstock, um das Gleichgewicht zu halten. Als Lehrerin, die ihr Leben lang für sich selbst gesorgt hatte, war eines der vielen Dinge, die sie mich für sie tun lassen musste, ihre Schecks auszustellen. Sie hatte die Geschicklichkeit in den Händen verloren und ihre Handschrift war so klein geworden, dass sie nur schwer zu lesen war. Beides sind häufige PD-Symptome. Sie war jedoch noch immer im Stande, zu denken, zu planen und sich zu erinnern. Zwar stellte ich ihre Schecks aus, aber es war noch immer sie, die mir sagte, was ich schreiben sollte.

Ein maskenhaftes Gesicht oder blickloses Starren sind ebenfalls häufige PD-Symptome, wobei Lucille jedoch nie die Fähigkeit verlor, ihren jeweiligen Gesichtsausdruck zu zeigen. Wie Lucille entwickeln unsere Lieben mit einer Lewy-Body-Krankheit nur selten alle Symptome, welche die jeweilige Krankheit kennzeichnen. Bei mehr als der Hälfte aller Menschen mit PD kommt es, wie bei unserem Freund Bill, schließlich zur PDD [2].

Kurzdefinition

- *Parkinson-Krankheit mit Demenz:* eine Demenz, die auftritt, nachdem jemand seit mindestens einem Jahr PD gehabt hat. Ursache und Symptome sind dieselben wie bei DLB und PD zusammen.

Die Parkinson-Krankheit mit Demenz tritt auf, wenn Lewy-Bodys aus den Bereichen der Bewegungskontrolle in den Teil des Gehirns einwandern, der die Kognition kontrolliert. Nun verursachen sie sowohl die kognitiven, schlafbezogenen, vegetativen und psychischen Symptome als auch die motorischen Symptome der PD. Daher hatte unser Freund Bill sowohl PD-Symptome, wie Lucille, als auch DLB-Symptome, wie Anique. Neben seinen PD-Symptomen Tremor, schwaches Gleichgewicht, kleine Handschrift und den Anfängen eines maskenhaften Gesichts hatte Bill Wahnvorstellungen und Halluzinationen, noch bevor seine Frau Barbara tatsächliche mentale Ausfälle bemerkte. Er schlief schlecht und Barbara schlief schließlich in einem anderen Bett, um nicht von Bill in seinen Träumen geschlagen zu werden. Wie Anique musste er morgens beim Aufstehen aus dem Bett vorsichtig sein, damit ihm nicht schwindlig wurde und er nicht stürzte.

Fakten in Kürze

Die Lewy-Body-Demenz …

- … unterscheidet sich von der Alzheimer-Krankheit und hängt mit der Parkinson-Krankheit zusammen.
- … ist degenerativ, das heißt nicht heilbar, kann jedoch verlangsamt werden.
- … wird verursacht durch mikroskopisch kleine Lewy-Bodys in den Bereichen des Gehirns, die für die Kognition und die Motorik zuständig sind.
- … tritt bei Männern häufiger auf als bei Frauen.
- … ist eine Krankheit, welche zwei Formen der Demenz umfasst, die mit unterschiedlichen Symptomen einsetzen, sich jedoch sehr ähnlich sind:
  - DLB, die mit kognitiven Symptomen beginnt
  - PDD, die mit motorischen Symptomen beginnt.
- … ist eine vielgestaltige Krankheit mit kognitiven, körperlichen, wahrnehmungs- und verhaltensbezogenen sowie motorischen Symptomen.

Wie wird die Lewy-Body-Demenz diagnostiziert?

Es wäre großartig, wenn der Arzt nur einen Test zu verordnen bräuchte und sogleich sagen könnte, ob jemand LBD hat. Aber nur für wenige neurologische Krankheiten, einschließlich der Alzheimer-Krankheit und aller Krankheiten mit Lewy-Bodys, gibt es einen spezifischen Test, der Ihnen sagen kann: «Ja, Sie haben es» oder «Nein, Sie haben es nicht». Es besteht Hoffnung; einige der Hirn-Scans kommen dem allmählich nahe. Gegenwärtig wird die LBD jedoch mittels einer Gruppe von Symptomen diagnostiziert, die als *diagnostische Kriterien der Lewy-Body-Demenz* bezeichnet werden. Die Exaktheit einer Diagnose hängt demnach davon ab, wie gut Ihr diagnostizierender Arzt die Symptome erfasst und versteht. Anders als im Jahre 1999, als Anique ihre Diagnose erhielt, findet sich inzwischen fast überall in unserem Land ein Neurologe, der über LBD Bescheid weiß.

Wenn die Symptome Ihrer Lieben zu denen gehören, die als in engem Zusammenhang mit LBD stehend gelten, werden Ärzte ihre Demenz als «wahrscheinliche LBD» diagnostizieren. Gehören die Symptome zu den weniger eng mit DLB zusammenhängenden, werden sie es als «mögliche LBD» bezeichnen. Wenn die Symptome überhaupt nicht gut passen, wird man sie wahrscheinlich entweder als Alzheimer-Krankheit oder als eine der selteneren Demenzen bezeichnen.

Da die meisten Demenzerkrankungen eine Kombination von mehr als einer Form darstellen, ist eine Diagnose «Mischdemenz» wahrscheinlich zutreffend. Das Wichtigste für Ihre/n Angehörige/n ist nicht die eigentliche Diagnose, sondern dass jeder Beleg für eine LBD dokumentiert wird. Bei einer Diagnose, in der das mögliche Vorliegen einer LBD erwähnt wird, können die Ärzte gefährliche Medikamente vermeiden und für eine bessere Therapie sorgen.

Diagnostische Tests

Obwohl die Krankheitssymptome den wichtigsten Teil der Diagnose darstellen, führt der Arzt unter Umständen einige Tests durch, um seine Diagnose zu stützen. Methoden, bei denen das Gehirn gescannt wird, sind inzwischen ziemlich genau, auch wenn sie unter Ärzten noch immer nicht als schlüssiger Beweis einer Lewy-Body-Krankheit akzeptiert werden. Die beiden häufigsten Tests sind die Positronen-Emissionstomographie (PET) und die Einzelphotonen-Emissionscomputertomographie (SPECT). Scans am lebenden Gehirn stehen jedoch gewöhnlich nur in Forschungs- und Ausbildungszentren zur Verfügung.

Die Hoffnung ist, dass irgendwann die Gehirn-Scans – oder etwas Besseres, Kostengünstigeres und leichter Durchführbares, wie etwa ein Bluttest – zur Verfügung stehen, um leichter entdecken zu können, welche Form der Demenz Ihr/e Angehörige/r hat.

Gegenwärtig besteht der einzige beweiskräftige Test auf LBD oder AD in der Autopsie des Gehirns. Wenn auch für Forschende von großer Bedeutung, eignet sie sich eindeutig nicht zur Diagnose bei einer lebenden Person.

Welche Art von Symptomen besteht bei Lewy-Body-Demenz?

Die LBD ist eine komplexe Krankheit. Neben den bei allen Demenzen üblichen kognitiven Symptomen verursacht sie auch andere Symptome.

- Schlafstörungen, von denen eine so häufig vorkommt, dass sie zu den diagnostischen Kriterien gehört
- körperliche Symptome, verursacht durch die Insuffizienz des vegetativen Nervensystems (des Teils des Gehirns, der unwillkürliche Aktionen, wie den Herzschlag, kontrolliert)
- Bewegungsstörungen, vor allem bei der Form der LBD, die mit der Parkinson-Krankheit beginnt, und schließlich
- psychische Störungen oder Störungen der Realitätswahrnehmung einer Person.

Das hört sich nach viel an – ist es auch. Aber man kann es Symptom für Symptom angehen. Und auf ebendiese Weise wird LBD behandelt: Symptom für Symptom.

Formelle diagnostische Kriterien der Lewy-Body-Demenz

Demenz mit Lewy-Bodys (DLB)

Charakteristische Symptome:

- Demenz (das zentrale Symptom; stets erforderlich).

Drei Kernsymptome:

- fluktuierende Kognition
- lebhafte optische Halluzinationen
- motorische Funktionsstörungen (Parkinsonismus).

Drei stark hinweisende Symptome:

- REM-Schlaf-Verhaltensstörung (RBD)
- extreme Empfindlichkeit gegenüber einigen Medikamenten
- abnormer Hirn-Scan.

Wahrscheinliche DLB

- Demenz plus zwei Kernsymptome
- Demenz plus ein Kernsymptom und eines oder mehrere stark hinweisende Symptome

Mögliche DLB

- Demenz plus ein Kernsymptom
- Demenz plus eines oder mehrere stark hinweisende Symptome

Symptome, welche die Diagnose LBD stützen können, wenn sie zusammen mit Kernsymptomen oder stark hinweisenden Symptomen auftreten:

- wiederholte Stürze oder Synkopen
- optische, taktile, olfaktorische oder gustatorische Halluzinationen
- unerklärliche Nichtansprechbarkeit
- vegetative Störungen, wie Stürze oder Synkopen, verursacht durch niedrigen Blutdruck beim Aufstehen, sowie Obstipation oder Schwitzen oder Kältegefühl unklarer Genese
- Harnwegs- und Sexualprobleme
- Wahnvorstellungen (falsche Überzeugungen) oder wahnhafte Verkennungen
- Wut, Streitlust, Traurigkeit oder Depression
- Schwierigkeiten beim Schlucken, Verschlucken oder schwache Stimme.

Parkinson-Krankheit mit Demenz (PDD)

- Motorische Funktionsstörungen (Parkinson-Krankheit) müssen mindestens seit einem Jahr bestanden haben.
- Demenz (erforderlich)
- Alle übrigen Symptome der DLB.

2 Wie komme ich zu einem Spezialisten und einer Diagnose, denen ich trauen kann?

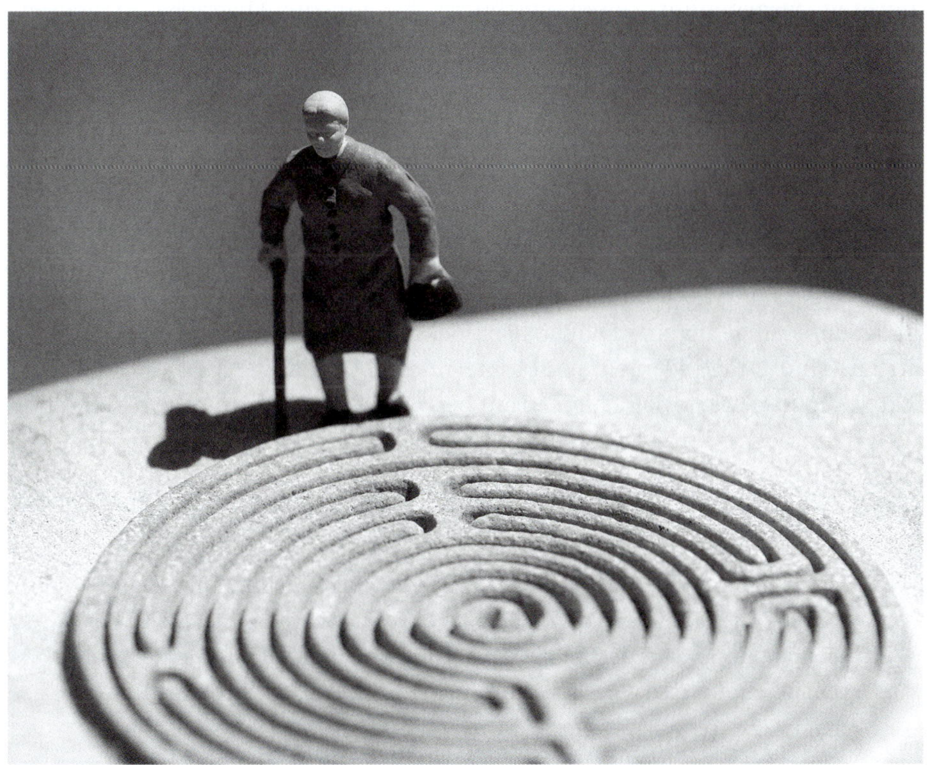

Wenn Sie dies lesen, wurde bei jemand Ihnen Nahestehendem wahrscheinlich bereits die Diagnose Lewy-Body-Demenz (LBD) gestellt oder Sie beginnen sich zu fragen, ob diese Person sie hat. Lassen Sie uns mit Letzterem beginnen.

> Meine Frau Marjorie vergisst Dinge – etwa wie sie Dinge tun soll, die sie jahrelang getan hat –, aber ansonsten kommen wir gut zurecht. Auch wenn wir darin übereinstimmen, dass sie einige Frühsymptome von Demenz haben könnte, passen wir uns an und leben recht gut damit. Warum sollten wir uns darum bemühen, eine Diagnose zu bekommen?
>
> *Carl*

Sich anzupassen ist ein großer Schritt. Wie bei Diabetes oder Parkinson-Krankheit (PD) kann jemand wie Carls Frau über Jahre hinweg ein produktives Leben führen, bevor die Demenz wirklich gravierend wird. Jim und Anique machten ausgedehnte Reisen, nachdem bei ihr die Diagnose Alzheimer-Krankheit (AD) gestellt worden war und sie Frühzeichen einer LBD hatte. Vielleicht wäre sie nicht imstande gewesen, allein zu reisen, aber mit Jim an ihrer Seite kamen beide gut zurecht und ließen es sich sehr gut gehen.

Sich entscheiden, eine Diagnose anzustreben

Auch Carl und Marjorie müssen darüber nachdenken, diese Diagnose stellen zu lassen. Frühzeitig eine Diagnose zu bekommen, hat zwei wichtige Gründe. Erstens sind einige Demenzsymptome reversibel. Zweitens erhöht eine korrekte Diagnose Marjories Chancen auf bestmögliche medizinische Behandlung auch dann, wenn ihre Demenz nicht reversibel ist. Eine frühzeitige Diagnose selbst der Möglichkeit einer LBD kann Ärzten zur Warnung dienen, keine Medikamente zu verschreiben, die für Menschen mit LBD gefährlich sind.

> Ich mache mir Sorgen wegen der Symptome, die mein Mann, Dan, in letzter Zeit hatte. Er begann, unberechenbar zu fahren – hielt zum Beispiel an Stopp-Schildern nicht an – und manchmal handelt er seltsam und paranoid. Und – na ja – er vergisst Dinge, etwa, wie man den Rasen mäht. Gestern musste ich es für ihn zu Ende bringen. Er mähte einfach denselben Streifen immer und immer wieder. Ich will, dass er zum Arzt geht, bin aber nicht sicher, wie ich ihn dazu bringe, ohne ihn widerspenstig zu machen. Sollte ich es arrangieren und als «körperlichen Routine-Check» bezeichnen?
>
> *Jackie*

Dies könnte eine Möglichkeit sein, es zu tun, aber Jackie muss, wenn möglich, Dans Einverständnis erhalten. Wenn Dan erkennt, dass er den Rasen nicht richtig mäht, oder wenn er erwähnt, vergesslich zu sein, kann Jackie mit dem Vorschlag reagieren, er möge zu seinem Arzt gehen. Genau dies geschah zu Anfang mit Jim und Anique.

> Anique sagte mir, sie würde Dinge vergessen. Dies ermöglichte mir den Einstieg, ihr vorzuschlagen, sie möge zu ihrem Hausarzt gehen. Sie akzeptierte meine Empfehlung und ging hin. *Jim*

Manchmal kann es schwieriger sein. Wir neigen dazu, mentale Einbußen nicht zu erwähnen, weil wir unsere Lieben weder in Verlegenheit bringen noch ihre Gefühle verletzen möchten – oder weil wir uns nicht eingestehen wollen, dass dies geschieht. Sich vor den Fakten zu verstecken, ändert sie indessen nicht.

Jackie macht sich bereits Sorgen um Dan und hat begonnen, Beobachtungen zu sammeln, die eine mögliche Demenz zeigen. Dieses oder andere Bücher über Demenz zu lesen, im Internet zu recherchieren oder beides, kann ihr helfen, Symptome zu identifizieren, die bedeutsam sein können. Jackies nächster Schritt besteht darin, Dan ihre Beobachtungen und Sorgen so mitzuteilen, dass er sich nicht bedroht fühlt. Am besten ist es, wenn er das Thema anschneidet und sie dann darauf aufbauen kann. Tut er dies nicht, kann sie etwas sagen, wie: «Schatz, ich habe gemerkt, dass du in letzter Zeit Dinge vergisst, etwa als du vorgestern den Rasen gemäht hat, und ich frage mich, ob wir deshalb mal zum Arzt gehen sollten. Ich habe gehört, dass man so was stoppen kann, wenn man es frühzeitig erkennt.» (Gewiss, reversible Demenzen sind selten, aber dies ist ein gutes «Verkaufsargument»!)

Dan mag der Idee widerstrebend gegenüberstehen, aber vielleicht überrascht er Jackie auch und ist eigentlich erleichtert. Alternativ ist er sich seiner Einbußen unter Umständen bewusst und es ist ihm zu unangenehm, ihr etwas zu sagen, in dem Gefühl, er müsse sie verstecken, um Jackie zu schützen. Wie dem auch sei, Jackie muss hervorheben, dass es eine gute Idee wäre, zum Arzt zu gehen und eine professionelle Meinung einzuholen. Jackie muss auch einplanen, Dan zu begleiten.

> Als Anique vom Arzt nach Hause kam, sagte sie zu mir: «Er sagte, ich solle mir keine Sorgen machen – mich würde nur das Alter einholen.» Einige Monate darauf ging ich in Ruhestand und wir wechselten von einem privaten Arzt zu einer HMO (Health Maintenance Organisation, USA). Als ich hinging, um unsere Patientenakten abzuholen und zu

> dem neuen Arzt zu bringen, fragte mich die Pflegende, wie es Aniques Alzheimer-Krankheit ginge. So fand ich heraus, dass sie eigentlich die Diagnose Demenz bekommen hatte. *Jim*

Zwar hatte Anique ihre Vergesslichkeit erwähnt, war aber nicht bereit, Demenz zuzugeben. Solch ein Vermeidungsverhalten ist nicht unüblich. Viele Menschen würden es selbst ihren engsten Angehörigen lieber nicht erzählen, dass sie irgendeine Form der Demenz haben. Jims Geschichte wirft ein besonderes Licht darauf, warum es wichtig ist, dass Sie mit Ihrem Angehörigen zum Arzt gehen. Er beging einen häufigen Fehler, als er Anique allein zum Arzt gehen ließ.

Demenz ist eine Krankheit, die die ganze Familie betrifft, also lassen Sie es sich angelegen sein, Ihre/n Angehörige/n zum Arzt zu begleiten, wenn es Ihnen irgend möglich ist. Nicht nur, dass Ihre Unterstützung vonnöten sein wird, sondern Sie haben ja auch noch jene Bedenken hinsichtlich seltsamer Verhaltensweisen und der Vergesslichkeit, die sich im Hintergrund bei Ihnen angesammelt haben. Der Arzt muss sie erfahren, um eine auf Information beruhende Diagnose zu stellen. Außerdem müssen Sie erfahren, was zu erwarten steht. Wenn Ihr/e Angehörige/r LBD oder, in diesem Fall, irgendeine Demenz hat, wird sich Ihr Leben ändern und je mehr Sie wissen, desto mehr können Sie für diese Veränderungen planen.

Erster Schritt: der Allgemeinmediziner

Gewöhnlich gehen Sie und Ihr/e Angehörige/r zu deren Allgemein- bzw. Hausarzt, der Sie dann an einen Facharzt überweisen kann. Haben Sie den Termin erst einmal vereinbart, sollten Sie damit beginnen, Symptome und Sorgen aufzuschreiben, sobald sie auftauchen. Nehmen Sie diese Liste dann mit zum Arzt, auf diese Weise vergessen Sie nichts. Wenn Ihr Hausarzt überhaupt der Ansicht ist, eine Demenz sei möglich, sollte er Sie für eine genauere Diagnose an einen Facharzt überweisen.

> Als Aaron Zeichen von Demenz zu zeigen begann, gingen wir zu unserem Hausarzt. Er stimmte zu, dass mein Mann Demenz habe, aber als ich fragte, wie es mit einem Besuch beim Facharzt wäre, sagte er uns: «Das ist nicht nötig. Man verschwendet nur Zeit und Geld. Es ist wirklich nicht wichtig, zu wissen, um was für eine Form es sich handelt, weil sie alle gleich behandelt werden. Außerdem gibt es keine exakten Tests, also würde auch ein Spezialist nur Vermutungen anstellen.» Und er ver-

> ordnete uns ein paar Medikamente und schickte uns wieder nach Hause. Die Medikamente wirkten, Aaron ging es besser und dabei beließen wir es. Hat der Arzt recht? Oder sollten wir dennoch einen Spezialisten aufsuchen?
> *Ethel*

Statistisch bleibt mehr als die Hälfte der Menschen mit Demenz bei ihrem Allgemein- bzw. Hausarzt und geht nie zu einem Spezialisten. Bei den meisten von ihnen wird die Alzheimer-Krankheit diagnostiziert oder der Arzt sagt, wie im Fall von Aaron, es komme wirklich nicht darauf an, wie man es nenne, weil sie alle gleich behandelt würden.

Vor Jahren, als Aarons Arzt sich in der Ausbildung befand, war dies so, aber heute ist es das nicht mehr. Eine akkurate Diagnose zu bekommen ist keine Verschwendung von Zeit und Geld. Wir wissen heute, dass Demenz ein Symptom vieler Krankheiten ist. Ethel, Aaron und der Arzt müssen wissen, mit welcher Krankheit sie es zu tun haben, weil es sich um eine der seltenen reversiblen oder behandelbaren Demenzen handeln könnte. Sollte Aaron LBD haben, ist er darüber hinaus wahrscheinlich sehr empfindlich für bestimmte Medikamente, die für Menschen mit AD sicher sind.

Aarons Arzt bringt einige Punkte vor, die angesprochen werden müssen:

- «Alle Demenzen werden gleich behandelt.» Dies stimmt nur zum Teil: Die Medikamente mit Einfluss auf die Kognition, die bei der Alzheimer-Krankheit wirken, tun dies auch bei LBD. Dabei bleiben jedoch die Aspekte der Medikamentenüberempfindlichkeiten bei LBD, des ausagierenden Verhaltens oder körperlicher Funktionsstörungen unberücksichtigt.
- «Es gibt keine exakten Tests.» Auch dies stimmt, wobei Sie jedoch Genauigkeit nicht brauchen. Sie müssen nur wissen, ob die Möglichkeit einer LBD besteht. Zusammen mit den Symptomen Ihres Anghörigen liefern diese Tests einem guten Spezialisten die Informationen für eine entsprechend begründete Diagnose.

Die Auswahl Ihres Facharztes

In einem optimalen Szenario weiß Ihr Hausarzt einiges über LBD und kennt einen guten Facharzt, an den er Sie überweist. Selbst wenn Sie dieses Glück nicht haben, wird Ihr Hausarzt wahrscheinlich bereit sein, Sie auf Ihre Bitte hin zu überweisen, und unter Umständen können Sie dabei um einen bestimmten Spezialisten bitten, wenn Sie einen kennen. Einen zu finden, kann jedoch mühsam sein.

Lassen Sie uns zunächst darüber sprechen, wen Sie nicht wählen sollten. Wenn Ihr/e Angehörige/r einige der Verhaltenssymptome der LBD, wie etwa Halluzinationen oder Wutausbrüche, gezeigt hat, könnte Ihr Hausarzt einen Psychiater vorschlagen. Betreuungspersonen von Patienten mit LBD betrachten dies als eine sehr schlechte Wahl, weil sich Psychiater tendenziell eher auf die Verhaltenssymptome als auf die neurologischen Aspekte konzentrieren, die bei LBD die Verhaltensstörungen verursachen. Außerdem neigen sie dazu, genau die Medikamente zu verordnen, die für jemanden mit LBD am gefährlichsten sind.

Wenn Ihr/e Angehörige/r die Parkinson-Krankheit hat, so hat sie unter Umständen bereits einen auf Bewegungsstörungen spezialisierten Neurologen. Bewegungsspezialisten sehen Demenz oft nur als ein weiteres Symptom der Parkinson-Krankheit und widmen ihr unter Umständen nicht die nötige Aufmerksamkeit. Wenn sich der Spezialist nur auf das Verbessern der Bewegung konzentriert, kann die Kognition Ihrer geliebten Person leiden, weil die Medikamente, welche die motorische Funktion verbessern, eigentlich die Kognition schwächen. Wie die Familien von Menschen mit Parkinson-Krankheit mit Demenz (PDD) ständig zwischen Kognition und Mobilität wählen müssen, wird ein Thema sein, das sich durch das gesamte Buch hindurchzieht. Jemand mit PDD braucht einen Spezialisten, der sowohl über Bewegung als auch über Demenz Bescheid weiß, aber mit fortschreitender Erkrankung dieser Person wird die Demenz zum wichtigsten Aspekt.

Was die Art des Spezialisten, den Sie wählen sollten, betrifft, ist ein auf Demenz spezialisierter Neurologe oft die erste Wahl. Auch bei Geriatern, Gerontoneurologen und Gerontopsychiatern hatten Betreuungspersonen gute Resultate.

Verschiedene Ärzte und Fachärzte

- *Allgemein- bzw. Hausarzt:* ein Arzt, der mit Basiswissen in allen Krankheitsbereichen einen großen Überblick hat, aber nur selten auf eine Krankheit spezialisiert ist. Er diagnostiziert Demenz gewöhnlich als Erster, sieht auch weiterhin am meisten und fungiert als Schaltstelle für die Spezialisten.
- *Hausarzt («Familienarzt»):* ein Arzt, der sich auf die allgemeine Versorgung der ganzen Familie spezialisiert hat (gewöhnlich eine andere Bezeichnung für den Allgemeinarzt).

- *Neurologe:* ein Arzt, der sich auf Erkrankungen des Gehirns spezialisiert hat. Die meisten Neurologen haben ein weiteres Fachgebiet, wie Bewegungsneurologie, Demenz, Neuroneonatologie oder Neurochirurgie. Sie möchten einen Neurologen, der sich auf Demenz spezialisiert hat.
- *Geriater:* ein Arzt, der sich auf Geriatrie (Alterskrankheiten) spezialisiert hat.
- *Gerontologe:* ein auf Geriatrie spezialisierter Wissenschaftler, der nicht immer Arzt ist, sondern unter Umständen einen Dr. phil. hat.
- *Psychiater:* ein Arzt, der sich auf psychische Erkrankungen spezialisiert hat.

Empfohlene Spezialisten

- *Neurologe mit Spezialisierung in Demenz:* Diese Ärzte eignen sich besonders gut zur Behandlung von Patienten mit LBD. Jemanden zu finden, der neben Demenz auch auf Bewegung spezialisiert ist, ist ebenfalls gut.
- *Gerontoneurologe:* ein Neurologe, der auf Hirnerkrankungen alter Menschen spezialisiert ist.
- *Gerontopsychiater:* ein Psychiater, der auf psychische Erkrankungen alter Menschen spezialisiert ist.

Vorsicht bei:

- *auf Bewegungsstörungen spezialisierter Neurologe:* konzentriert sich tendenziell eher auf Bewegung als auf Kognition, aber gelegentlich können Sie einen finden, der auf Demenz spezialisiert ist.
- *Allgemeinpsychiater:* Wenn er mit der Erkrankung nicht vertraut ist, verordnet er unter Umständen Medikamente, die bei Menschen mit LBD nicht sicher sind.
- *Gerontologe:* Obwohl in der Arbeit mit alternden Patienten erfahren, fehlt ihm unter Umständen der nötige medizinische Hintergrund.

So wählen Sie einen guten Spezialisten

Wenn Sie einen bestimmten Spezialisten im Sinn haben, etwa jemanden, den andere Betreuungspersonen von Patienten mit LBD empfohlen haben, können Sie um entsprechende Überweisung bitten. Wenn Sie niemanden kennen, fangen Sie bei der örtlichen Universität und den Lehrkrankenhäusern an. Sollte sich eine Fachklinik für Demenz in Ihrer Gegend befinden, fragen Sie dort nach dem Arzt, der sich am meisten mit LBD beschäftigt.

Landesweit gibt es Zentren für Demenzen oder Alzheimer Gesellschaften für Betroffene und Angehörige. Sie können auch bei Ihrer regionalen Seniorenberatung, der Deutschen Alzheimer Gesellschaft nach der nächstgelegenen Demenzambulanz bzw. -sprechstunde fragen. Viele Kliniken haben heute eine psychiatrische Institutsambulanz oder eine Memory-Klinik-Abteilung. Die Webseiten dieser Organisationen finden sich in den Abschnitten «Online-Ressourcen» und «Literaturverzeichnis» am Schluss des Buches.

Sie können auch Ihren Computer nehmen, um andere Betreuungspersonen um Rat zu fragen. Die Yahoo LBD Caregivers Support Group, USA [1] verfügt über eine von Betreuenden entwickelte Datenbank über Ärzte und Spezialisten, die sich mit LBD auskennen. Zwar müssen Sie sich der Gruppe anschließen, um Zugang zu den Informationen zu erhalten, aber wenn Sie überhaupt in der Lage sind, einen Computer zu benutzen, sollten Sie sich an dieser Gruppe und am Forum der Lewy Body Dementia Association (LBDA) beteiligen. Beide bieten eine Menge Informationen und ein hohes Maß an Unterstützung. Wenn Sie keinen Computer haben, können Sie die Beratungsstelle der LBDA anrufen oder eine E-Mail senden. [2] Kontaktadressen online finden Sie auch über die von dem Bundesministerium für Familie, Senioren, Frauen und Jugend initiierten und geförderten Projekte, wie den Wegweiser Demenz (s. Online-Ressourcen).

> Ich schickte eine E-Mail an die Beratungsstelle der LBDA und bekam sofort Antwort. Die Dame schrieb, ich hätte Glück, es gebe auf der Liste meines Bundesstaates eine Menge Ärzte, die sich mit LBD auskennen. Sie schickte mir eine Liste aller Spezialisten und ich nahm eine Karte, um sie auf drei Neurologen mit Praxen im Umkreis von 360 Kilometern um unser Zuhause einzugrenzen. Der Erste, den ich anrief, nahm keine Patienten mehr an. Glücklicherweise übernahm die Zweite noch Patienten und ich gab unserem Hausarzt, der einwilligte, uns zu überweisen, ihren Namen.
>
> *Arlene*

Natürlich ist es möglich, dass Sie sich Ihren Spezialisten nicht auswählen können. Vielleicht ist beispielsweise in ihrer Gegend niemand zu finden, der empfohlen wird, oder Ihre Versicherung fordert, dass Sie sich an einen bestimmten Arzt wenden. Aber vielleicht möchten Sie bei etwas so Wichtigem eine zweite Meinung einholen, vor allem, wenn Sie beschließen, die Organisation oder Ihre Gegend zu verlassen oder die Rechnung unter Umständen selbst bezahlen müssen. Nichtsdestotrotz ist eine zweite Meinung nur so gut wie das Wissen des Spezialisten, und so mag es die zusätzlichen Kosten wert sein, sich an jemanden zu wenden, dem Sie trauen.

> Alex hatte schon seit mehr als einem Jahr Demenzsymptome gehabt, als wir das erste Mal zu einem Neurologen gingen. Letztlich waren wir dann bei drei verschiedenen Ärzten, die Alex drei verschiedene Diagnosen stellten, bevor wir einen fanden, der etwas über LBD wusste. Mit letzterem haben wir nun endlich eine Diagnose, die zu Alex' Symptomen passt.
> *Martha*

Martha und Alex gingen zu ihrer Allgemein- bzw. Hausärztin und zu dem Neurologen, an den diese sie überwiesen hatte. Bei dessen Diagnose fühlten sie sich nicht wohl, suchten daher um eine zweite Meinung nach und haben jetzt das Gefühl, dass es stimmig ist.

Jim sagt, er stieße noch immer auf viele Geschichten über Familien, die Schwierigkeiten haben, eine genaue Diagnose zu bekommen – mit verheerenden Ergebnissen, wenn erkrankte Angehörige dann Medikamente erhalten, die für jemandem mit AD sicher sind, für jemanden mit LBD jedoch nicht.

> Meine Mutter hat die Alzheimer-Krankheit und Jerrys Symptome waren so ganz anders als ihre. Ich war nicht befriedigt, als unser Hausarzt uns sagte, Jerry sei in den Anfängen der Alzheimer-Krankheit. Ich wusste, es war mehr; seine Symptome passten einfach nicht zu denen von Mama oder denen, über die ich bei AD gelesen hatte. Wir holten eine zweite Meinung ein. Diese Neurologin stellte Fragen, die der andere nicht gestellt hatte, Fragen nach Symptomen, die Jerry hatte, die jedoch niemand von uns auch nur annähernd mit seinen Demenzproblemen in Verbindung gebracht hatte. Ich glaubte ihr, als sie bei Jerry LBD diagnostizierte.
> *Anita*

Im Idealfall kommen Sie mit genügend Informationen zu Ihrem Termin, um die Fähigkeit des Neurologen, bei Ihrer geliebten Person eine Diagnose zu stellen, beurteilen zu können. Da wir alle wissen, dass «Idealfälle» nur selten vorkommen, gibt es einiges, das Sie bei Ihrer Konsultation tun können und das Ihnen dabei hilft.

Checkliste: Kennt Ihr Spezialist sich mit LBD aus?

- Fragen Sie Ihren Spezialisten Folgendes:
  - Wie oft stellt er bei jemandem die Diagnose LBD?
  - Wie viele Patienten mit LBD sieht er?
- Hören Sie zu und achten Sie darauf, ob der Spezialist Fragen zu folgenden Punkten stellt:
  - Frühstadien der LBD, wie aktive Träume, Arzneimittelüberempfindlichkeiten oder motorische Störungen
  - charakteristische LBD-Symptome, wie fluktuierende Kognition oder optische Halluzinationen
- Beobachten Sie, ob der Spezialist Sie in den Behandlungsprozess einbezieht:
  - Hört er Ihnen zu und validiert er Ihre Anliegen?
  - Bittet er Sie um Ihre Beobachtungen und Meinungen?
  - Bezieht er Sie in den Prozess der Entscheidungsfindung ein?
  - Nimmt er auch Dinge auf, die Sie tun können, wie etwa Verhaltensmanagement, oder konzentriert er sich nur auf das medizinische Management? (Sie möchten eine Verbindung aus beidem.)

Wenn der Spezialist schon mit vielen Menschen mit LBD gearbeitet hat und Fragen stellt, die zeigen, dass er über LBD Bescheid weiß, können Sie in der Annahme sichergehen, dass die Diagnose wahrscheinlich richtig sein wird. Wenn er Sie als Teil des Behandlungsteams Ihres Angehörigen betrachtet, können Sie davon ausgehen, einen Spezialisten gefunden zu haben, der mit Ihnen daran arbeiten wird, diesen unerwünschten Weg, auf dem Sie und Ihr/e Angehörige/r sich befinden, so reibungslos wie möglich zu gestalten.

Es ist von entscheidender Bedeutung, dass der Arzt Sie, die Betreuungsperson, als Teil des Teams betrachtet. Natürlich wünschen Sie sich bei jedem Arzt, dass er Ihren Worten Aufmerksamkeit schenkt, aber wenn Sie die Betreuungsperson von jemandem mit LBD sind, sind Sie ihr Fürsprecher. Sie wird irgendwann an den Punkt kommen, wo sie nicht mehr für sich selbst sprechen kann, und Sie werden zum Experten ihrer Vorlieben, Reaktionen und Fähigkeiten. Sie sind die Augen und Ohren des Arztes. Wegen der Natur der Krankheit werden Sie zuhause wahrscheinlich Verhaltensweisen und Probleme sehen, die kein Arzt in der Praxis je zu Gesicht bekommt. Viele Betreuungspersonen finden sich als Lehrer der Spezialisten wieder. Verständlicherweise haben sie oft mehr Zeit und Motivation als vielbeschäftigte Ärzte, etwas über diese besondere Krankheit zu erfahren, unabhängig davon, wie gut die Ärzte auf ihrem jeweiligen Fachgebiet sind. Mit Ihrem Beitrag kann der Spezialist Großartiges leisten. Ohne ihn arbeitet er im Dunkeln. Ein Mitglied der LBD-Gruppe bei Yahoo formulierte es so:

> Klimaforscher brauchten lange Zeit, um herauszufinden, dass die Eskimos mehr über die Arktis wussten als sie selbst, und dass sie unschätzbare Forschungspartner sein konnten. Genauso ist es bei Betreuenden von Menschen mit LBD.

Wenn Sie sich bei Ihrem Erstgespräch nicht wohl fühlen, möchten Sie vielleicht darüber nachdenken, eine zweite Meinung einzuholen.

> Jake und ich mussten zu drei verschiedenen Neurologen gehen, bevor wir einen fanden, der mehr über LBD wusste als ich. Die Neurologin, zu der wir jetzt gehen, ist sehr gut, und wir sind so froh über sie. Ich habe noch immer das Gefühl, als würden wir sie manchmal dafür bezahlen, Jake als Versuchstier zu benutzen, aber mindestens hört sie uns zu und lässt uns nicht einfach abblitzen. *Norma*

Normas Geschichte ist nicht annähernd so ungewöhnlich, wie wir gerne annähmen. Die Lewy-Body-Demenz war sehr lange Zeit eine unbekannte Krankheit, wie Diabetes oder die Alzheimer-Krankheit. Sie ist so neu, dass nur wenige praktizierende Ärzte Gelegenheit hatten, während ihres Studiums etwas über sie zu lernen. Darüber hinaus haben nicht alle Ärzte oder gar Neurologen und selbst diejenigen, welche sich als Demenzspezialisten bezeichnen, seit ihrem Abschluss an der Universität über LBD geforscht oder damit gearbeitet. Norma erkennt, dass Jakes Spezialistin zwar vielleicht nicht so gut in LBD geschult ist, wie sie es gern hätte, dass sie es mit ihr aber dennoch besser getroffen haben als mit jemandem, der nicht offen ist für neue Erkenntnisse.

So wählen Sie einen guten Allgemein- bzw. Hausarzt

Nachdem bei Ihrer geliebten Person die Diagnose LBD gestellt wurde, ist der Hausarzt, der sie an den Spezialisten überwiesen hat, noch immer der Arzt, zu dem Sie am häufigsten gehen. Dieser Arzt ist für das Wohlbefinden Ihrer geliebten Person ebenso wichtig wie der Spezialist. Er ist derjenige, zu dem Sie bei den vielen Problemen, die im Leben einer Person mit LBD auftreten, gehen, und er wird oft auch derjenige sein, der darüber entscheidet, wann Sie wieder zu einem Spezialisten gehen sollten. Daher müssen Sie seine Fähigkeit, die von Ihnen für Ihre/n Angehörige/n gewünschte Versorgung zu leisten, ebenso sorgsam evaluieren, wie Sie dies bei Ihrem Spezialisten tun.

Der Hausarzt sollte …

- … Grundwissen über LBD haben.
- … seine Grenzen kennen und wissen, wann er überweisen muss.
- … Sie als Teil des Behandlungsteams betrachten.

Gute Hausärzte haben ein breites Basiswissen über viele Krankheiten und erkennen aus Erfahrung den Moment, an dem sie Sie an Spezialisten überweisen müssen. Die Offenheit des Hausarztes gegenüber neuen Informationen und seine Bereitschaft, Sie als Teil des Behandlungsteams zu betrachten, sind vielleicht noch mehr als bei den Spezialisten die wichtigsten Anforderungen – wichtiger noch als ihr gegenwärtiges Wissen über LBD. Wenn Ihr Haus- bzw. Familienarzt in dieses Bild hineinpasst, werden Sie und Ihr/e Angehörige/r wahrscheinlich gut versorgt.

Ihr professionelles Team

LBD ist eine facettenreiche Krankheit, die mehrere verschiedene Körpersysteme befällt. Noch bevor Sie das Ende dieses Weges erreichen, werden Sie feststellen, dass der von Ihnen gewählte Demenzspezialist und Ihr Haus- bzw. Familienarzt erst der Anfang des Teams sind, das Sie aufbauen, um Ihnen bei der Pflege und Versorgung Ihrer geliebten Person zu helfen. Nehmen Sie sich jetzt die Zeit, um die besten auszuwählen, die Sie wählen können – Menschen, mit denen Sie arbeiten können und die bereit sind, Sie als aktiven Teil des Gesundheitsversorgungsteams Ihres Angehörigen zu betrachten. Wenn sie auch mit LBD vertraut sind, umso besser. Die Zeit, die Sie sich jetzt nehmen, um die für Sie bestmögliche Auswahl zu treffen, wird Ihnen in Zukunft enorm Zeit und Sorgen sparen.

3 Verlangsamen des Demenzprozesses

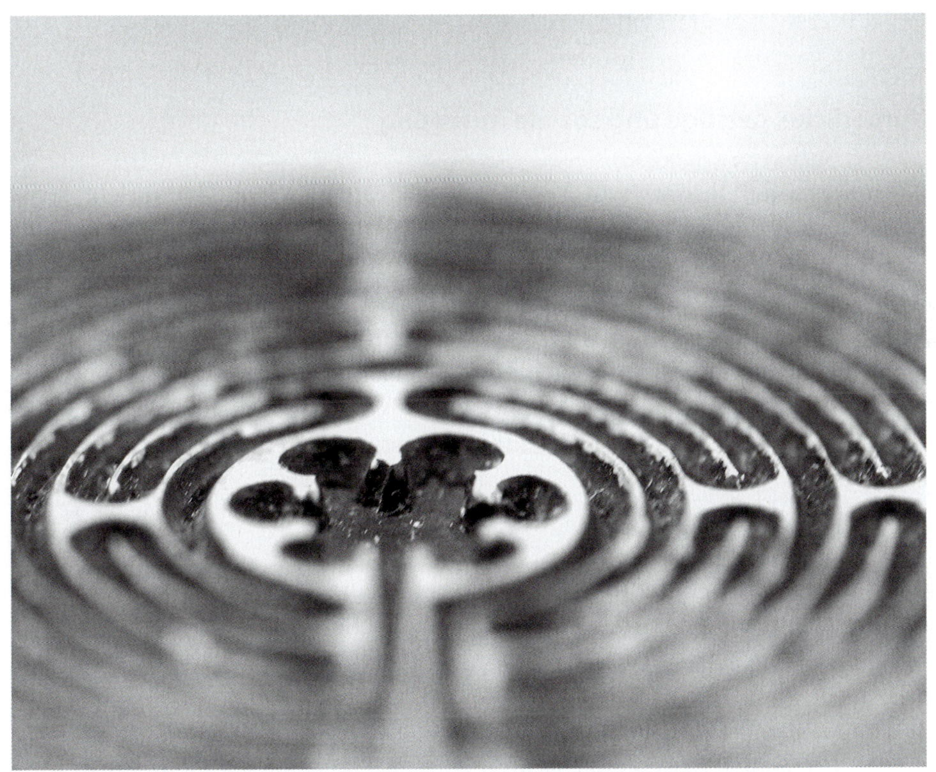

> Ich weiß, dass LBD nicht heilbar ist, aber können wir irgendetwas tun, um sie zu verlangsamen?
> Wie kann ich meinem Lieben helfen, möglichst viel von dem, was er ist, möglichst lange beizubehalten?

Diese Fragen sprechen jeder Betreuungsperson eines Menschen mit LBD aus der Seele. Darüber hinaus wurden, wie bei Krebs, zahlreiche Wege vorgeschlagen, um eine Demenz zu «heilen» oder zumindest zu verlangsamen. Die meisten Nahrungsergänzungsmittel und pflanzlichen Heilmittel wirken, wenn überhaupt, nicht sehr gut. Manche Medikamente wirken bei LBD sogar besser als bei Alzheimer-Krankheit, bringen aber keine Heilung und verlieren schließlich ihre Wirkung. Die gute Nachricht ist, dass Sie und Ihr/e Angehörige/r einige Umstellungen der Lebensweise vornehmen können, die vielen Experten zufolge «sogar noch besser wirken als Medizin», um den Krankheitsprozess zu verlangsamen.

Körperliche, geistige und soziale Anregung

Auch wenn der Einsatz von Vitaminen und pflanzlichen Heilmitteln nicht sehr vielversprechend ist, können wir nicht genug betonen, wie nützlich ein Regime körperlicher, geistiger und sozialer Anregung sein kann. Zwar ist jedes der drei schon für sich genommen hilfreich, aber am besten wirken sie in Kombination. Ziel ist die körperliche Betätigung, um das Gehirn mit Sauerstoff zu versorgen und dann geistige und soziale Aktivitäten zu nutzen, um das Gehirn zu «trainieren». Das alte Sprichwort «Use it or lose it» [Ungenutztes geht verloren] gilt für die Hirnfunktion ebenso wie für den übrigen Körper.

Körperliche Betätigung

Jede körperliche Betätigung ist besser als gar keine, aber am besten ist aerobe Aktivität. Fünfzehn Minuten zwei Mal pro Woche sind hilfreich; bis zu einer Stunde am Tag ist besser. [1]

> David und ich haben lange Zeit Square-Dancing betrieben und tun es noch immer. Es ist schwer, wenn er einige der Bewegungen vergisst, die er jahrelang gekannt hat, aber wir geben nicht auf. Diese Art körperlicher Betätigung ist einfach zu wichtig. *Marie*

Tanzen jeder Art ist großartig für Ihre Lieben mit leichter Demenz. Es ist aerob, verbindet Lernen mit Geselligkeit und es stecken viele Wiederholungen darin. Und unterschätzen Sie das Zusammensein nicht, etwas, das bei Paaren oft selten wird, wenn Demenz auftritt.

> Bill war begeisterter Golfspieler, bis er zu unsicher wurde, um allein zu gehen. Als wir seine Familie in Idaho besuchten, nahmen sein Bruder und ein paar Freunde ihn zum «Golfspielen» mit. Sie gingen in seinem Tempo, wobei sich Bill der Stabilität wegen auf seinen Bruder und die Freunde stützte. Bill konnte kaum den Ball treffen, aber er mochte es sehr, auf dem Platz zu sein und wieder «dazuzugehören». *Barbara*

Golf ist eine weitere Aktivität, die mehrere Formen der Betätigung vereint:

- körperlich, wenn Bill über den Platz geht
- geistig, wenn er sich daran zu erinnern versucht, wie man den Ball schlägt, und
- sozial, wenn er die Kameradschaft unter Männern erlebt.

Machen Sie sich einen Spaß aus körperlicher Betätigung, indem Sie Dinge wählen, die Sie beide mögen, und indem Sie sie gemeinsam tun. Schließlich ist Ihr/e Angehörige/r nicht die einzige, die körperliche Betätigung braucht. Spazierengehen, Fahrradfahren (erwägen Sie für Ihren Angehörigen ein Dreirad) oder Schwimmen sind ein paar weitere Ideen für lustige Aktivitäten, die sie gemeinsam unternehmen können.

> In der Einrichtung, in der meine Mutter lebt, gibt es jeden Morgen gymnastische Übungen und ich sorge dafür, dass Mama hingeht. Sie war sehr aktiv, bis sie so instabil wurde, dass sie zum Gehen einen Rollator (Gehhilfe) brauchte. Ich denke, es geht ihr körperlich und sogar geistig besser, seit sie wieder begonnen hat, sich körperlich zu betätigen. Manchmal verwirrt es Mama, wenn der Gruppenleiter etwas Neues einbringt, aber ich sehe, dass die Übungen im Laufe der Zeit eigentlich immer gleich sind. Der Gruppenleiter bringt sie nur in einer anderen Reihenfolge, um für etwas Abwechslung zu sorgen.
>
> *Marion, Tochter von Clara*

Die körperliche Betätigung sollte auch dann fortgesetzt werden, wenn Ihre Lieben weniger beweglich sind. Körperliche Betätigung ist am besten, wenn sie variiert wird [2], für Personen mit Demenz kann dies jedoch anstrengend sein. Gleichförmigkeit gibt ihnen Sicherheit. Sie können dies umgehen, indem Sie vertraute Übungen in unterschiedlicher Reihenfolge anbieten. Versuchen Sie, um denselben Häuserblock zu gehen, aber gelegentlich in eine andere Richtung. Oder wechseln Sie täglich zwischen zwei Übungen: zum Beispiel Spazierengehen montags, mittwochs und freitags, Schwimmen dienstags und donnerstags.

> Peter ist meist bettlägerig und kann nur selten an den gymnastischen Übungen teilnehmen, macht aber jeden Morgen Übungen. Ich bekomme meine körperliche Betätigung, indem ich mit ihm übe. Wir machen die Übungen gleich im Bett, bevor er morgens aufsteht. Manchmal kann er viele davon selbst durchführen und manchmal mache ich die meiste Arbeit, indem ich seine Arme und Beine hin und her schiebe, damit sie etwas Bewegung bekommen. *Jenny*

Zwar ist es am besten, wenn Peter seine Muskeln selbst bewegen kann (aktive Übungen), jedoch sind passive Übungen – bei denen seine Muskeln für ihn bewegt werden – besser als gar keine. Selbst wenn Sie sich beim Arbeiten mit Ihrer geliebten Person körperlich etwas betätigen, können Sie durchaus noch mehr davon in Ihren Zeitplan aufnehmen – nur für Sie. Nur ein paar Minuten anregender Aktivität, und Sie kehren erfrischt zu Ihrer Tätigkeit als Betreuungsperson zurück.

Tipp

Die beste Übung ist eine, die körperliche Anstrengung, geistige Anregung und Geselligkeit in sich vereint, jeweils mindestens fünf bis zehn Minuten dauert und Spaß macht [3]. Fast jede Art zu tanzen, vor allem als Paar, leistet dies.

Geistige Aktivität und Geselligkeit

Neben den geistigen Herausforderungen, die körperliche Betätigung mit sich bringt, sind Tätigkeiten wie Puzzeln, Schreiben, Memory-Spiele und die Beschäftigung mit einem Lieblingshobby allesamt eine gute geistige Anregung [4]. Ich schließe Lesen hier nicht mit ein, weil es für Ihre Lieben einfach zu leicht ist, sehr wenig zu tun und sich dabei hinter «Lesen» zu verstecken. Ziel ist es, Ihren Angehörigen aktiv und engagiert zu halten. Wie gut er oder sie dabei die Aufgabe durchführt, ist nicht wichtig. Ihre Aufgabe wird es schließlich sein, den Anschein von Normalität zu bewahren, zu versuchen, sich daran zu erinnern, wie man Dinge tut, die früher leicht fielen und nun recht schwierig sind. Ihre positive Haltung bewirkt viel. Wenn Sie sich stärker auf den Spaß, statt auf die Arbeit an der Aufgabe konzentrieren können, werden Ihre Lieben dies gewöhnlich widerspiegeln und weniger entmutigt sein. Auch muss sich die Aktivität mit fortschreitender Demenz ändern. Schließlich möchten Sie Ihre Lieben ja dazu herausfordern, ihre verbliebenen Fähigkeiten zu nutzen und sie nicht mit Aktivitäten erschlagen, die sie nicht mehr durchführen können.

> Vor Jahren begann Mutti, Notizbücher mit Fotos und sonstigem Allerlei zu führen. Zu Anfang musste sie ihre Notizbücher «so nebenher» führen. Wenn sie es jetzt versucht, wird sie frustriert. Aber ich habe gelernt, dass wir Spaß haben können, indem wir beieinander sitzen, ihre alten Notizbücher lesen und über die Menschen und Ereignisse auf den Fotos sprechen. *Marion, Tochter von Clara*

Clara machte sich das Führen ihrer Notizbücher selbst zur Aufgabe. Nun ist dies zu viel für sie. Die von ihr bereits verfassten Bücher bieten jedoch Marion ein Mittel, um Clara beim Gedächtnistraining zu helfen. Sie gemeinsam anzuschauen ist außerdem eine Zeit der Geselligkeit – etwas, das mit abnehmenden Kommunikationsfähigkeiten seltener wird.

> Ich bat meine Frau Janet, die gerne gekocht hatte, mir beim Zusammenstellen einiger ihrer Lieblingsrezepte für unsere Töchter zu helfen. Die Mengen fielen ihr erst wieder ein, wenn sie das Rezept vor sich hatte, aber sie konnte sich an die meisten Zutaten erinnern. Und sie erinnerte sich an Dinge rund um die Rezepte, etwa daran, was sie gerne dazu kochte oder was beim Servieren der Gerichte geschah. Im Jahr nach dem Tod ihrer Mutter schenkte ich den Mädchen die Rezepte und Geschichten zu Weihnachten. *John*

John nahm ein Hobby, dem seine Frau nicht mehr nachgehen konnte, und half ihr, es an ihre Kinder weiterzugeben. Auch wenn es für sie eine geistige Herausforderung war, sich an die Rezepte zu erinnern, durchlebte das Paar zusammen noch einmal gute Zeiten und die Töchter erhielten schließlich ein ganz besonderes Geschenk.

Wenn Sie eine Tätigkeit finden, die Ihrer geliebten Person hilft, sich nützlich zu fühlen, ob es sich um ein Projekt wie das von John handelt oder ob es nur darum geht, den Tisch zu decken, werden Sie feststellen, dass diese einen beruhigenden Einfluss ausübt. Dies ist so, weil wir gewöhnlich meinen, unser Leben mehr unter Kontrolle zu haben, wenn wir das Gefühl haben, einen nützlichen Dienst zu leisten, und Kontrolle zu haben, ist etwas, um das Personen einen nach und nach verlorenen Kampf führen. Wenn die Betreffenden das Gefühl haben, zu gewinnen, und sei es nur für einige Momente, hat dies besänftigende Wirkung.

Hier noch einige weitere Anregungen:

- Fragen Sie nach Dingen aus der Vergangenheit: Familiengeschichte, interessante Zeiten oder Ereignisse in ihrem Leben, frühere Tätigkeiten vor dem Ruhestand oder besondere Ehrungen. Oder besser noch: Bringen Sie Ihre/n Angehörige/n dazu, Ihnen beim Schreiben über diese Zeiten in ihrem Leben zu helfen, um es an die Enkel weiterzugeben, was diese Tätigkeit sowohl nützlich als auch angenehm macht. Wenn es Ihnen schwerfällt, Ihre Gespräche niederzuschreiben, überlegen Sie, ob Sie sie nicht aufnehmen möchten.
- Holen Sie eine Schachtel mit alten Fotos und bitten Sie Ihr/e Angehörige/r, Ihnen beim Identifizieren zu helfen. Dies kann eine Zeit erneuten Durchlebens alter Erinnerungen sein und Ihnen selbst möglicherweise neue Informationen liefern. Auch hier gilt: Es ist kein Beschäftigungsprojekt. Es gibt ein Ziel und Ihr/e Angehörige/r fühlt sich dabei nützlich.

Geselliges Beisammensein, das körperliche Betätigung begleitet, wie etwa bei Claras gymnastischen Übungen mit anderen Menschen, und ihr Führen von Notizbüchern mit Marion helfen ebenfalls, die Demenz in Schach zu halten. Wenn die Demenz fortschreitet und es schwieriger wird, auf andere zuzugehen, wird Isolation allerdings leichter als Geselligkeit. Schließlich wird eine Unterhaltung wahrscheinlich darin bestehen, dass Sie und andere sprechen, während Ihre Lieben zuhören. Tun Sie dies jedoch nicht ab; es ist immer noch Geselligkeit. Achten Sie stets auf Gelegenheiten zum Plaudern mit Ihren Lieben oder darauf, dass andere mit ihnen plaudern.

> Ich spreche immer mit Mutti, wenn ich sie anziehe, ihr Nahrung reiche oder sogar, wenn ich sie auf die Toilette setze. Und nicht nur: «Das und das tun wir gerade», obwohl ich das natürlich auch tue. Mutti spricht nicht mehr, aber ich denke, sie versteht eine Menge von dem, was ich sage. Ich weiß, sie ist weniger agitiert, [wenn ich spreche,] als wenn ich in Eile bin und nur versuche, die Arbeit zu erledigen.
>
> *Marion, Tochter von Clara*

Marion hat in einigen Punkten recht. Clara wird auf alles besser reagieren, wenn sie einbezogen ist, wenn man sie wie die Erwachsene behandelt, die sie ist. Außerdem stärken die Bemühungen Claras, Marion zu verstehen, ihre geistigen Fähigkeiten.

Ernährung

Menschen, die sich viel von Fisch, Gemüse und Obst sowie mit Omega-6-Fettsäuren ernähren, haben unter Umständen weniger Erkrankungen, die zu einer Demenz führen können, als Menschen, die sich anders ernähren [5]. Raps- oder Sonnenblumenöl, Walnüsse und Lachs sind reich an Omega-6-Fettsäuren. Zwar gibt es noch immer keinen sicheren Beweis, dass diese Nahrungsmittel Demenz verhindern oder auch nur verlangsamen, aber dennoch sind es allesamt gute, gesunde Nahrungsmittel für jedermann. Sie schaden nicht – und könnten helfen.

Versuchen Sie, mindestens zwei Mal pro Woche Fisch auf den Tisch zu bringen und bieten Sie ein paar Mal täglich Gemüse an. Fügen Sie Ihren Salaten Äpfel, Walnüsse, Pekannüsse oder Mandeln hinzu und verwenden Sie dann ein Dressing mit Raps-, Oliven- oder Sonnenblumenöl. Nehmen Sie zum Nachtisch Obst und für Zwischenmahlzeiten rohes Gemüse und Obst.

Wie bei körperlicher Betätigung und geistiger Anregung hat eine gute Ernährung weitere Vorteile, wenn sie in geselliger Atmosphäre geschieht. Nutzen Sie jede Mahlzeit als Gelegenheit zur Interaktion mit Ihrem Angehörigen. Selbst wenn es dahin kommt, dass Nahrung eingegeben werden muss, können Sie dies immer noch gemeinsam tun und plaudern, während Sie beim Essen helfen.

Nahrungsergänzungsmittel und pflanzliche Heilmittel

Mehrere Nahrungsergänzungsmittel und pflanzliche Heilmittel werden damit beworben, den Prozess der Demenz verhindern oder verlangsamen zu können, aber keines davon hat eine besonders gute Erfolgsstory. Schlimmer noch: Es gibt bei der Anwendung dieser freiverkäuflichen Heilmittel vor allem in den oft vorgeschlagenen hohen Dosen einige Gefahren.

- *Coenzym Q10:* Dies ist ein natürlich im Körper vorkommendes Antioxidans, das für normale Zellreaktionen benötigt wird. Eine Studie, in der die Wirksamkeit von Coenzym Q10 bei Demenz getestet wurde, zeigte einige Wirksamkeit, wurde jedoch an Ratten durchgeführt [6].

Diese Substanz hat sich in Dosen von bis zu 300 Milligramm pro Tag als sicher erwiesen. Sie ist jedoch recht teuer und um potenzielle Wirksamkeit zu erreichen, können 1200 bis 2400 Milligramm pro Tag erforderlich sein.

- *Vitamin E:* Zwar ist dieses Vitamin ein bekanntes Antioxidans, beruht jedoch auf Ölbasis und kann daher nicht mit dem Urin ausgeschieden werden. Wird es in Dosen oberhalb der empfohlenen sicheren Menge von 400 Internationalen Einheiten eingenommen, kann es daher Schaden verursachen. Eine Zeit lang verordneten Neurologen Vitamin E begleitend zu Medikamenten gegen Demenz, setzen diese Praxis jedoch nicht fort, weil die benötigte Menge über der empfohlenen liegt [7].
- *Hormontherapie:* Es gibt Berichte, die für und solche, die gegen eine Hormontherapie sprechen. Zum gegenwärtigen Zeitpunkt überwiegt jedoch wahrscheinlich die Gefahr einer verstärkten Demenz (und eines Mammakarzinoms) gegenüber den Chancen auf positive Ergebnisse.
- *Ginkgo biloba:* Unter Umständen haben Sie *Ginkgo biloba* schon einmal als gedächtnisstärkend in der Werbung gesehen und früher dachte man, es wäre hilfreich, aber in aktuellen klinischen Studien erwies es sich nicht als nützlich [8]. In der Anwendung ist es jedoch sicher.

Obwohl die LBD letzten Endes progredient ist, können Sie einige der voranstehenden Techniken und Ideen sowie andere, die Ihnen selbst einfallen, dazu nutzen, um den Prozess zu verlangsamen, länger Freude mit Ihren Lieben zu haben und ihnen das Gefühl zu geben, Kontrolle über ihr Leben zu haben.

4 Umgang mit kognitiven Symptomen

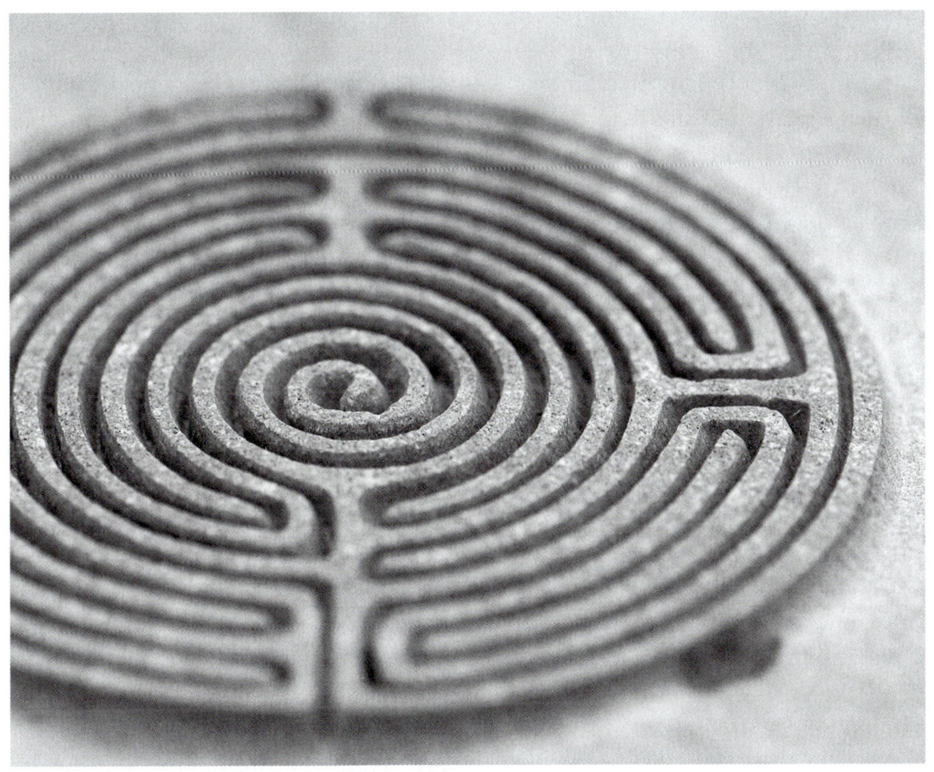

Was sind kognitive Symptome und welche sind bei LBD zu erwarten?

Viele der kognitiven Symptome der Lewy-Body-Demenz (LBD) sind auch bei der Alzheimer-Krankheit (AD) üblich, treten jedoch tendenziell in anderer Reihenfolge auf. Andere kommen viel häufiger bei der LBD vor. Denken Sie stets daran, dass wir beim Vergleich der LBD- und AD-Symptome darüber sprechen, wie die Demenzen in ihrem jeweiligen Frühstadium aussehen. Je fortgeschrittener die Demenz, das heißt je weniger lebende Gehirnzellen noch vorhanden sind, desto mehr wird sie mit allen übrigen Demenzen gemeinsam haben, auch wenn es immer einige Unterschiede geben wird.

Kognitive Symptome werden durch den Abbau verschiedener kognitiver Fähigkeiten verursacht. Es sind die Fähigkeiten, die wir für die Wahrnehmung, das Erinnern, das Denken, die Kommunikation und die Impulskontrolle nutzen. Gewöhnlich verwenden wir zwei oder mehr zugleich. Während ich beispielsweise diesen Satz eintippe, …

- … erinnere ich mich an das, was ich sagen möchte (Gedächtnis)
- … plane ich die Anordnung der Worte, Sätze und Absätze auf meiner Seite (Denken)
- … betrachte ich die Worte, die ich tippe, als Symbole mit bestimmter Bedeutung (Wahrnehmung)
- … übermittle ich Ihnen diese Bedeutung über das Schreiben (Kommunikation) und
- … bleibe bei meiner Tätigkeit, wo ich doch lieber einkaufen ginge, weil ich weiß, dass ich das auch später noch tun kann (Impulskontrolle).

Wahrnehmung

Wir nutzen unsere Wahrnehmung, um Informationen unserer Sinne zu interpretieren: Sehen, Hören, Tasten, Riechen und Schmecken. Wenn wir beispielsweise ein Möbelstück berühren, sagen uns unsere Wahrnehmungen «weich» oder «hart», «rau» oder «glatt». Eine Person mit LBD hingegen ist unter Umständen nicht in der Lage, zwischen einem harten Tisch mit scharfkantigen Ecken und einem weichen Sofa, das nachgibt, wenn man dagegen stößt, zu unterscheiden.

Auf ähnliche Weise verwandelt unsere Wahrnehmung ein bestimmtes Geräusch in «Vogelgesang», während jemand mit LBD es als Hilferuf interpretieren könnte; er könnte das Geräusch eines in der Ferne vorüberfahren Zuges als das eines nahenden Zuges interpretieren, der gleich in sein Auto hineinfährt.

> Auf einer unserer Überseereisen sah Anique eine farbenprächtige Szene auf dem Bildschirm vorn im Flugzeug und dachte, es «brenne». Das machte ihr Angst, aber ihre Demenz war noch leicht genug, dass sie mir glaubte, als ich ihr erklärte, was sie wirklich sah. *Jim*

Anique hatte Illusionen, indem sie Dinge sah, die tatsächlich vorhanden waren, sie jedoch anders interpretierte als sie eigentlich waren. Sie sah Farbe und Licht auf dem Bildschirm und ihre Wahrnehmungen verwandelten beides in «Feuer im Flugzeug».

> Anique stieß ständig an Möbel und gegen Wände. Wir dachten, sie bräuchte eine neue Brille, daher gingen wir zum Optometristen[2], der uns sagte, mit ihren Augen sei alles in Ordnung. Sie aber stieß weiterhin an Gegenstände, so dass wir abermals losgingen, diesmal zu einem anderen Arzt. Auch er konnte nichts an ihrem Sehvermögen feststellen, verordnete jedoch eine Brille, nur um zu sehen, ob dies helfen würde. Tat es nicht. Anique stolperte weiter umher – und klagte über ihre Augenärzte. *Jim*

Anique hatte Probleme mit der räumlichen Wahrnehmung. Ihre Augen sahen die Tische und Wände korrekt, aber ihr LBD-geschädigter Geist interpretierte falsch, wie nah oder fern sie waren.

Wir nutzen unsere Wahrnehmung auch, um Symbole zu identifizieren. Die gedruckten Worte auf dieser Seite interpretieren wir nicht als kleine Schnörkel, sondern als Worte und Begrifflichkeiten. Den Klang der Stimme unseres Freundes nehmen wir nicht als zufälliges Geräusch wahr, sondern als erkennbare Worte in unser beider Sprache. In ihrem weiteren Verlauf verstümmelt die LBD diese Symbole und erschwert es Ihrer geliebten Person, richtig zu lesen bzw. zu hören.

2 «optometrist» (US): akademische Fachperson der ophthalmologischen Primärversorgung. Ausbildung: vier Jahre Grundausbildung zum Bachelor, vier Jahre Postgraduiertenstudium zum «doctor of optometry». Spezialität: Anpassen von Kontaktlinsen und Brillen; darf auch oral, topisch und intravenös verabreichte Medikamente verordnen und kleinere chirurgische Eingriffe im vorderen Augenabschnitt durchführen. Tätigkeitsspektrum: stark abhängig vom jeweiligen Bundesstaat. [A.d.Ü.]

Gedächtnis

Unser Gedächtnis ist ein Speicher. Es ist auf vielfältige Weise unterteilt, aber die wichtigste Unterteilung, welche die Familie eines LBD-Betroffenen verstehen muss, ist die in Kurz- und Langzeitgedächtnis. Ein funktionstüchtiges Gedächtnis hängt von zwei Dingen ab: von der korrekten Speicherung und vom korrekten Zugang zum Gespeicherten. In gewisser Weise ist das Gedächtnis wie ein Buch. Informationen werden niedergeschrieben, um später verwandt zu werden. Was nicht aufgeschrieben wurde, geht verloren. Einmal geschrieben, kommt das Buch in eine Bibliothek, wo es immer wieder gefunden und geöffnet werden kann, sofern es einen Titel oder «Code» erhalten hat. Ähnlich muss auch die Information im Kurzzeitgedächtnis einer Person, also das, was eben gerade geschieht, ins Langzeitgedächtnis «überschrieben» werden, wenn es den gegenwärtigen Moment überdauern soll.

Wie ein Buch in einer Bibliothek finden wir eine alte Erinnerung anhand des Codes wieder, den wir ihr bei der ursprünglichen Speicherung dieser Erinnerung gegeben haben. Wenn ich an der Geburtstagsfeier einer Tante teilnehme, könnte ich diese Feier in meinem Gedächtnis mit Querverweisen wie «Geburtstagsfeier» und «Tante Martha» oder gar mit «lustig» oder «langweilig» versehen, je nachdem. Wenn jemand Tante Martha erwähnt, rufe ich meine Erinnerungen an ihre Feier sowie an andere Punkte, wie «mager», «Ontario» und «laut», ab, die ich ebenfalls mit ihrem Namen codiert habe.

Menschen mit Alzheimer-Krankheit haben Schwierigkeiten beim Speichern von Informationen, weil AD die Verbindung zwischen ihrem Kurzzeit- und ihrem Langzeitgedächtnis blockiert. Daher wird das, was «jetzt» geschieht, nicht gespeichert und steht für einen späteren Zugriff nicht zur Verfügung.

> Meine Großmutter, Maude, die AD hat, erzählt mir großartige Geschichten über die Zeit, als sie noch ein Mädchen war oder sogar darüber, als ich selbst noch klein war. Aber sie stellt immer und immer wieder dieselben Fragen.
> *Janice*

Maude kann sich an das erinnern, was in ihrem Leben geschah, bevor die Alzheimer-Krankheit einsetzte, aber sie erinnert sich nicht an Janices Antwort auf ihre Frage. Die Information kann nicht von Maudes Kurzzeit- in ihr Langzeitgedächtnis übergehen. Daher verschwindet sie fast ebenso rasch, wie Janice zu sprechen aufhört, und Maude stellt dieselbe Frage noch einmal. Da AD die am häufigsten beobachtbare Form der Demenz ist, halten wir ebendiese Art der Unfähigkeit, neue Erinnerungen für später zu speichern, für Gedächtnisverlust.

Menschen mit Lewy-Body-Demenz haben demgegenüber mehr Schwierigkeiten beim Abruf von Informationen, die schon einmal gespeichert wurden. Zwar ist die Verbindung zwischen den beiden Arten des Gedächtnisses (d. h. Kurz- und Langzeitgedächtnis) nicht blockiert, jedoch führt die LBD zur Desorganisation des internen Ablagesystems einer Person. Zugang zu Informationen aus einem LBD-geschädigten Gehirn zu bekommen ist wie der Versuch, in einem Haufen auf den Boden geschütteter und durcheinandergewirbelter Papiere einen Brief zu finden. Der Brief lässt sich finden, aber es braucht Zeit. Und wenn es mehrere zusammenhängende Briefe zu finden gilt, werden sie wahrscheinlich nicht in der Reihenfolge gefunden, in der sie abgelegt wurden. Natürlich wird der Haufen mit fortschreitender Erkrankung größer und die Aufgabe wird schwieriger und verwirrender.

> Anique vergaß nach und nach, wie man sich die Zähne putzt. Manchmal versuchte sie, sie ohne Zahnpasta zu putzen und wenn sie dann fertig war, drückte sie die Zahnpasta auf ihre Zahnbürste und betrachtete sie mit einem Blick wie: «Was tu ich jetzt?» Ich musste ihr dann Schritt für Schritt sagen, wie man sich die Zähne putzt. Schließlich musste ich ihr die Zähne putzen. Dennoch wusste Anique bis zu ihrem Todestag, wer ich bin und wer ihre Töchter sind. *Jim*

Die LBD zerrüttete Aniques Gedächtnis dafür, wie man sich die Zähne putzt – eine Aufgabe, die eine Reihe von Schritten umfasst, die in einer bestimmten Reihenfolge geschehen müssen. Nach und nach verlor sie die Fähigkeit, korrekten Zugang zu ihren Erinnerungen zu finden, bis sie sich schließlich überhaupt nicht mehr daran erinnern konnte, wie man sich die Zähne putzt. Sie konnte sich jedoch an die Namen ihrer Familienmitglieder erinnern. Da es sich bei der Erinnerung an den Namen einer geliebten Person nicht um eine Erinnerung handelt, die in einer bestimmten Reihenfolge ablaufen muss, ist jemand mit LBD dazu oft bis weit in den Krankheitsverlauf hinein oder gar, wie Anique, bis zum Schluss gut in der Lage.

Menschen mit LBD haben Probleme, sich an genau das richtige Wort für das, was sie sagen möchten, zu erinnern – das «Es-liegt-mir-auf-der-Zunge»-Syndrom, das wir alle hin und wieder haben. Und alles läuft für unsere Lieben mit LBD langsamer, auch das Abrufen von Erinnerungen.

> Wenn ich meiner Mutter eine Frage stelle, etwa, was sie zum Frühstück hatte, braucht sie für die Antwort so lange, dass ich immer dachte, sie würde mich ignorieren. Dann sagt sie unter Umständen so etwas wie:

> «Frühstück?» (lange Pause). «Ja, ich – eh – aß etwas» (noch eine lange Pause). «Ich weiß nicht mehr.» *Marion, Tochter von Clara*

Marions Mutter erinnerte sich ans Essen, konnte sich aber nicht mehr daran erinnern, was es war. Die Information war codiert, aber sie rief nur einen Teil davon wieder ab. Neben der langsamen Verarbeitung fiel es ihr auch schwer, die richtigen Worte zu finden. Clara hat die Form der LBD, die mit motorischen Funktionsstörungen beginnt, und ihre Gesichtsmuskulatur ist schwach – ein Symptom der Parkinson-Krankheit –, wodurch es ihr schwerfällt, die Worte auszusprechen, an die sie sich erinnern *kann*. Es dauert daher lange, bis ihre Antwort kommt, und sie ist nur kurz.

Gedächtnisausfälle begleiten gewöhnlich weitere Einbußen, wie etwa einen Rückgang der Denk- und Kommunikationsfähigkeiten, und eine generelle Langsamkeit im Denken.

Denken

Wir nutzen Fähigkeiten des Denkens zum Planen, Lernen und Schlussfolgern sowie für sequenzielle Aufgaben. Manchmal werden diese Fähigkeiten als *Exekutivfunktionen* bezeichnet. Exekutivfunktionen …

- … geben unseren Wahrnehmungen Bedeutung.
- … ermöglichen uns, rational zu sein.
- … helfen uns, mehr als eine Aufgabe auf einmal zu erledigen.
- … helfen uns, eine Reihe von Aufgaben wahrzunehmen.
- … lassen uns vorausplanen.
- … ermöglichen uns, neue Fähigkeiten zu erwerben.

Menschen mit LBD verlieren ihre Denkfähigkeiten tendenziell früher als Menschen mit AD. Viele Betreuungspersonen sagen rückblickend, sie hätten einen Verlust der Exekutivfunktionen schon bemerkt, bevor sie irgendwelche Gedächtnisausfälle wahrnahmen.

> Hilda war Vorstandsvorsitzende eines großen Werbeunternehmens, als sie Schwierigkeiten beim Erledigen ihrer Schreibarbeiten bekam. Aufgaben wie das Erstellen von Routineberichten wurden sehr verwirrend. Ich überzeugte sie davon, zum Arzt zu gehen und schließlich wurde bei

ihr Demenz mit Lewy-Bodys diagnostiziert. Dies ermöglichte ihr, vorzeitig und ohne Abzüge in Ruhestand zu gehen. *Barney*

Hilda erfuhr einen Verlust allgemeiner Denkfähigkeiten. Barney wusste, dass etwas nicht stimmte und erreichte, dass Hilda zum Arzt ging. Vielfach bringen weder die Beteiligten noch deren Familienmitglieder Einbußen im Denken mit Demenz in Verbindung. Und so wurden Menschen wegen Inkompetenz entlassen, statt ihnen zu ermöglichen, wie Hilda in Ruhestand zu gehen.

Anique war eine erstklassige Köchin, spezialisiert auf französische Küche. Eine Zeit lang machten wir ein Geschäft damit, dass wir ihre Crêpes an Touristen in einem örtlichen Ferienzentrum verkauften. Als ich dann eine übel verbrannte Bratpfanne im Müll fand, machte ich mir Sorgen. Das sah nicht nach Anique aus. Aber ich respektierte ihr offensichtliches Bedürfnis, ihren Fehler zu verbergen, und sagte nichts. Einige Monate später ging ich dann in Ruhestand und begann, öfter als früher zuhause zu essen – und bekam ab dann regelmäßig «Brandopfer». Wie rasch lernte ich da, zu kochen! Zuerst bat ich Anique um ihre Lieblingsrezepte und versuchte, sie in den Prozess des Kochens einzubinden, sah aber schon bald, dass sie sich lieber nicht daran beteiligte.
Jim

Anique verlor ihre früher einmal ausgezeichneten Kochfähigkeiten, wozu auch Fähigkeiten wie das Planen und die Erinnerung an den richtigen Zeitpunkt zum Abstellen des Herdes gehören. Ihr scheinbares Desinteresse an Jims Kochen war – wie das Verstecken der Bratpfanne – ein Bemühen um das Verbergen ihrer wachsenden Behinderung. Sie akzeptierte bereitwillig, dass Jim die Küche, ihre einst eifersüchtig gehütete Domäne, übernahm – ein weiterer Beleg für ihr Bemühen, ihre Behinderung zu verbergen. Unsere Lieben sind sich oft bewusst, dass ihre Fähigkeiten schwinden, auch wenn sie es, wie Anique, zu verbergen suchen.

David war stets ein ordentlicher und sorgsamer Autofahrer gewesen, aber nun hat sich das geändert. Vor einer Weile verlor er die Fassung, weil sein Auto nicht ansprang. Er versuchte zu starten, ohne die Bremse getreten zu halten. Beim nächsten Mal schaffte er es ganz leicht, den Wagen zu starten, aber ich wünschte mir, es wäre ihm nicht gelungen – sein Fahrstil wurde ziemlich beängstigend. Im vergangenen Monat schließlich überfuhr er eine rote Ampel und stieß mit einem geparkten Fahrzeug zusammen. Die Behörden zogen seinen Führerschein ein und

> sein Arzt lehnte es ab, seine Unterschrift zu leisten, damit er ihn zurückbekam. Er ist wütend auf seinen Arzt! Auch wenn ich verstehe, wie schwer es für ihn ist, seinen Führerschein zu verlieren, bin ich heimlich froh. Und froh bin ich auch, dass er auf seinen Arzt wütend ist, statt auf mich!
> *Marie*

Davids Schwierigkeit beim Anlassen seines Wagens war dasselbe wie bei Anique, als sie begann, Probleme mit der Erinnerung an die Schritte ihres Zähneputzens zu bekommen. Seine LBD hatte seine Fähigkeit gemindert, eine Reihe von Aufgaben in der richtigen Reihenfolge auszuführen, wie etwa den Schlüssel ins Schloss zu stecken, die Bremse getreten zu halten, den Zündschlüssel zu drehen usw. Er ließ einen Schritt aus und der Wagen startete nicht. Die LBD beginnt gewöhnlich mit kurzen Phasen verminderter Fähigkeiten, umgeben von Zeiten, in denen der Betreffende dieselben Aufgaben problemlos ausführt. Es war daher nicht ungewöhnlich, dass er den Wagen beim nächsten Mal starten konnte, auch wenn sich dadurch schwieriger erkennen lässt, dass eigentlich ein Problem besteht. Ein Führerschein ist solch ein Symbol des Erwachsenseins und der Unabhängigkeit, dass Davids wütende Reaktion sehr häufig – und verständlich – ist.

> Vor etwa einem Jahr fuhr Großmutter Maude immer noch Auto, obwohl sie AD hatte. Dann fuhr sie eines Tages zum Laden und fand nicht wieder zurück. Die Polizei brachte sie zurück, nachdem sie sie mitten auf der Straße im Auto sitzend und weinend gefunden hatte. Am nächsten Tag besuchte ich sie und überzeugte sie währenddessen davon, den Wagen zu verkaufen.
> *Janice*

Maude konnte den Wagen starten und fahren, konnte sich aber nicht mehr daran erinnern, wie sie nach Hause kam. Das Auto zu starten, erfordert die Anwendung von Fähigkeiten, die bereits im Langzeitgedächtnis gespeichert sind, zu dem jemand mit AD leichter Zugang hat als jemand mit LBD.

> Vor der LBD war Großvater Ed Tischlermeister gewesen. Dann musste er seine elektrischen Sägen und Bohrer und die meisten anderen Sachen verkaufen. Noch immer versuchte er, seine Werkzeuge zu benutzen, obwohl er es wirklich nicht mehr konnte – die meiste Zeit wusste er nicht einmal mehr, wie man sie hielt. Wenn er sie wirklich zum Laufen brachte, war es ziemlich beängstigend, er ging überhaupt nicht sorgfältig mit ihnen um. Ich war so traurig. Auch Großvater Ed war traurig, bis ich eine Schachtel mit alten Fotos auftrieb und ihn bat, mir etwas darü-

ber zu erzählen. Mutti sagt, er würde die Fotos sogar anschauen, wenn ich nicht da sei, und versuchen, herauszubekommen, wer darauf zu sehen ist und was da getan wird, um es mir später zu erzählen – nicht, dass er sich immer daran erinnern kann, natürlich.

Bernice, Tochter von Kyla

Ed hatte die Fähigkeit verloren, die Werkzeuge, die er jahrelang benutzt hatte, sicher zu verwenden. Schlimmer noch: Er hatte das Konzept von Ursache und Wirkung (die Grundlage von Sicherheitsregeln) verloren, und wenn ihm dann gelegentlich doch einfiel, wie man mit den Werkzeugen umgeht, war es für ihn nicht sicher.

Fakten in Kürze

- *Erinnerungsfähigkeiten:*
  - Eine Barriere zwischen Kurz- und Langzeitgedächtnis führt dazu, dass jemand mit AD außerstande ist, gegenwärtige Erinnerungen zu speichern.
  - Ein geschädigtes «internes Ablagesystem» führt dazu, dass jemand mit LBD bereits gespeicherte Informationen nicht finden kann.
- *Denkfähigkeiten:*
  - Sie gehen bei LBD oft schon vor dem Erinnerungsvermögen verloren.
  - Sie umfassen Planen, Lernen, Schlussfolgern und das Erledigen sequenzieller Aufgaben.
- *Ergebnisse:*
  - Menschen mit AD können immer noch frühere Aufgaben und Hobbys ausüben, können sich aber nichts Neues mehr merken.
  - Menschen mit LBD haben selbst bei früheren Aufgaben Schwierigkeiten und ihre geschädigten Denkfähigkeiten hindern sie daran, Neues zu lernen.

So helfen Sie Ihren Angehörigen, unsichere Tätigkeiten einzustellen

Wenn eine Tätigkeit wie das Autofahren nicht mehr sicher ist und eingestellt werden muss, kann dies für die gesamte Familie schwierig sein. Idealerweise sollten Sie schon früh im Krankheitsverlauf besprechen, dass dies möglicherweise notwendig wird, damit es später nicht als Schock kommt. Ist der Augenblick dann gekommen, binden Sie Ihre Lieben in die Entscheidung ein oder helfen Sie ihnen, den letzten Schritt zu tun, wie es Janice möglich war. Beachten Sie auch, dass Janice – nicht ihre Mutter als primäre Betreuungsperson – diejenige war, die Maude davon überzeugte, ihr Auto zu verkaufen. Dies verringert Konflikte zwischen den beiden Frauen, die täglich miteinander auskommen müssen. Wenn Sie schon wissen, dass es erheblichen Widerstand geben wird, wie im Fall von David, versuchen Sie, jemanden außerhalb der Familie zu finden, der die Rolle des «Sündenbocks» übernimmt.

> Hilda war immer so stolz auf ihre Fähigkeiten als Autofahrerin, aber ich konnte sehen, dass sie mehr und mehr Fehler machte. Schon vor längerem, als ihre Diagnose erstmals gestellt wurde, hatten wir darüber gesprochen, dass sie schließlich nicht mehr würde fahren können, und ich sprach das Thema jetzt nochmals an: «Ich denke, es ist soweit, meine Liebe, Ich denke, Lewy bringt Dein Fahren durcheinander.» Wir diskutieren ständig darüber, wie Lewy manchmal ihre Fähigkeit stört, morgens nach ihrer Tasse zu greifen oder sie Sachen vergessen lässt. Und so fiel es mir leicht, es ihr auf diese Weise nahezubringen. Es gefiel ihr nicht, aber ich merkte, dass sie mich nach und nach bat, sie zu fahren. Nur um sicherzugehen, «verlor» ich ihre Schlüssel für den Wagen. Ich wollte nicht, dass sie Risiken einging. *Barney*

Wenn Sie schon frühzeitig beginnen, «Lewy» statt Ihrer geliebten Person oder irgendjemand sonst die Schuld zu geben, lässt sich leichter über die Probleme sprechen – und bisweilen sogar darüber lachen. Es machte Barneys Aufgabe auch viel einfacher als sie für viele Betreuungspersonen oft ist.

Einbußen an Fertigkeiten lassen sich für Ihre Lieben weniger unangenehm gestalten, wenn Sie die eigentliche Versuchung beseitigen, wie es Barney tat, als er Hildas Schlüssel «verlor». Nachdem Eds Werkzeuge und Maschinen verkauft und nicht mehr da waren, war er nicht länger versucht, sie zu benutzen. Auch alternative Aktivitäten zu finden hilft. Menschen mit LBD sind tendenziell leicht ablenkbar, daher können Sie sie auf eine neue Aktivität, wie etwa das Betrachten alter Fotos, lenken, wie Bernice es getan hatte.

> Emma war eine typische Frau vom Land, schätze ich. Sie hatte einen riesigen Garten. Jedes Jahr liebte sie den gesamten Ablauf: die Samen setzen, beobachten, wie sie wachsen und dann ernten. Selbst als wir den Hof verließen und in die Stadt zogen, musste sie einen großen Hinterhof als ihren Garten haben. Aber jetzt kommt sie nicht mehr gut zurecht und das letzte Mal, als sie eine Hacke nahm, hatte sie vergessen, was

> man damit macht. Ich baute ihr ein Hochbeet, wo sie im Stehen oder gar im Rollstuhl sitzend herumwerkeln kann. Sie kann immer noch Freude daran haben, etwas anzubauen, und wenn sie nicht verstehen kann, wie man die kleineren – sichereren – Handgeräte benutzt, nimmt sie die Hände, um in der Erde zu graben. Wenn Emma ängstlich wird, geht sie jetzt hinaus und arbeitet in ihrem «Garten». Sie kommt verschmutzt, aber viel zufriedener ins Haus zurück und hatte sogar weniger Halluzinationen. *Howard*

Mit ein wenig Aufwand schuf Howard für seine Frau einen sicheren und befriedigenden Weg, um eine geliebte Tätigkeit fortzusetzen. Solche Lösungen sind oft besser als jede Medikation für den Abbau von Angst, ausagierendem Verhalten und anderen LBD-Symptomen, wie etwa Halluzinationen.

Ihren Lieben eine regelmäßige Tätigkeit zuzuweisen, wie etwa den Tisch zu decken oder Wäsche zusammenzulegen, ist ein weiterer Weg, ihnen beim Ausüben ihrer verbliebenen Fertigkeiten zu helfen. Außerdem fördern diese Aufgaben das Gefühl, nützlich zu sein, das durch das Unvermögen, Aufgaben wie Autofahren wahrzunehmen, oft geschwächt ist. Auch sorgen diese zugewiesenen Tätigkeiten für Struktur und damit für Sicherheit.

> Und noch etwas hat Emmas Agitiertheit gemindert, nämlich, dass ich sie gebeten habe, regelmäßige Aufgaben zu übernehmen, «um mich ein wenig zu entlasten». Sie legt nach dem Waschen die Wäsche zusammen und deckt vor jeder Mahlzeit den Tisch. Natürlich tat sie dies und mehr schon früher, aber nach und nach hatte ich es übernommen, als es zu viel für sie wurde, um noch damit zurechtzukommen. Es wäre einfacher für mich, alles zu tun, und ich könnte es bestimmt besser. Aber ihr Vergnügen daran, wieder Teil des Geschehens zu sein, und die Art, wie es sie beruhigt, sind all die Mühe wert. *Howard*

Aufgeben einer geliebten Aktivität

Die folgenden Schritte können Ihrem Angehörigen helfen, eine geschätzte, aber mittlerweile gefährliche Aktivität aufzugeben:

- Beginnen Sie den Prozess, indem Sie die Notwendigkeit einer solchen Veränderung schon früh im Laufe der Krankheit erörtern, damit es einen zwar unwillkommenen, aber erwarteten Teil der Krankheit darstellt, wenn es soweit ist.
- Schließen Sie sich mit Ihren Lieben gegen die Krankheit zusammen, damit es ihnen leichter fällt, zu akzeptieren, dass Sie Freund, statt Feind sind.

- Wenn ein frühzeitiges Gespräch nicht stattgefunden hat oder nicht möglich war, holen Sie jemanden von außerhalb der engeren Familie, wie etwa einen Arzt, der die Veränderung forciert und der «Sündenbock» ist.
- Loben Sie Ihre/n Angehörige/n ausgiebig dafür, eine schwierige Entscheidung zu treffen.
- Lassen Sie keinerlei Versuchungen, wie etwa Schlüssel oder Geräte, in Sichtweite liegen.
- Bieten Sie eine alternative Aktivität an, um das durch den Verlust entstandene Vakuum zu füllen.

Kommunikation

Kommunikation beinhaltet gewöhnlich die Koordination mehrerer kognitiver und motorischer Fähigkeiten. Beim Schreiben nutzen wir die Koordination zwischen Hand und Augen. Hören, Symbolerkennung und verbale Fähigkeiten verwenden wir beim Sprechen. Andere Kommunikationsfähigkeiten hängen mit dem Gedächtnis zusammen, sodass wir beim Sprechen oder Schreiben genau das richtige Wort bzw. die richtige Formulierung aufrufen. Die LBD beeinträchtigt nicht nur die spezifischen Fähigkeiten, wie Sprechen oder Sich-Erinnern, sondern auch die Koordination von Fähigkeiten.

> Ich dachte immer, mein Vater würde mich nicht hören, aber dann merkte ich, dass er gewöhnlich antwortete, wenn ich lang genug wartete. Außerdem muss ich sorgfältiger zuhören, denn seine Stimme wird schwächer. Und manchmal sind die Worte, die aus seinem Mund kommen, nicht die, die er meint, und ich muss interpretieren. Gestern erst bat er mich um eine weiße Rübe, hielt mir aber sein Glas hin, daher wusste ich, dass er eigentlich etwas zu trinken haben wollte. Er weiß, dass es das falsche Wort ist, aber wenn wir einfach darüber lachen, kann er es als Teil der Krankheit akzeptieren und einfach weitermachen.
>
> *Kyla, Eds Tochter*

Ed braucht lange, um zu antworten, weil die Lewy-Body-Demenz seine Denkprozesse verlangsamt hat. Er muss langsam verarbeiten, was Kyla sagt und was er daraufhin sagen möchte, und selbst dann zieht er unter Umständen noch das falsche Wort aus seinem LBD-durchsetzten Gedächtnis. Denken Sie daran, dass die erkennbare Muskelschädigung bei einer Demenz mit Lewy-Bodys gewöhnlich nur gering ist, dass jedoch die Gesichts- und Kehlkopfmuskulatur oft schwächer ist, was zu einer schwächeren Stimme führt.

Sobald die Kommunikation langsamer und schlechter wird, muss die Betreuungsperson nach anderen Wegen suchen, um sie aufrechtzuerhalten. Das erfordert Geduld und Intuition. Kyla entwickelte Geduld, als sie auf die Antwort ihres Vaters zu warten lernte. Betreuungspersonen schlagen vor, lautlos bis zehn zu zählen, nachdem Sie eine Frage gestellt haben. Das gibt ihr Zeit, sie zu verarbeiten und eine Antwort von sich zu geben.

Sie müssen auch andere Hinweise auf das beachten, was eine Person mit LBD-verstümmelter Sprache meint. Kyla nutzte ihre Intuition, als sie den nonverbalen Hinweisen ihres Vaters folgte und vermutete, er wolle etwas zu trinken. Ihre positive Haltung verringerte seine Frustration und half ihm, seine Behinderungen zu akzeptieren.

Erfolgreiche Kommunikation erfordert auch, sich der LBD-bedingten Einschränkungen bewusst zu sein.

> Mehrere Mitglieder unserer Familie sind abwechselnd bei Tante Callie, die LBD hat. Ich gehe sonntags hin, also helfe ich ihr bei der Vorbereitung auf den Kirchgang. Als ich das erste Mal da war, brachte ich sie zu ihrem Kleiderschrank und fragte sie, welches Kleid sie tragen wolle. Sie schaute verblüfft und brach in Tränen aus. An diesem Tag kamen wir nicht zur Kirche! *Gretchen*

Indem sie Callie die Wahl ließ, behandelte Gretchen sie als Erwachsene und förderte das Selbstwertgefühl. Aber als Gretchen mit einem ganzen Schrank voller Kleider ankam, aus denen eines ausgewählt werden sollte, überforderte sie Callies Fähigkeiten der Gedankenverarbeitung und Callie geriet zu stark unter Stress, um noch gut zu funktionieren. Gerät jemand mit LBD unter Stress, folgen gewöhnlich Angst und Ausagieren in irgendeiner Form.

Mit fortschreitender LBD hören viele unserer Lieben ganz auf, zu sprechen. Es wird einfach zu anstrengend.

> Emma war immer sehr gesprächig gewesen. Das fehlt mir jetzt wirklich. Sie spricht nur noch selten viel. Aber missverstehen Sie mich nicht – sie weiß, was geschieht. Ich spreche und sie hört zu. Wenn ich ihr sage, es sei Zeit, den Tisch zu decken, tut sie es. Wenn ich etwas vorschlage, das ihr nicht gefällt … naja, ich gebe zu, dass sie mich dann nicht zu hören scheint. *Howard*

Die Lewy-Body-Demenz befällt nicht die Sinne (Hören, Sehen usw.), sondern nur die Art, in der sie wahrgenommen werden. Auch wenn sie nicht mehr viel spricht, hört Emma noch immer, was Howard sagt, und versteht gut (Bei LBD ist das Verstehen eine der letzten kognitiven Fähigkeiten, die verschwinden). Unter Berücksichtigung dessen sollten Sie in Gegenwart eines Menschen mit LBD stets auf Ihre Worte achten. Seine Wahnvorstellungen können mitgehörte Gespräche zu etwas Bedrohlichem machen. Und weil er nicht kommuniziert, wissen Sie dann nicht einmal, warum er so aufgeregt ist.

Methoden zum Abbau von Stress, der zu Ausagieren führen kann, wie etwa Callies Weinen, werden in Kapitel 9 erörtert.

Tipps

- Nonverbale Hinweise sind oft präziser als das gesprochene Wort.
- Ein paranoider Wahn kann mitgehörte Gespräche zu etwas Bedrohlichem machen.

Impulskontrolle

Emotionen sind Reaktionen auf was immer wir gerade denken. Wir mögen traurig, glücklich, wütend, aufgeregt, optimistisch, entmutigt, ungeduldig sein oder eine Vielfalt weiterer Gefühle haben. Auch wenn wir unsere Gefühle oft nicht unter Kontrolle haben, können gesunde Personen beschließen, das Verhalten zu wählen, das ihrer Ansicht nach der Zeit und dem Ort am besten gerecht wird. Dies ist eine Frage der Impulskontrolle. [1]

Vor kurzem verbrachte ich Zeit mit meinen Enkeln und beobachtete sie beim Erlernen dieser Entscheidungsmöglichkeiten. Die dreijährige Sarah rannte durchs Haus und rief ihrem zehnjährigen Bruder zu, sie zu fangen. Brian rannte nicht hinter ihr her, weil er bereits gelernt hatte, was seine Mutter jetzt zu Sarah sagte: «Sarah, hör auf, 'rumzurennen und benutz deine Stimme für drinnen. Du bist hier nicht im Stall!» Beim Heranwachsen lernen wir, zu wählen, wann und wie wir Emotionen wie Wut, Zuneigung oder Aufgeregtheit zeigen.

Ich beobachtete, wie Sarah mit einer weiteren Vorstellung rang. Brian konnte den Rasen des Nachbarn mähen und sicher sein, dass er schließlich genügend Geld verdient haben würde, um sich das Spiel zu kaufen, das er sich wünschte. Wenn Sarah hingegen ihre Aufgaben erledigt hatte, wollte sie ihre Belohnungen immer sofort. Sie verstand das Konzept des Belohnungsaufschubs noch nicht, das uns erlaubt, auf etwas Gewünschtes zu warten.

Zwar ist der Verlust der Impulskontrolle nicht spezifisch für die Lewy-Body-Demenz, jedoch nehmen wir ihn dabei auf Grund der höheren Anzahl von Verhaltensaspekten stärker wahr. Ein Verlust der Impulskontrolle zeigt sich anhand unangemessen zum Ausdruck gebrachter Gefühle, anhand des Unvermögens, unsicherem oder unangemessenem Verhalten zu widerstehen und als Unvermögen, Belohnung aufzuschieben.

> Manchmal bittet mein Vater schon eine Stunde, nachdem er das letzte Mal etwas gegessen hat, erneut um etwas zu essen. Wenn ich ihm sage, er müsse warten, scheint er dies nicht zu verstehen. Er fragt einfach weiter. Ich habe festgestellt, dass ich ihn gewöhnlich ablenken kann, indem ich ihm etwas anderes zu tun gebe. Ich sage so etwas, wie: «Komm Vati, ich glaube, es gibt eine gute Sendung im Fernsehen, lass sie uns anschauen.» *Kyla, Tochter von Ed*

Ed hat seine Fähigkeit verloren, Belohnung aufzuschieben. Wie bei Sarah ist es, als bekäme er nie etwas, wenn er es nicht sofort bekommt. Kylas Ablenkung funktioniert, weil LBD die Aufmerksamkeitsspanne verkürzt und es schwierig macht, an mehr als eine Sache auf einmal zu denken.

> David ist erst 50. Er war ein Lehrer, der seinen Beruf liebte und großartig mit seinen Schülern zurechtkam. Aber vor ein paar Jahren begann er zu glauben, seine Schüler würden sich über ihn lustig machen. Ich glaube nicht, dass das so war, aber David war davon überzeugt. Er konnte selbst dann Ruhe bewahren, wenn sich die Kinder ziemlich daneben benahmen. Jetzt nicht mehr. Mitten im Unterricht begann er, richtig wütend zu werden und zu schreien. Eltern beschwerten sich und nach mehreren Vorfällen sagte der Schuldirektor, ihm bleibe keine andere Wahl, als ihn aufzufordern, seine Kündigung einzureichen. Wir waren mit dem Direktor gut befreundet gewesen, aber danach sprach er kaum noch mit uns. Auch keiner der Lehrer wollte noch mit uns zu tun haben. Es war, als sei David ein Aussätziger. Als ich David schließlich davon überzeugte, zum Arzt zu gehen, wurde bei ihm eine leichte kognitive Störung diagnostiziert. *Marie*

Eine leichte kognitive Störung (MCI) ist eine sehr frühe Form entweder der Alzheimer-Krankheit oder der Demenz mit Lewy-Bodys, je nachdem, ob die Einbußen im Gedächtnis (AD) oder im Denken (LBD) bestehen. Im Fall von David hingen die Einbußen mit seinen Denkfähigkeiten zusammen. Dieses frühe Stadium der DLB hatte Davids Wahrnehmungen und sein klares Urteilsvermögen beeinträchtigt. Dann war Davids untergrabene Impulskontrolle nicht mehr imstande, ihn vom Ausagieren seiner verletzten Gefühle in Form von Wutausbrüchen abzuhalten, die seine Schüler verängstigten und deren Eltern verärgerten.

Nicht immer ist die LBD eine Krankheit älterer Menschen. Wenn eine ursprünglich gut funktionierende Person unter 60 Jahren keine erkennbaren motorischen Störungen hat, aber sich unangemessen zu verhalten beginnt, kann dies das erste Zeichen einer drohenden Demenz mit Lewy-Bodys darstellen.

Auf Grund von Davids vergleichsweise niedrigem Alter und der Tatsache, dass sein Gedächtnis noch intakt war, wurden seine Symptome von den Kollegen und dem Direktor als unangemessenes Verhalten, über das er Kontrolle hatte, statt als medizinische Behinderung fehlinterpretiert. Da David noch keine Diagnose hatte, wurde er aufgefordert, zu kündigen, um nicht gekündigt zu werden, statt ihm die Möglichkeit zu geben, aus Krankheitsgründen in Ruhestand zu gehen.

Beim Umgang mit Problemen der Impulskontrolle geht es oft um Ablenkung und Neuausrichtung. Glücklicherweise verkürzt die LBD auch die Aufmerksamkeitsspanne. Wenn also Ihr/e Angehörige/r etwas «genau jetzt» möchte und das nicht geht, machen Sie es wie Kyla: Denken Sie sich etwas anderes aus, das Ihr/e Angehörige/r mag, und sagen Sie es ihr. Versuchen Sie nicht, mit jemandem zu argumentieren, der die Fähigkeit dazu verloren hat. In Kapitel 9 legen wir einige Umgangstechniken dar, die dazu dienen können, mit dem durch schwache Impulskontrolle bedingten Verhalten zurechtzukommen.

Kurzdefinition

Impulskontrolle ist die Fähigkeit,…

- … Verhalten, Zeit und Ort zu wählen, um unsere Emotionen zum Ausdruck zu bringen.
- … Belohnung aufzuschieben und damit Ressourcen aufzubauen.
- … zu beschließen, etwas nicht zu tun (oder zu sagen).

Was bedeutet fluktuierende Kognition?

Fluktuierende Kognition kommt häufig bei LBD vor, nicht jedoch bei der Alzheimer-Krankheit, und ist daher eines der Symptome, die dem Arzt zur Erkennung einer LBD dienen. Obwohl die Lewy-Body-Demenz degenerativ ist, gibt es Zeiten, in denen es Personen mit LBD viel besser zu gehen scheint. Diese Phasen halten jedoch nicht an und im Laufe von Monaten sehen Sie, wie die kognitiven Fähigkeiten immer mehr nachlassen.

> Mutti kann an einem Tag oder während einer Stunde sehr verwirrt und dann wieder fast so aufgeweckt wie früher sein. Manche der Pflegehelferinnen in dem Demenzpflegezentrum glauben, sie würde simulieren, um nicht an Aktivitäten teilnehmen zu müssen.
>
> *Marion, Tochter von Clara*

Clara simuliert nicht. So funktioniert fluktuierende Kognition. Zunächst ist eine Person ziemlich normal, mit gelegentlichen Ausbrüchen eines seltsamen Verhaltens. Schließlich wird Claras Norm das bei Demenz übliche verwirrte Verhalten, mit gelegentlichen Anflügen von Normalität.

Kurzdefinition

- *Fluktuierende Kognition:* ein LBD-spezifisches Symptom, bei dem eine Person über einen Zeitraum hinweg verschiedene Bewusstseinsniveaus zeigt

> Ich besuche Großmutter Maude etwa einmal im Monat. Sie hat die Alzheimer-Krankheit und jedes Mal, wenn ich hinkomme, scheint sie ein wenig verwirrter zu sein. Als ich sie das letzte Mal besuchte, hielt sie mich für meine Mutter, und diesmal erkannte sie mich überhaupt nicht. Ich sehe auch andere Veränderungen. Allmählich hat sie Schwierigkeiten beim An- und Ausziehen und es scheint ihr inzwischen gleichgültig zu sein, was sie sagt.
>
> *Janice*

Seit Beginn ihrer Krankheit haben Maudes kognitive Fähigkeiten allmählich nachgelassen. Im Gegensatz dazu fluktuieren Claras kognitive Fähigkeiten mit Fortschreiten ihrer Krankheit von Monat zu Monat und sogar von Minute zu Minute. Das Diagramm in **Abbildung 4-1** zeigt den Abbau des allgemeinen kognitiven Funktionierens bei Maude (mit AD) und bei Clara (mit LBD) über einen Zeitraum von zehn Monaten hinweg. Man beachte, dass zwar das kogni-

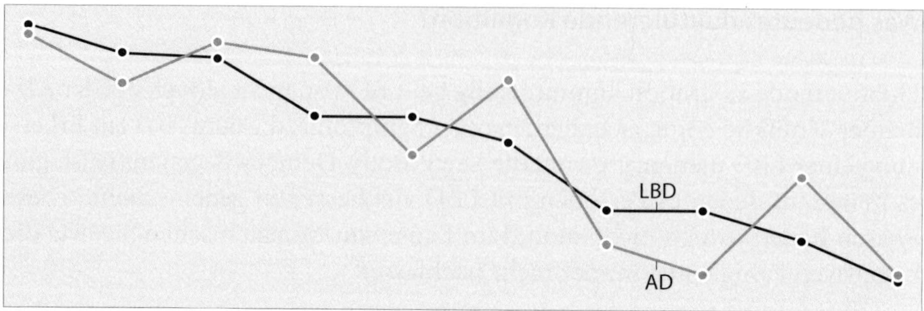

Abbildung 4-1: Simulation eines Diagramms zum Vergleich des kognitiven Abbaus bei einer Person mit Alzheimer-Krankheit (AD) und mit Lewy-Body-Demenz (LBD) über einen Zeitraum von 10 Monaten

tive Funktionieren von beiden gleichermaßen abgenommen hat, dass es jedoch Unterschiede gibt: Maudes Verlauf ist ein allmählich abwärts gerichteter und Claras Verlauf eher eine Art Achterbahnfahrt.

Betreuungspersonen, die jeden Tag mit ihrer geliebten Person zubringen, haben eine andere Perspektive als Familienmitglieder, die regelmäßig zu Besuch kommen. Brians Großvater, Harry, hatte ein Transportunternehmen, für das Brian heute fährt. Wann immer ihn seine Route am Haus seines Großvaters vorüberführt, schaut er vorbei.

> Mein Harry scheint munter zu werden, wenn Brian zu Besuch kommt. Und es gibt dann manchmal mehrere Tage hintereinander, an denen er so normal handelt, dass es ist, als hätte ich meinen eigenen, früheren Harry wieder zurück, selbst wenn Brian nicht da ist. Aber es hält nie an. Bei all diesem Auf und Ab fällt es mir schwer, zu beurteilen, ob der allgemeine Abbau schon stattgefunden hat, den mir sein Arzt angekündigt hat. Naja, mit Ausnahme dieser schweren Kolitis im vergangenen Herbst. Während dieser Zeit war er wirklich verwirrt und ich denke nicht, dass er jemals wieder so aufgeweckt wurde, wie zuvor. *Nell*

Nell ist jeden Tag bei ihrem Mann und es fällt ihr schwer, das große Ganze zu sehen. Brian hat eine umfassendere Sicht des Verlaufs bei seinem Großvater und kann ein entstehendes Muster verminderter Kognition leichter erkennen.

> Großmutter hat Recht. Großvater wurde erheblich verwirrter, als er so krank war, und hat sich nicht wieder ganz erholt. Aber ich denke, er hat in der ganzen Zeit auch abgebaut. Zuzeiten ist er ziemlich klar, aber das

> hält nie an und wenn ich ihm das nächste Mal begegne, ist er oft ein wenig verwirrter als beim letzten Mal. *Brian*

Die Art, in der Harry kognitiv nicht wieder vollständig von seiner Krankheit genaß, wird von Betreuungspersonen ebenfalls oft berichtet. Solche Abstürze folgen gewöhnlich einem «bestimmenden Ereignis» – einer Krankheit, Verletzung oder Arzneimittelreaktion. Zwar bessert sich die kognitive Fähigkeit einer Person gewöhnlich wieder, erreicht jedoch nur selten wieder das Ausmaß wie vor diesem bestimmenden Ereignis.

> Für Peter war es ein sehr rascher Niedergang. Vor seinem Sturz kamen wir in dem Flügel für betreutes Wohnen dieser Wohnungsgemeinschaft sehr gut zurecht. Peter hatte einige leichte Symptome von Demenz, die unser aktives Leben jedoch nicht störten. Wir machten Reisen, hatten Freunde zu Besuch und waren Pflegegroßeltern. All das änderte sich, als er stürzte und sich die Hüfte brach. Jetzt ist er nicht mehr derselbe.
> *Jenny*

Peter und Jenny sind beide in den Achtzigern. Dennoch schaffte es Peter, aktiv zu bleiben, bis er nach seinem Sturz und der Hüftoperation von einer leichten zur fortgeschrittenen LBD überging. Dann brach sein Bewusstsein ein und andere LBD-Symptome, wie Halluzinationen, nahmen zu. Noch immer hatte er kurze Momente der Klarheit, die aber nur selten lange anhielten, und er sprach fast nie. Betreuungspersonen nennen diese Fluktuationen *gute Zeiten, schlechte Zeiten* und *Showtimes.*

Gute Zeiten

Gute Zeiten sind zunächst die Norm, und Sie haben eine aufgeweckte und bewusste Person mit gelegentlichen Phasen der Verwirrtheit. Die Krankheit beginnt ganz allmählich, mit kurzen, kleinen Vorfällen der Verwirrtheit und/oder des Ausagierens. Wir denken lediglich, unser/e Angehörige/r verhalte sich ab und zu ein wenig seltsam, sei aber die meiste Zeit aufgeweckt und bei Bewusstsein, wie immer, daher machen wir uns deswegen keine Sorgen.

Das gelegentliche Auftreten dieser *guten Zeiten* auch nach einer Verschlechterung der Demenz ist einer der großen Unterschiede zwischen AD und LBD. Maude, mit AD, bewegt sich in zunehmendem Nebel und ist sich ihrer Interaktionen mit anderen immer weniger bewusst. Harry, mit LBD, hat Phasen der Klarheit, in denen er mit seiner Familie in Beziehung treten kann, und ein besseres Bild davon, wie sein Leben ist.

> Die meiste Zeit musste ich Anique helfen, sich die Zähne zu putzen, die Haare zu kämmen und sich anzuziehen. Aber manchmal konnte sie es selbst tun. *Jim*

Anique durchlebte gerade eine *gute Zeit*, in der sie die sequenziellen Aufgaben wahrnehmen konnte, die sie normalerweise nicht allein auszuführen vermochte. Mit fortschreitender Demenz werden *gute Zeiten* seltener und sind von kürzerer Dauer. Allerdings verschwinden sie niemals ganz.

> Aniques Demenz war so schlimm und sie war so streitsüchtig geworden, dass ich sie schließlich in ein Pflegeheim bringen musste – etwas, das nie zu tun ich ihr versprochen hatte. Eines Abends war ich mit unseren beiden Töchtern, Micheline und Jacqueline, in ihrem Zimmer. Aniques Augen waren geschlossen und sie hatte keinerlei Anzeichen gezeigt, dass sie sich unserer bewusst war, bis Jacqueline sagte: «Ich gehe jetzt. Gib mir einen Kuss.» Mit geschlossenen Augen spitzte Anique ihre Lippen. Dann baten Micheline und ich jeweils um einen Kuss, aber bei uns hielt Anique ihre Lippen fest geschlossen. Micheline hatte mir geholfen, ihre Mutter ins Pflegeheim zu bringen; Jacqueline war zuhause beschäftigt und nicht daran beteiligt gewesen. *Jim*

Dies ist eine traurige Erinnerung für Jim, weil Anique in dieser Nacht starb und es seine letzte Kommunikation mit ihr war. Obwohl Anique während ihrer letzten Tage die meiste Zeit weder Jim noch die Mädchen erkannt hatte, war sie an diesem Abend in der Lage, sie zu erkennen. Selbst mit geschlossenen Augen reagierte sie auf jeden von ihnen individuell. Bedauerlicherweise machten ihre schlechten Denkfähigkeiten es ihr unmöglich, zu verstehen, warum ihr Mann und ihre Tochter ihr Versprechen ihr gegenüber nicht gehalten hatten und vergab ihnen nicht. Selbst auf ihrem Sterbebett hatte Anique eine Phase der Klarheit. Dies geschieht bei der Alzheimer-Krankheit in der Regel nicht.

Auch wenn diese Fähigkeit, zumindest momentan bewusster zu werden, sowohl positiv als auch negativ sein kann, neigen Betreuungspersonen dazu, diese besonderen Zeiten wertzuschätzen. Die überlebende Gattin eines Patienten mit LBD schrieb über einige dieser *guten Zeiten*, die mitten in der Krankheit ihres Mannes eintraten.

Eine alte Flamme

Gestern begegnete ich durch Zufall
einer alten Flamme.
Er war genauso charmant, wie ich ihn erinnere,
und ich war so froh, ihn zu sehen.
Wir aßen zusammen und sprachen
über alles und nichts.
Er machte, dass ich mich wieder jung fühlte
und ja, ich flirtete sogar ein wenig.
Es war einfach so schön,
einen Abend zu verbringen und «normal» zu sein.
Ich erinnere mich nicht genau, wann er ging.
Ich blickte nur auf und John war fort
und Lewy war zurück.

Lynn D., Betreuungsperson eines Patienten mit LBD

Schlechte Zeiten

Die *schlechten Zeiten* sind Zeiten der Verwirrtheit, des Ausagierens und der Vergesslichkeit. Mit zunehmender Demenz sind die *schlechten Zeiten* häufiger und dauern länger, bis sie schließlich zur Norm werden.

> Meine wunderbare, aufgeschlossene, Menschen liebende Emma ist nun die meiste Zeit fort. An ihrer Stelle ist da diese irrationale, fordernde und viel zu besitzergreifende alte Frau. Sie will wissen, wo ich jede Minute des Tages bin, und sie ist eifersüchtig auf jeden, der zu Besuch kommt. *Howard*

Emmas LBD ist an den Punkt gekommen, wo sie meist *schlechte Zeiten* hat, wo sie sich unsicher fühlt, sofern nicht Howard, ihr Anker in der Wirklichkeit, nahe ist und sich vorzugsweise nur auf sie konzentriert.

Gelegentlich hat Emma immer noch Phasen erhöhter Klarheit – *gute Zeiten* –, ähnlich wie bei Lynn das Treffen zum Essen. Es handelt sich jedoch um eine degenerative Krankheit und selbst wenn die *guten Zeiten* eintreten, ist das Funktionsniveau nicht so hoch wie früher.

Showtimes

Haben Sie bemerkt, dass Ihr/e Angehörige/r tendenziell wacher und klarer und vielleicht gar körperlich leistungsfähiger erscheint, wenn Dritte anwesend sind? Denken Sie daran, wie munter Harry Nell zufolge wurde, wenn Brian zu Besuch kam! Dies wird als *Showtime* bezeichnet. *Showtime* ist nichts, das eine Person mit LBD bewusst wählt. Die meisten von uns haben einen tief verwurzelten Impuls, sich denen von ihrer besten Seite zu zeigen, auf die sie glauben, Eindruck machen zu müssen, wie etwa den Arzt oder erwachsene Kinder. Sobald die *Showtime* greift, halten die Betreffenden Ihren Angehörigen unter Umständen für viel weniger beeinträchtigt, als sie Ihrem Wissen nach in Wirklichkeit ist. Ohne Impulskontrolle wählt ein Patient mit LBD nur selten ein Verhalten, es tritt einfach ein. Daher werden Sie nicht viel Glück haben, wenn Sie zu Ihrer geliebten Person sagen: «Entspann Dich und verhalte Dich wie zuhause.»

> *Showtime* ist eine besondere Herausforderung für mich. Jake ist derart streitsüchtig geworden, dass ich manchmal nicht allein mit ihm zurechtkomme. Ich rief Jakes Sohn an und sagte ihm, ich hätte den Eindruck, als müsse die Familie darüber nachdenken, Jake in eine Pflegeeinrichtung zu bringen, wo er sicherer wäre. Harold kam für ein paar Tage, um zu schauen, worüber ich spräche, und all die Zeit, die er hier war, herrschte bei Jake *Showtime*. Harold vermutete gar, ich hätte vielleicht ein Problem!
>
> *Norma*

Dank der *Showtime* sah Harold, wie sich sein Vater weitgehend so verhielt, wie das letzte Mal, als er dagewesen war. Jake war ein wenig abwesend, aber er erkannte Harold und konnte eine Unterhaltung führen. Harold wusste, dass sein Vater schlechte Träume hatte und manchmal Dinge sah, die eigentlich nicht da waren, hielt dies aber nicht für einen Grund, seinen Vater in eine Einrichtung zu bringen. Demnach verdächtigte er seine ziemlich junge Stiefmutter, sich gebunden zu fühlen und heraus zu wollen.

Glücklicherweise ging Harold mit Jake und Norma zu deren nächstem Termin beim Arzt, einem kenntnisreichen Mann, der die normalen Fluktuationen bei jedem Menschen mit LBD und die *Showtime* erläuterte. Jake wurde auf die Warteliste für ein Zimmer in einem Demenzpflegezentrum gesetzt.

Andere Paare waren nicht so glücklich. Die Stiefkinder einer Betreuungsperson gingen vor Gericht und ließen ihren Vater für geschäftsunfähig erklären, übernahmen die Vormundschaft und erwirkten ein Gerichtsurteil, um ihre Stiefmutter fernzuhalten: Weil ihr Vater nur dann ausagierte, wenn er mit ihrer Stiefmutter allein war, glaubten sie, diese würde das Verhalten verursachen.

Auch für den Arzt kann es eine Herausforderung darstellen, wenn Ihr/e Angehörige/r zuhause ausagiert, aber während der Besuche in der Arztpraxis völlig normal erscheint. Die LBD wird symptomweise behandelt, und der Arzt findet am besten heraus, was er verordnen soll, indem er das Verhalten beobachtet, welches das Problem verursacht.

> Bevor Mutti an den Rollstuhl gebunden war und als sie noch bei mir lebte, musste ich sie gelegentlich zum Arzt bringen. Sobald wir in dessen Praxis kamen, richtete sie sich auf und ging besser als sie es zuhause je tat, und wenn wir gingen, fiel sie wieder in sich zusammen. Sie sprach auch besser – und ihre Antworten ergaben gewöhnlich einen Sinn. Aber es fiel Mutti wirklich schwer. Den größten Teil des folgenden Tages schlief sie dann. *Marion, Tochter von Clara*

Wie Sie an Marions Beispiel sehen können, beeinflusst die *Showtime* nicht nur die Demenz. Clara, die seit Jahren die Parkinson-Krankheit (PD) hatte, hatte für kurze Zeit auch bessere motorische Fertigkeiten. Aber *Showtime* ist sehr anstrengend und es kann mehrere Tage brauchen, um sich zu erholen.

Fakten in Kürze

- *Gute Zeiten:* Zuerst ist dies die Norm, später werden diese Phasen größerer Klarheit seltener und kürzer, verschwinden jedoch nie ganz.
- *Schlechte Zeiten:* Als isolierte Vorfälle beginnend, werden diese Zeiten schließlich zur Norm.
- *Showtimes:* Dies sind Phasen, in denen eine Person unwillkürlich viel klarer und bewusster als üblich erscheint.

Weil Sie mehr als jeder andere Mensch um Ihren Angehörigen sind, wissen Sie auch am besten, wann deren *gute Zeit* wohl eintritt. Nutzen Sie diese Zeiten zu Ihrem Vorteil: um Informationen zu vermitteln, für Aktivitäten, die etwas mehr Bewusstheit erfordern, und als Zeiten besonderen Beisammenseins.

> Nach dem Frühstück ist Mutti immer am aufgewecktesten. Sie ist ausgeruht und fühlt sich dann gut. Als sie noch bei mir lebte, versuchte ich, sie in diesem Moment dazu zu bringen, ein paar Übungen zu machen oder an ihrem Notizbuch zu arbeiten. Nachdem sie nun in einem Demenzpflegezentrum ist, ließ ich die Pflegerinnen wissen, wann diese Zeiten sind. Man sagt mir, dieses Wissen habe sich darauf

> ausgewirkt, inwieweit sie Mutti dazu bringen können, selbst zurechtzukommen. *Marion, Tochter von Clara*

Wenn Ihr/e Angehörige/r von anderen Personen gepflegt und versorgt wird, stellen Sie sicher, dass auch sie wissen, wann die *guten Zeiten* sind. Es erleichtert ihnen diese Aufgabe und bereitet Ihrer geliebten Person weniger Stress. Sie können diese Bewusstheitsfenster auch dazu nutzen, Informationen zu übermitteln oder Ihre/n Angehörige/n in Entscheidungen über die Behandlung oder das Leben einzubinden.

> Peter ist jetzt die meiste Zeit verwirrt. Allerdings hat er immer noch kurze Phasen der Klarheit und ich habe gelernt, meine Fragen und Nachrichten für diese Zeiten aufzuheben. Als ich beispielsweise beschloss, unser Auto zu verkaufen, sprach ich mit ihm eines Morgens darüber, als er bewusstseinsklar war. Später erinnerte er sich nicht daran, dass wir miteinander gesprochen hatten, machte aber auch kein Aufhebens, als ich das Auto verkaufte – was ich eigentlich befürchtet hatte.
> *Jenny*

Indem sich Jenny Peters *gute Zeiten* zunutze machte, konnte sie für beide für eine kurze Zeit der Normalität sorgen, während sie besprachen, das Auto zu verkaufen. Betreuungspersonen berichten, dass ihre Lieben den Entscheidungen, die während dieser bewusstseinsklaren Zeiten mit ihnen besprochen werden, weniger Widerstand entgegensetzen.

Ein täglich geführtes Tagebuch wird zu einem wichtigen Instrument im Umgang mit *Showtime.* Wenn Sie täglich Aufzeichnungen über die Stimmungslage, das Verhalten und die Fähigkeiten Ihres Angehörigen führen, haben Sie der Familie und dem Arzt etwas Festes vorzuweisen. Zur Untermauerung Ihrer Bedenken hinsichtlich des Verhaltens Ihrer geliebten Person können Sie Ihr Tagebuch auch dann verwenden, wenn dieses Verhalten von anderen nicht gesehen wird. Der Arzt wird sich ein viel besseres Bild davon machen können, wie die Medikation wirkt – oder auch nicht. Auch Familienmitglieder werden sehen können, wie der Alltag wirklich ist. Natürlich ist bei manchen Menschen mehr Überzeugungsarbeit nötig als bei anderen.

> Vor einigen Monaten erzählte ich unserem Arzt von Jakes Ausagieren und brachte sogar meine Tagesaufzeichnungen mit. Nur schien dies keinen Eindruck zu hinterlassen. Und so grub ich aus Verzweiflung unseren Camcorder aus, und als Jake mich das nächste Mal zu schlagen versuchte, filmte ich ihn dabei. Der Arzt begriff es schließlich und

stellte die Medikation um. Nach etwa einem Tag war Jake wieder sein altes Selbst. *Norma*

Seien Sie kreativ. Normas Lösung, eine Kamera zu verwenden, funktionierte bei ihr. Vielleicht brauchen Sie selbst nur einen Audiorecorder. Was auch immer funktioniert – nutzen Sie es.

Wie werden kognitive Symptome behandelt?

Keine der degenerativen Demenzen, einschließlich der Lewy-Body-Demenz, ist medikamentös heilbar. Einige Substanzen können den Prozess indessen verlangsamen. Diese Medikamente ermöglichen es Ihnen, Ihre/n Angehörige/n einige Jahre länger zuhause zu behalten, bevor Sie eine Heimpflege erwägen müssen. Denken Sie daran, dass auch körperliche, geistige und soziale Aktivität in Verbindung mit guter Ernährung das Fortschreiten der meisten Demenzen verlangsamt.

Antidementiva verringern neben sonstigen LBD-Symptomen auch kognitive Symptome, wie Vergesslichkeit, Verwirrtheit und schwache Denkfähigkeiten. Die Kehrseite der Medaille ist, dass diese Effekte nicht anhalten. Mit dem Absterben von immer mehr Gehirnzellen werden diese Substanzen immer weniger wirksam.

Drei Substanzen – Donepezil, Galantamin und Rivastigmin – sind von der Food and Drug Administration (FDA, USA) zur Behandlung der leichten bis mittleren Alzheimer-Krankheit, aber, mit einer Ausnahme, nicht der LBD zugelassen. (Diese drei Substanzen sind auch in Deutschland die gebräuchliche medikamentöse Therapie. Arzneimittel werden in Deutschland von dem Bundesinstitut für Arzneimittel und Medizinprodukte, BfArM, und dem Bundesinstitut Paul-Ehrlich-Institut, PEI, zugelassen.) [Anm. Herausgeber] Die Ausnahme ist Rivastigmin, das nun bei Parkinson-Krankheit mit Demenz (PDD) zugelassen ist. Dabei spricht eine Menge an Forschungsergebnissen dafür, dass diese Substanzen unter Umständen allesamt bei LBD (DLB und PDD) besser wirken als bei AD. Diese Substanzen müssen jeweils einzeln eingesetzt werden, da sie bei lebenden Hirnzellen denselben Wirkungsort haben. Sie alle erhalten die Menge an Acetylcholin, einer wichtigen Substanz im Gehirn, die für die Konzentration, die Gedächtnisbildung sowie die Muskelbewegung und -kontrolle entscheidend ist, aufrecht. Mehr als eines dieser Medikamente auf einmal einzusetzen, kann Nebenwirkungen ganz erheblich steigern, ohne die Wirksamkeit zu erhöhen. Antidementiva hindern Gehirnzellen nicht am Absterben, sie steigern lediglich die Tätigkeit lebender Zellen. Da die

Krankheit immer mehr Zellen abtötet, werden diese Substanzen immer weniger wirksam.

> Wann sollte mein Lieber mit der Einnahme von Antidementiva beginnen? Ich habe gehört, dass sie nur ein paar Jahre anhalten und dann nicht mehr wirken. Sollten wir dann nicht abwarten, bis er sie wirklich braucht, damit sie noch wirken, wenn es ihm wirklich schlecht geht?
> *Annette*

Ihr/e Angehörige/r kann mit der Einnahme der Medikamente beginnen, sobald behandelbare Symptome bestehen. Die Substanzen hören nicht wegen der Dauer ihrer Einnahme zu wirken auf; sie verlieren ihre Wirkung, weil es immer weniger lebende Gehirnzellen gibt, auf die sie einwirken könnten. Nicht der Einsatz der Antidementiva lässt die Hirnzellen absterben.

Welche Nebenwirkungen sind zu erwarten?

Zu den möglichen Nebenwirkungen aller dieser Substanzen gehören schwere Magen-Darm-Symptome, wie Übelkeit, Diarrhö und Krämpfe. Rivastigmin gibt es jetzt als transdermales Pflaster, das die Magen-Darm-Symptome mildert, weil der Magen-Darm-Trakt umgangen wird. Antidementiva können auch motorische Funktionsstörungen verursachen oder steigern, ein Problem, das im nächsten Kapitel erörtert wird.

> Der Arzt setzte Hilda gleich unter Exelon® [Rivastigmin] mit den Worten, dies sei gewöhnlich die beste Substanz für Patienten mit LBD. Aber es bewirkte, dass Hilda übel wurde, daher gab er ihr Aricept® [Donepezil], das sie seither nimmt. Es hilft und solange sie es zusammen mit Nahrung einnimmt, hat sie fast keine Übelkeit. Hilda ist jetzt fast normal. Aber ich höre, dass das neue Exelon®-Pflaster [Rivastigmin] sogar noch weniger Nebenwirkungen hat, daher werden wir den Arzt beim nächsten Mal, wenn wir zu ihm gehen, danach fragen. *Barney*

Rivastigmin hat bei LBD die beste Erfolgs- und Erfahrungsgeschichte und wurde inzwischen von der FDA für PDD zugelassen. Von den drei Acetylcholinesterasehemmern ist es jedoch diejenige, welcher bei oraler Einnahme die meisten gastrointestinalen Probleme verursacht. Das Pflaster, bei dem der Magen-Darm-Trakt umgangen wird, funktioniert unter Umständen besser. Man beachte, dass Barney seine Sache gut macht, indem er ein Fürsprecher seiner Frau ist. Er hat nicht die Absicht, zu warten, bis der Arzt das Pflaster vorschlägt. Als Betreuungspersonen müssen wir uns der Fortschritte in der LBD-Behandlung, wie etwa des Pflasters, die unseren Lieben helfen können, bewusst sein und sie ihren Ärzten zur Kenntnis bringen. Oft erfahren vielbeschäftigte Ärzte mit großen Praxen und wenig Zeit für die Forschung erst auf diese Weise davon. Ein guter Arzt ist bereit, Ihnen zuzuhören und Ihre Informationen zu überprüfen.

Memantin ist das einzige von der FDA für mittlere bis schwere AD zugelassene Antidementivum. Wie die bereits genannten Substanzen ist es bei LBD noch nicht zugelassen. Memantin erhält die Menge an Glutamat im Gehirn. Weil es an einer anderen Substanz als die drei vorgenannten Medikamente wirkt, kann es mit ihnen zusammen eingesetzt werden. Gewöhnlich wird Memantin verwandt, um die Wirksamkeit zu steigern, wenn die anderen Substanzen zu versagen beginnen. Gelegentlich kommt jemand mit Memantin allein besser zurecht, was jedoch bei LBD unüblich ist.

> Mein Mann, Peter, nimmt immer noch Aricept® [Donepezil]. Er hatte nie irgendwelche Probleme damit und bis etwa letzten Monat waren wir damit zufrieden. Aber ich denke, es wirkt nicht mehr so gut. Peter hat wieder mehr Halluzinationen. Ich hoffe nur, dass er nicht wieder dem Wahn verfällt. *Jenny*

Peter sprach zunächst auf das Medikament an, aber seine Demenz schreitet nun weiter fort. Das erneute Auftreten von Halluzinationen ist ein Zeichen, dass Peters aktuelle Medikation zu versagen beginnt. Wenn Peter das nächste Mal zum Arzt geht, kann dieser zusätzlich Memantin geben, das eine bessere Wirkung von Donepezil bewirken sollte, ohne dass zusätzliche schwere Nebenwirkungen auftreten. Aber schließlich funktioniert auch das unter Umständen nicht mehr. Alle Antidementiva verlieren mit fortschreitender Demenz an Wirkung.

> Jake hat sie alle durch. Eine Zeit lang fragten wir uns, ob seine Ärztin wirklich wusste, was sie tat, oder ob sie einfach russisches Roulette spielte, in der Hoffnung, irgendwas würde schon funktionieren. Aber unter Razadyne® [Galantamin] geht es Jake jetzt gut und wir freuen uns sehr, auf ein Generikum gestoßen zu sein. Es wird unsere Arzneimittelkosten erheblich senken! Einen Großteil von Jakes Arzneimittelkosten müssen wir selbst bezahlen (USA). Wie gut, wenn es jetzt auch noch Generika aller übrigen Medikamente gäbe, die Jake einnimmt. *Norma*

Jakes Ärztin hatte verschiedene Mittel probiert, um das am besten passende Medikament herauszufinden. Jeder Mensch reagiert anders auf Antidementiva und welches am besten wirkt, lässt sich nur herausfinden, indem man eines nach dem anderen ausprobiert. Sofern Ihr Arzt nicht schon zahlreiche Patienten mit LBD behandelt, wird Donepezil oft das erste sein, das er verordnet. Donepezil ist schon lange am Markt und Ärzte verordnen lieber die Substanz, die sie am besten kennen, wenn sie wirkt. Betrachten Sie dies nicht abschätzig. Eine Substanz und ihre Nebenwirkungen zu kennen, ist wichtig für ein gutes Arzneimittelmanagement.

Antidementiva

- *Donepezil (Aricept®):* Von Pfizer vermarktet und von der FDA 1996 für AD zugelassen, ist diese Substanz für LBD noch nicht genehmigt. Klinische Studien haben jedoch gezeigt, dass sie bei LBD unter Umständen wirksamer ist als bei AD. Als ältester der drei Acetylcholinesterasehemmer wird Donepezil oft von Neurologen verschrieben. Im Dezember 2009 ließ die FDA eine Generikaversion zu. [2]
- *Rivastigmin (Exelon®):* Von Novartis vermarktet und im Jahre 2000 von der FDA für AD zugelassen, wurde dieser Acetylcholinesterasehemmer 2006 für PDD zugelassen. Die Forschung hat gezeigt, dass Rivastigmin unter Umständen auch für DLB die beste Substanz ist. [3, 4] Im Jahre 2008 brachte Novartis ein Rivastigmin-Pflaster heraus [5], das die gastrointestinalen Nebenwirkungen ganz erheblich senkte, welche die Handhabung der Substanz bisweilen erschwerten.
- *Galantamin (z.B. Razadyne®, Reminyl®):* Von Janssen Pharmaceuticals vermarktet, wurde dieser Acetylcholinesterasehemmer 2001 für AD zugelassen. Galantamin ist eine natürliche (d.h. nicht künstlich hergestellte) Substanz aus den Zwiebeln der Narzisse und hat daher unter Umständen weniger Nebenwirkungen. Im August 2008 ließ die FDA das Generikum zu und machte es damit zum ersten auf die Kognition wirkenden Medikament, das in dieser kostengünstigeren Form zur Verfügung stand. [6]
- *Memantin (z.B. Namenda™, Axura®, Ebixa®):* Von desn Forest Laboratories vermarktet, wurde Memantin 2005 für mittlere bis schwere AD zugelassen (USA). Die Wirkung dieser Substanz unterscheidet sich von der Wirkweise der vorangehenden und sie kann daher in Kombination mit ihnen gegeben werden. Die gute Nachricht für Familien mit LBD-Patienten ist, dass Memantin neueren Studien zufolge die Wirksamkeit anderer Antidementiva bei Personen mit DLB und PDD erhöht. [7] Dadurch wird Memantin unter Umständen auch für die Lewy-Body-Demenzen zugelassen.

Zu den Betreuungsaspekten der Medikation bei Demenz gehören die Versuche und Irrtümer, die nötig sind, um für jede Person die «perfekte Passung», die möglichen Nebenwirkungen einer Substanz und die Kosten herauszufinden. Dies ist Teamarbeit, mit dem Ziel, Ihrem Angehörigen die bestmögliche Substanzkombination für die jeweiligen Symptome zu bieten. Die Aufgabe Ihres Arztes besteht darin, zu evaluieren, dann zu verordnen und die Verordnung, nachdem er die Ergebnisse erfahren hat, feiner abzustimmen. Ihre Aufgabe ist es, ein guter Beobachter zu sein, gute Aufzeichnungen zu führen und ein guter Berichterstatter zu sein.

Achten Sie auf mögliche Nebenwirkungen. Wenn sie schwerwiegend sind, sollten Sie sie sofort melden. Oft sind sie jedoch geringfügig und bedeuten für sich genommen nicht viel. Dokumentieren Sie sie und berichten Sie beim nächsten Arztbesuch darüber. Jedes bisschen Information, das Sie einbringen können, hilft dem Arzt, Ihr gemeinsames Ziel zu erreichen. Denken Sie daran, dass diese Substanzen an lebenden Zellen wirken. Je mehr Zellen absterben, desto weniger wirksam werden sie, was dies zu einer nie endenden Aufgabe macht. Selbst wenn Sie Ihre perfekte «Passung» finden, wird man sie schließlich anpassen müssen.

All diese Substanzen haben zwar gastrointestinale Nebenwirkungen, jedoch lassen sich diese bisweilen lindern, wenn sie zusammen mit Nahrung eingenommen werden. Selbst dann können manche Menschen eine bestimmte Substanz nicht vertragen und der Arzt muss eine andere ausprobieren. Schwieriger zu beherrschen sind die motorischen Nebenwirkungen. Auch hier wird der Arzt verschiedene Substanzen oder Substanzkombinationen ausprobieren, aber eventuell muss sich die Familie zwischen Mobilität und Kognition entscheiden. Dies wird im nächsten Kapitel ausführlicher erörtert.

Wichtig ist, daran zu denken, dass alle in diesem Kapitel erörterten Unterschiede zwischen LBD und AD mit fortschreitender Erkrankung weniger zu erkennen sind. Indem immer mehr kognitive Fähigkeiten betroffen sind, werden sich die Demenzen stärker ähneln. Dann treten jedoch unter Umständen andere, LBD-spezifische Symptome, wie etwa Halluzinationen, hervor.

5 Umgang mit motorischen Symptomen

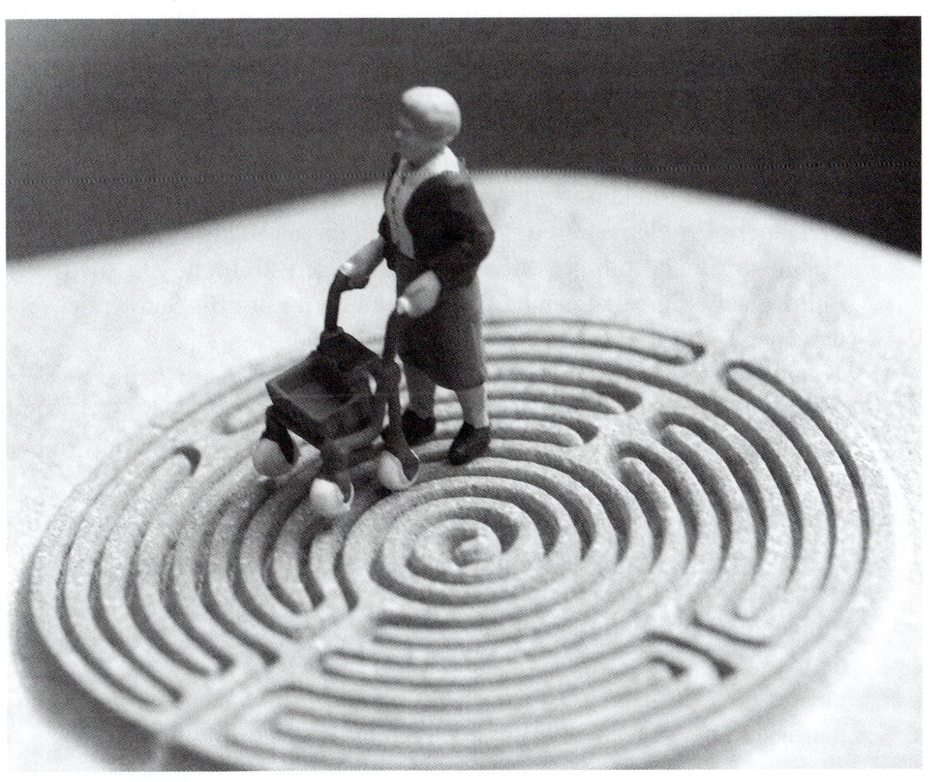

Bei den Lewy-Body-Erkrankungen sind die Bewegungsstörungen ebenso bedeutsam wie die Demenz. Die meisten Menschen mit Lewy-Body-Demenz (LBD) haben in irgendeiner Form motorische Funktionsstörungen, auch wenn es bei ihnen nicht mit der Parkinson-Krankheit (PD) begonnen hat. In den Fällen, in denen die motorischen Störungen nach der Demenz einsetzen, werden als *Parkinsonismus* bezeichnet. Eine Person mit LBD kann eines bis alle der folgenden Symptome haben:

- *Muskelsteifigkeit oder -rigidität:* Die Muskeln schmerzen oder ermüden rasch. Dieses Symptom besteht bei Parkinson-Krankheit mit Demenz (PDD) immer. Bei jemandem mit Demenz mit Lewy-Bodys ist es eine der häufigsten Nebenwirkungen einiger Medikamente.
- *Verlangsamte Abläufe* im Denken, Sprechen, Bewegungen der Muskulatur etc.
- *Muskelschwäche:* So wie die LBD alles verlangsamt, schwächt sie auch die Muskeln. Dieses Symptom besteht bei PDD immer. Bei jemandem mit DLB ist es am meisten an den Muskeln zu erkennen, die das Kauen und Schlucken kontrollieren.
- *Gebeugte Haltung, schlurfender Gang und Gleichgewichtsstörungen:* Probleme mit der Rücken- und Beinmuskulatur können bei jemandem mit PDD mehr Probleme bereiten als bei jemandem mit DLB, wo sie sich als Nebenwirkungen einiger Medikamente zeigen können. Ein niedriger Blutdruck beim Aufstehen kann bei jemandem mit LBD Schwindel verursachen und ihn das Gleichgewicht verlieren lassen.
- *Tremor:* Tremor ist oft das erste Anzeichen der Parkinson-Krankheit. Er tritt am häufigsten auf, wenn sich die Muskulatur in Ruhe befindet. Bei jemandem mit Demenz mit Lewy-Bodys kann er Nebenwirkung einiger Medikamente sein.
- *Verlust der Geschicklichkeit:* Dazu kommt es am häufigsten bei Parkinson-Krankheit mit Demenz, aber mit Fortschreiten der DLB lässt wahrscheinlich auch die Geschicklichkeit nach. Diese kann auch durch eine schlechte Koordination zwischen Hand und Augen beeinträchtigt werden.
- *Leerer Gesichtsausdruck, schwache Gesichtsmuskulatur:* Obwohl am häufigsten bei PDD, kann dies auch bei DLB vorkommen.
- *Kleine Handschrift:* Diese ist bei PDD am häufigsten, kann aber auch im Spätstadium der DLB entstehen oder durch Nebenwirkung einiger Medikamente verursacht werden.

Motorische Funktionsstörungen mit Beginn vor der Demenz

Motorische Funktionsstörungen, die vor der Demenz einsetzen, werden höchstwahrscheinlich von Lewy-Bodys in den Bereichen der Bewegungskontrolle im Gehirn oder durch die Parkinson-Krankheit verursacht. Wenn Demenz bei jemandem auftritt, der bereits PD hat, wird dies als Parkinson-Krankheit mit Demenz diagnostiziert.

> Schon lange, bevor Bill irgendwelche Demenzsymptome entwickelte, hatte er PD.
> Mehrere Jahre lang nahm er das PD-Medikament Sinemet® [Carbidopa-Levodopa] und hatte nur einen leichten Tremor. Dann bekam er mehr Störungen, indem er beim Gehen schlurfte und sich so weit vornüber beugte, dass er einen Gehstock verwenden musste. Aber sein Geist war in Ordnung. Er arbeitete sogar noch als Lehrer für das Tischlerhandwerk am Gemeinde-College. *Barbara*

Bills motorische Symptome waren von Anfang an Teil seiner Lewy-Body-Erkrankung. Die Parkinson-Krankheit ist, wie alle Erkrankungen mit Lewy-Bodys, ein progredientes Leiden und daher nahmen die Symptome allmählich zu, obwohl er Medikamente nahm, um sie unter Kontrolle zu halten.

Es ist mehr beeinträchtigt als nur die Arm- und Beinmuskulatur. Viele Menschen mit Parkinson-Krankheit entwickeln ein Maskengesicht. Ihre Wangenmuskulatur und andere Gesichtsmuskeln werden so schwach, dass sie sich nicht mehr leicht bewegen, und ihre Gesichter werden zu ausdruckslosen Masken. Die schwache Gesichtsmuskulatur erschwert auch die Wortbildung, was die Kommunikation beeinträchtigt. Eine schwache Rachenmuskulatur kann dazu führen, dass die Stimme leise wird, und auch dies schwächt die verbale Kommunikationsfähigkeit einer Person.

Diese Muskelprobleme verschlechtern sich auch nach Einsetzen der Demenz weiter. Maskengesicht und schwache Stimme kommen in den fortgeschrittenen Fällen von DLB, bei denen die erkennbare Muskelschädigung nur gering ist, häufig vor.

> Motorische Funktionsstörungen, wie Muskelsteifigkeit, -rigidität oder -schwäche, langsame Bewegungen, gebeugte Haltung, schlurfender Gang, Gleichgewichtsstörungen, Tremor, Verlust der Geschicklichkeit, leerer Gesichtsausdruck und kleine Handschrift, können allesamt bei Parkinson-Krankheit oder PDD vorliegen und viele davon können auch bei DLB bestehen.

Therapie der Parkinson-Krankheit

Medikamente zur Behandlung der Parkinson-Krankheit bewirken die Erhaltung der chemischen Substanz Dopamin, die dem Gehirn hilft, motorische Bewegungen zu kontrollieren. Bills Medikament, Carbidopa-Levodopa, ist eines der am häufigsten eingesetzten, weil es am wirksamsten ist und die geringsten kurzfristigen Nebenwirkungen hat. Es geht jedoch mit einem hohen Risiko von Langzeitnebenwirkungen, wie Rigidität (Muskelsteifigkeit), einher. Umstellungen der Dosierung und der Einnahmezeiten verhindern Nebenwirkungen gewöhnlich, jedoch empfehlen Experten inzwischen neuere Substanzen, wie Ropinirol oder Pramipexol (z. B. Sifrol®), als erste Wahl und Carbidopa-Levodopa nur dann, wenn diese Medikamente nicht ausreichen, um für hinreichend Linderung zu sorgen. [1]

Auch wenn es von Ropirinol und Pramipexol heißt, sie würden besser vertragen und hätten nicht dieselben Risiken von Langzeitnebenwirkungen, bergen sie viel höhere Risiken kurzfristiger Nebenwirkungen, wie etwa Verwirrtheit und Halluzinationen. Für jeden mit Demenz sind sie daher eine schlechtere Wahl. Außerdem haben sie suchterzeugende Eigenschaften und lassen sich nicht unmittelbar absetzen, weil sie schwere Entzugssymptome, wie etwa Panikattacken, Schweißausbrüche, Übelkeit, Erschöpfung und Depression, verursachen können.

Tipp

Wenn Ihr/e Angehörige/r PDD hat oder irgendwelche Prodromalsymptome der Demenz (unspezifische Krankheitssymptome), wie etwa aktive Träume oder Halluzinationen, hatte, sprechen Sie mit dem Arzt über eine Umstellung auf eine bei LBD sicherere Substanz, wie Carbidopa-Levodopa.

Carbidopa-Levodopa und andere bei PDD eingesetzte Substanzen können Personen mit Parkinson-Krankheit viele Jahre funktioneller Bewegung ermöglichen, die sie ansonsten nicht gehabt hätten. Sie können den Prozess der PD jedoch nur verlangsamen, nicht aber stoppen.

Abstimmen der Medikamente

Dopamin, die bei der Bewegungskontrolle wirksame Substanz, hat anticholinerge Eigenschaften. Das bedeutet, sie kann Demenzsymptome auslösen oder verstärken. Wenn also die Medikamente gegen PD, wie Carbidopa-Levodopa, das Dopamin im Gehirn erhöhen, steigern sie auch die Chance von Symptomen wie Verwirrtheit und Halluzinationen.

> Nachdem Bill in Ruhestand gegangen war, begann er, phasenweise einfach nicht mehr klar zu denken. Als Pflegende hatte ich PD studiert und wusste, dass Demenz im Bereich des Möglichen lag. Natürlich hatten wir gehofft, er wäre unter den 50 Prozent oder so, die bei der «PD-Lotterie» gewannen und keine Demenz entwickelten. Leider nein. Zunächst waren es einfach nur wirklich schlechte Entscheidungen, aber als er Halluzinationen zu haben begann, machte ich für ihn einen Termin beim Arzt. Sein Arzt erhöhte seine PD-Medikamente und das schien zu funktionieren. Die Kehrseite war, dass er ab dann einen Gehrahmen benutzen musste, weil seine Mobilität nun so viel schlechter war. Aber wir konnten das besser akzeptieren als Demenz. Vielleicht waren es die PD-Medikamente gewesen, die Bills Demenzsymptome verursacht hatten, dachten wir. Vielleicht hatten wir immer noch eine Chance, bei der «PD-Lotterie» zu gewinnen. *Barbara*

Ein möglicher Grund für Bills beginnende Demenz-Symptome war seine PD-Medikation. Manchmal bringt es die Demenzsymptome zum Stillstand, wenn man die Dosis senkt oder die Medikation ganz absetzt.

> Die Atempause dauerte nur ein paar Monate, bevor Bill wieder Halluzinationen zu haben begann. Auch hatte er derart aktive Träume, dass ich unser Bett verließ, um mich vor seinen rudernden Gliedmaßen zu schützen. Wie gingen wieder zum Arzt, der zusätzlich Exelon® [Rivastigmin], die für Menschen mit PDD empfohlene Substanz, gab. Bills Halluzinationen und aktive Träume hörten auf und er begann, wieder klarer zu denken. Ich hatte meinen Bill zurück, aber um einen Preis: Seine Mobilität war viel schlechter. Ich war noch immer berufstätig, daher mussten wir jemanden kommen lassen, der bei Bill blieb. Allein war er einfach nicht mehr sicher. *Barbara*

Als das Verringern der PD-Medikamente nicht half, wusste Barbara, dass sie die «PD-Lotterie» nicht gewonnen hatten. Die Lewy-Bodys waren von Bills motorischem Kontrollzentrum zu seinem Kognitionszentrum gewandert und sie, nicht die PD-Medikation, verursachten die Demenz. Bills Parkinson-Krankheit war zur PDD – einer von zwei Formen der Lewy-Body-Demenz, geworden.

Mit Beginn der PDD musste Bill nun zwei einander entgegengesetzten Symptomgruppen entgegentreten: seinen alten, vertrauten Bewegungsstörungen und diesen neuen Demenzsymptomen. Diese Symptomgruppen stehen hinsichtlich der Behandlung an entgegengesetzten Polen. Stellen Sie sich vor, sie lägen an den jeweiligen Endpunkten des Behandlungsspektrums, wie bei einer Wippe. Substanzen, die die eine Symptomgruppe bessern, verschlechtern wahrscheinlich die andere: Die zur Behandlung motorischer Symptome eingesetzten Medikamente führen dazu, dass Demenzsymptome auftauchen oder zunehmen, und jene zur Behandlung der Demenz bewirken, dass unerwünschte motorische Symptome auftauchen oder zunehmen. Dieser wichtige Aspekt der PDD wird in Kapitel 8 weiter erörtert.

Bei der PD ist die Rolle der Betreuungsperson hauptsächlich physischer Natur. Meine Erfahrung mit meiner Schwester Lucille, die PD hatte, ist ein gutes Beispiel. Ich half ihr aus dem Bett und wieder hinein und stellte Schecks für sie aus, als die charakteristische kleine Handschrift es für sie zu schwierig machte. Außerdem war ihr Gleichgewicht so instabil, dass sie einen Gehrahmen benutzen musste. Ihre geistigen Fähigkeiten waren indessen noch gut und ich musste keine Entscheidungen für sie treffen.

Mit dem Beginn der PDD muss sich die Beziehung zwischen Betreuungsperson und geliebter Person verändern. Diese Übergangsphase ist eine gute Zeit, um manche Entscheidungen, etwa darüber, was jetzt und zukünftig zu tun ist, gemeinsam zu treffen.

> Als wir herausfanden, dass Bill PDD hatte, setzten wir uns hin und besprachen, wie wir damit umgehen wollten. Wir wussten, dass Entscheidungen hinsichtlich der Medikation anstanden und einigten uns darauf, wann immer wir konnten, der Kognition gegenüber der Mobilität den Vorzug zu geben. Wir besprachen auch andere Dinge, wie etwa Optionen der körperlichen Pflege und Versorgung. Später war ich so froh, dass wir das getan hatten, denn als ich diese Entscheidungen treffen musste, wusste ich, dass sie sich mit dem deckten, was Bill gewollt hätte.
>
> *Barbara*

Betreuungspersonen äußern wiederholt ihre Zustimmung zu Barbaras und Bills Entscheidung, der Kognition gegenüber der Mobilität den Vorzug zu geben. Die meisten sagen, sie seien bereit, einiges dafür zu tun, damit ihre Lieben sowohl geistig als auch körperlich präsent oder zumindest so präsent wie möglich sind.

Entscheidungen, wie die von Barbara und Bill, werden nicht einmalig getroffen. Sie müssen auf dem Weg der Familie durch diese Krankheit wiederholt gefällt werden. Da Barbara die Ansichten Bills über diese Dinge kannte, konnte sie, als Bill sich immer weniger beteiligen konnte, ihre Entscheidungen leichter fällen und Bill konnte sie leichter akzeptieren.

Mit zunehmender Demenz wird auch Ihre Aufgabe als Entscheidungsträger umfangreicher, wie bei Barbara. Zwar wird immer auch der Arzt Teil dieses Entscheidungsprozesses sein, aber letztlich ist es an der Familie, ihre Wahl zu treffen – und nicht nur die Wahl zwischen Kognition und Mobilität, sondern auch andere, wie etwa, wann es Zeit ist, den Versuch aufzugeben, Ihre/n Angehörige/n bei sich zuhause zu behalten. Suchen Sie nach Quellen der Unterstützung durch Familienangehörige, Gruppenmitglieder oder Freunde. Ansonsten kann es ein einsamer und bisweilen beängstigender Job werden.

Eine Person mit Parkinson-Krankheit mit Demenz (PDD)...

- ... hat als Erstes die motorischen Symptome der PD und entwickelt dann erst kognitive Symptome.
- ... bekommt gewöhnlich Frühwarnzeichen, wie etwa aktive Träume oder Halluzinationen, bevor es zu irgendwelchen kognitiven Funktionsstörungen kommt.

Motorische Symptome nach Einsetzen der Demenz

Wenn die motorischen Symptome nach der Demenz auftreten, wie bei jemandem mit Demenz mit Lewy-Bodys, bezeichnen wir diese Symptome als *Parkinsonismus*. Einer verbreiteten Theorie zufolge wandern Lewy-Bodys aus dem motorischen Zentrum in die Hirnrinde (Kortex). Mit dieser Annahme ist es wohl weniger wahrscheinlich, dass Lewy-Bodys, die in der Hirnrinde ihren Ausgang nehmen (wie bei DLB), nach innen wandern und Bewegungsstörungen verursachen. Wir wissen, dass motorische Funktionsstörungen, die zum ersten Mal nach Beginn der Demenz auftreten, wahrscheinlich eher durch die Kognitionsmedikation als durch Lewy-Bodys verursacht werden.

> Nachdem David eine Weile unter Aricept® [Donepezil] gestanden hatte, begann er Phasen zu haben, in denen er seine Hände nicht am Zittern hindern konnte. Sein Neurologe versuchte, ihm Sinemet® [Carbidopa-Levodopa] in niedriger Dosis zu geben. Dies beendete das Zittern, aber David bekam wieder Halluzinationen. Natürlich setzten wir Sinemet® ab. Jetzt sucht sein Arzt noch immer nach der richtigen Kombination von Antidementiva für ihn. *Marie*

David, der eine präsenile DLB hat, hatte einen Tremor bekommen, ein motorisches Symptom, das oft bei Parkinson-Krankheit beobachtet wird. Weil der

Tremor auftrat, nachdem David mit der Einnahme von Donepezil begonnen hatte, wurde er wahrscheinlich durch das Medikament verursacht. Statt jedoch zu dem Versuch-und-Irrtum-Verfahren zurückzukehren, das nötig ist, um eine andere Zusammenstellung von Substanzen mit Wirkung auf die Kognition zu finden, versuchte sein Arzt es zunächst mit einer «leichteren» Antwort. Er fügte dem Medikament gegen PD Carbidopa-Levodopa hinzu. Als das nicht funktionierte, versuchte er es wieder mit verschiedenen Antidementiva-Kombinationen. David und sein Arzt müssen unter Umständen noch mehrere Versuche unternehmen, bevor sie die beste Lösung finden.

Abstimmen der Medikamente

Die Frage der Ausgewogenheit ist bei jemandem mit DLB nicht so schwierig. Ohne die Notwendigkeit, sowohl die motorische Funktion als auch die Kognition unter Kontrolle zu halten, gibt es nicht viel zu entscheiden. Meist geht es darum, verschiedene Medikamente mit Wirkung auf die Kognition und Dosierungen auszuprobieren, um zu schauen, welches die geringste motorische Funktionsstörung verursacht und gleichzeitig noch die Demenz behandelt.

Kurzdefinition

- *Parkinsonismus:* motorische Symptome, die auftreten, nachdem bei einer Person DLB diagnostiziert wurde, und die gewöhnlich durch Antidementiva hervorgerufen werden

Obwohl David DLB hat, muss er sich mit einigen Bewegungsaspekten beschäftigen. Eine Nebenwirkung aller Antidementiva ist, dass sie auch motorische Funktionsstörungen verursachen können. David und Marie müssen unter Umständen dieselbe Wahl zwischen Mobilität und Kognition treffen, wie Barbara und Bill es tun mussten. Fürs Erste muss sich David unter Umständen auf ein gewisses Maß an Tremor einlassen, um die von ihm gewünschte kognitive Besserung zu erreichen. Durch Medikamente mit Wirkung auf die Kognition verursachte motorische Störungen sind jedoch tendenziell weniger ausgeprägt als die durch Lewy-Bodys verursachten und überdies nur vorübergehend: Hat die Substanz das System erst einmal verlassen, verschwinden auch die motorischen Funktionsstörungen.

6 Schlafstörungen und Lewy-Body-Demenz

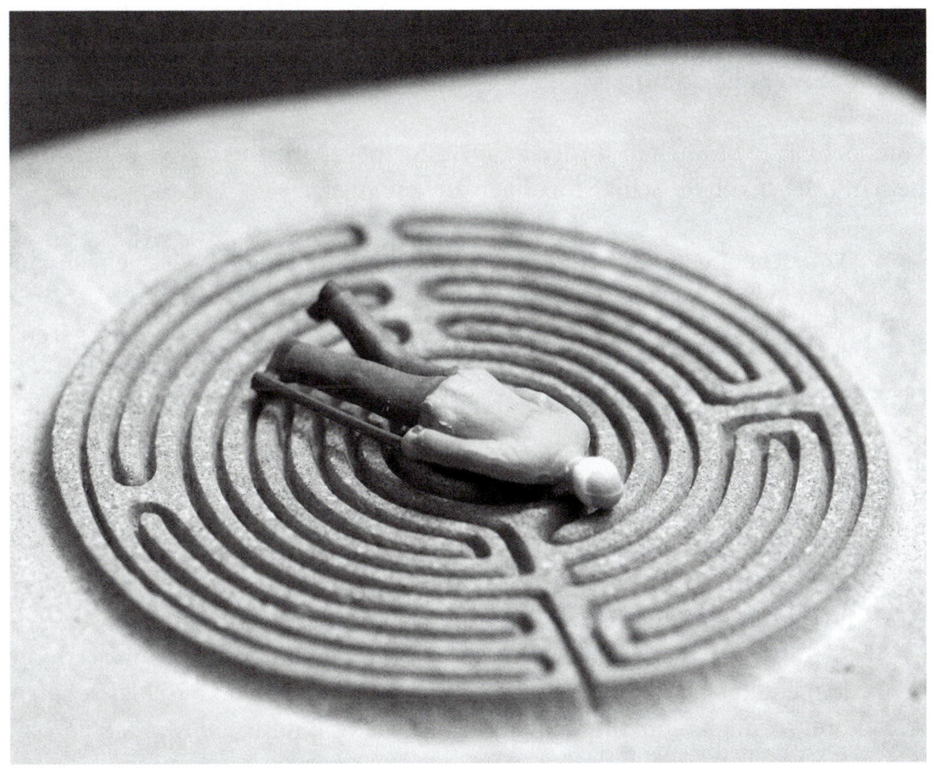

Nahezu alle Menschen mit Lewy-Body-Demenz (LBD) werden vor dem Auftreten von Demenzsymptomen Schlafstörungen irgendeiner Art gehabt haben. Und natürlich bestehen die Schlafprobleme auch nach dem Auftreten der Demenz fort.

Die beiden hervorstechendsten schlafbezogenen Störungen scheinen miteinander in Konflikt zu stehen: Die REM-Schlaf-Verhaltensstörung (RBD) stört den Schlaf und exzessive Tagesschläfrigkeit (EDS) verursacht zu viel Schlaf. Jedoch liegen beide durchaus im Bereich der bei LBD üblichen Elemente: lebhafte, aber nicht reale Erfahrungen und eine generelle Verlangsamung aller Körperfunktionen. Schlaflosigkeit wird als Symptom gelegentlich in der Literatur erwähnt, jedoch nicht von Betreuungspersonen. Gewöhnlich werden die nächtlichen Unterbrechungen des Schlafs durch die aktiven Träume der RBD oder die Irritationen durch das Restless-Legs-Syndrom (RLS), einer weiteren bei Lewy-Body-Demenz üblichen Schlafstörung, verursacht.

Allgemeine Behandlung

Gute Schlafgewohnheiten fördern ganz allgemein einen besseren Schlaf und helfen, LBD-bedingte Schlafstörungen zu verringern:

- Versuchen Sie es mit einer festen Routine, zu der Folgendes gehört:
  - ein behagliches Schlafzimmer und ein gemütliches Bett
  - eine regelmäßige Schlafenszeit mit angenehmer Vorbereitungsroutine
  - regelmäßige körperliche Betätigung, aber nicht kurz vor dem Schlafengehen
  - mehrere Stunden vor dem Schlafengehen wenig Nahrung und keinen Kaffee.
- Schränken Sie Alkohol ein und schenken Sie zur Schlafenszeit keinen aus.
- Veranlassen Sie den Arzt, Ihre/m Angehörigen die höchsten Dosen von Medikamenten, die Schläfrigkeit verursachen können, wie etwa Medikamente gegen ausagierendes Verhalten, kurz vor dem Schlafengehen und Medikamente für Vigilanz, wie etwa Modafinil, am Morgen zu verordnen.
- Gehen Sie die Liste möglicher Stressoren in Kapitel 9 durch und beseitigen Sie möglichst viele davon aus der Routine Ihrer geliebten Person.
- Die meisten Schlafhilfen sind kontraindiziert, was bedeutet, dass ihr Einsatz infolge einer Grunderkrankung – in diesem Fall der LBD – nicht

ratsam ist. (Zur Erörterung von Schlafhilfen, ihren Gefahren und einigen Alternativen siehe auch Kapitel 8.)

Die REM-Schlaf-Verhaltensstörung (RBD)

Was ist die RBD?

In unseren normalen Träumen oder im REM-Schlaf bewegen sich die Augen so viel, dass sie die Lider zum Flattern bringen. Der übrige normale Körper ist dagegen vorübergehend paralysiert, wodurch er selbst während der aktivsten Traumphasen bewegungslos bleiben kann. Die REM-Schlaf-Verhaltensstörung ist eine Funktionsstörung des Gehirns, die diese Beschränkung aufhebt und Bewegungen erlaubt. Wenn Menschen mit RBD träumen, agieren sie ihre Träume aus, indem sie sprechen und ihre Gliedmaßen bewegen und dabei manchmal ziemlich gewalttätig werden. RBD wird auch als «aktives Träumen» bezeichnet. Diese Träume sind, wie Halluzinationen und Wahnvorstellungen, Verhaltenssymptome der LBD.

> Anique schwenkte die Arme, trat mit den Beinen um sich und hielt lange Gespräche. Ich erinnere mich noch daran, dass ich mich fragte, was ihr Gegenüber wohl sagte. Natürlich sprach sie drei Sprachen fließend und manchmal konnte ich sie nicht verstehen. *Jim*

Die RBD ist bei Lewy-Body-Demenz so häufig, dass sie ein charakteristisches Merkmal ist. Sie kann schon Jahre vor jeglicher kognitiven Funktionsstörung auftreten. Mindestens 50 Prozent der Menschen mit aktiven Träumen werden im weiteren Verlauf eine LBD entwickeln. Hat ein aktiv Träumender auch die Parkinson-Krankheit (PD), liegt der Prozentsatz sogar noch höher.

> Aniques aktive Träume begannen Jahre vor jeglichen Anzeichen von Demenz und wir brachten beides nie in Verbindung miteinander. Wozu auch? Sie dachte noch immer klar und vergaß nicht einmal etwas, als sie anfingen. *Jim*

Man kann RBD haben, ohne es zu wissen. Da Träumende sich beim Erwachen nur selten an etwas von ihrem Verhalten erinnern, bedarf es eines Zeugen, um festzustellen, wann ihre aktiven Träume begannen. Oft frage ich mich, ob meine Schwester Lucille, die PD hatte, aktive Träume hatte. Allerdings heiratete meine Schwester nie und bei nur einer Katze als Bettgefährtin gab es niemanden, der es hätte sagen können.

Nicht alle, die im Schlaf sprechen oder umhergehen, haben eine RBD. Sprechen im Schlaf und Schlafwandeln können auch während des REM-Schlafs auftreten, wenn die Person schläft, aber nicht träumt. Dieses Verhalten ist besonders häufig bei Kindern und kein Vorzeichen einer Lewy-Body-Demenz.

Tipp

Suchen Sie nach erhöhtem Stress als Ursache, wenn die aktiven Träume häufiger und intensiver werden.

Aktive Träume als Warnhinweis

Da eine RBD oft schon Jahre vor allen übrigen LBD-Symptomen auftritt, gilt sie als Prädiktor der Erkrankung. Jemand mit aktiven Träumen, aber ohne Zeichen der Demenz sollte die Träume als Warnung betrachten. Denken Sie daran, dass ein «bestimmendes Ereignis» mit äußerstem Stress, wie etwa eine Operation, eine Krankheit oder eine schwere Reaktion auf bestimmte Medikamente bereits vorhandene Demenzsymptome verstärken kann. Es kann auch Demenzsymptome bei jemandem in Gang setzen, der bis zu diesem Zeitpunkt scheinbar demenzfrei war. Daher sollte man bei aktiven Träumen optionale Eingriffe, wie etwa Operationen, sowie Medikamente, die bei LBD gefährlich wirken könnten, ebenso sorgfältig meiden als hätte man bereits Demenz.

> Wir brachten Peters aktive Träume nie mit seiner Demenz in Verbindung und informierten auch seinen Arzt nicht darüber. Und bis zu seiner letzten Operation nach seinem Sturz und dem Bruch der Hüfte hat mich nie ein Arzt danach gefragt, ob Peter aktive Träume hätte. *Jenny*

Wer RBD hat und über eine Operation nachdenkt, sollte seinem Arzt über die Träume berichten. Ein Arzt, der sich mit LBD auskennt, wird fragen, aber Sie müssen nicht auf die Frage warten, um diese Information weiterzugeben. Und wenn der Arzt nicht darauf anspricht, denken Sie über einen Arztwechsel nach. Geben Sie diese Information an Freunde und Verwandte und an jeden weiter, den Sie kennen. Viele Menschen, wie Jim und Anique, wussten erst, dass die Träume wichtig sind, als es zu spät war.

Heutzutage können Sie Informationen über LBD und darüber, wie wichtig es ist, ihre Prädiktoren zu kennen, außer in der Praxis Ihres Arztes auch in

Zeitschriften und anderswo finden. Auch am Schluss des Buches findet sich eine Ressourcenliste.

> Der Zahnarzt meiner Mutter sagte ihr, ihre Zähne sähen besser aus und wären leichter zu reinigen, wenn sie einen größeren operativen Eingriff vornehmen ließe. Sie wollte ihn gerade machen lassen, als ich in einer Zeitschrift einen Artikel über LBD las. Darin hieß es, die RBD sei ein sehr häufiger Vorläufer der LBD. Mein Vater klagt seit einigen Jahren darüber, dass Mutter im Bett um sich schlägt. Ich sagte es ihr und Mutter beschloss, die Operation nicht vornehmen zu lassen. «Ich hoffe fest darauf, eine von den 50 Prozent zu sein, die keine Demenz bekommen, aber ich werde mein Glück nicht auf die Probe stellen», sagte sie.
>
> *Allison*

Unter Umständen hat Allisons Mutter eine Demenz umgangen. Dies war eine der Gelegenheiten, bei denen eine Operation optional und die Wahl zwischen schöneren Zähnen und der Möglichkeit einer Demenz vergleichsweise relativ leicht zu treffen war.

Behandlung

Folgen Sie den allgemeinen Behandlungsempfehlungen zu Beginn dieses Kapitels.

Die spezifische Therapie bei RBD ist dieselbe wie bei anderen Verhaltenssymptomen (s. Kap. 9).

Sicherheit

Sicherheit kann bei RBD ein Problem sein. Der aktiv Träumende bewegt sich bisweilen so viel umher, dass er aus dem Bett fällt, oder er steht auf, geht in seinen Träumen umher und stößt dabei gegen Möbel oder stürzt. Wenn er mit Armen und Beinen um sich stößt, kann ein Partner bzw. eine Partnerin im selben Bett leicht verletzt werden.

> Einmal wachte ich auf, weil Anique mich zu schlagen versuchte. Ich ergriff ihre Handgelenke und hielt sie einen Moment lang fest, dann entspannte sie sich. Als ich sie losließ, rollte sie sich auf die Seite und fiel in einen friedlichen Schlaf. *Jim*

Jim war viel größer als Anique, daher fiel es ihm leicht, sie zu stoppen. Andere Betreuungspersonen berichten über Fälle, in denen sie nicht so gut davonkamen. Ein blaues Auge und andere Schrammen sind nicht unüblich.

> Am Morgen neckte ich Anique damit, mich «verprügelt» zu haben, aber sie erinnerte sich gar nicht an den Vorfall. Kurz danach tauschten wir unser großes Doppelbett gegen zwei getrennte Betten. *Jim*

Aktiv Träumende erinnern sich nur selten an ihre Angriffe oder ihre jeweiligen Trauminhalte. Viele Betreuungspersonen greifen auf Jims Lösung getrennter Betten zurück. Es ermöglicht ihnen, den vielbenötigten Schlaf zu bekommen, ohne ständig auf plötzliche «Angriffe» achten zu müssen.

Weitere Sicherungsmöglichkeiten sind unter anderem:

- Entfernen aller Gegenstände neben dem Bett, die zu Verletzungen führen könnten, und Polstern derjenigen, die zu schwer sind oder sich nicht gut bewegen lassen
- Polstern des Kopfteils
- Entfernen des Bettes vom Fenster und/oder Blockieren mit einem unbeweglichen Objekt, wie etwa einer schweren Kommode
- gut mit Teppichboden versehene Böden oder zusätzliche Polsterung neben dem Bett.

- Die REM-Schlaf-Verhaltensstörung oder aktive Träume können schon Jahre vor jedwedem Zeichen einer kognitiven Funktionsstörung einsetzen.
- Behandeln Sie aktive Träume wie jedes sonstige ausagierende Verhalten und sichern Sie die Umgebung des Schlafenden, um Verletzungen zu vermeiden.

Restless-Legs-Syndrom

Das Restless-Legs-Syndrom (RLS) [1] wird zwar bisweilen mit der RBD verwechselt, ist aber nicht dasselbe. Auch wenn es oft nachts auftritt, hat es nichts mit Träumen zu tun, ja, es ist nicht einmal eine LBD-bedingte Funktionsstörung. Antidementiva sind bei RLS wirkungslos und die Chance, dass jemand mit RLS schließlich eine LBD entwickelt, ist ebenso hoch wie in der Allgemeinbevölkerung. Dieses störende Syndrom tritt jedoch häufig bei vielen neurologischen Störungen, darunter auch die der Lewy-Body-Demenz, auf.

Zu den RLS-Symptomen gehören:

- starker Bewegungsdrang, um schmerzhafte oder unangenehme Empfindungen zu stoppen
- Auftreten im Schlaf oder im Wachzustand
- Einsetzen unter Umständen Jahre vor jedweden Symptomen in Verbindung mit einer Demenz.

Behandlung

Das Restless-Legs-Syndrom ist nicht heilbar und viele der normalerweise zu seiner Linderung eingesetzten Substanzen werden bei LBD nicht empfohlen.

- Zu den bisweilen bei RLS eingesetzten Substanzen, dic jedoch für niemanden mit Lewy-Body-Demenz empfohlen werden, gehören:
  - *Benzodiazepine:* Da diese Substanzen suchterzeugend sind, sollten sie bei dauerhaft bestehenden Störungen nicht eingesetzt werden.
  - *Opiate:* Diese Substanzen sind gut dafür bekannt, dass sie suchterzeugend sind, und die niedrigen Dosen, die von jemandem mit Lewy-Body-Demenz noch vertragen werden, sind beim RLS unter Umständen wirkungslos.
  - *Antikonvulsiva:* Diese Substanzen, einschließlich Gabapentin, haben als Nebenwirkungen unter anderem exzessive Schläfrigkeit und Gangstörungen.
  - *Chinin:* Zwar wird es von einigen Betreuungspersonen von Patienten mit LBD empfohlen, jedoch hat die Forschung gezeigt, dass diese Substanz bei Restless-Legs-Syndrom keine große Hilfe darstellt. Außerdem kann sie schwere unerwünschte Wirkungen bis hin zum Tod haben. [2]
- Zu den Substanzen, die bei sorgfältiger Überwachung nützlich sein können, gehören:
  - *Ropinirol (Requip®) und Pramipexol (Mirapex®):* Von der Federal Drug Administration für das mittlere bis schwere RLS zugelassen, stammen beide Substanzen aus derselben Stoffgruppe, die auch zur Behandlung der Parkinson-Krankheit dient. Zwar können sie die Kognition mindern und Verhaltenssymptome steigern, jedoch ist dieser Effekt nur vorübergehend. Unter sorgfältiger Überwachung ist ein Versuch damit wahrscheinlich sicher.

- *Eisensubstitution:* Das RLS kann auf Eisenmangel zurückzuführen sein, da jedoch zu viel Eisen schädlich sein kann, sollten Sie vor der Anwendung den Rat eines Arztes einholen.
- *Freiverkäufliche Analgetika:* Sie können sicher sein, wirken aber nur bei leichtem RLS. Halten Sie stets Rücksprache mit dem Arzt, bevor Sie Ihrer geliebten Person freiverkäufliche Substanzen geben.
- *Nicht-Benzodiazepin-Sedativa:* Bei vor allem zur Schlafenszeit auftretendem RLS können unter anderem Trazodon und Divalproex verordnet werden. Unter allen medikamentösen Möglichkeiten stellen sie für jemanden mit Lewy-Body-Demenz unter Umständen die beste Wahl dar, sind jedoch nutzlos bei jemandem, dessen RLS tagsüber auftritt.

Antidementiva haben bei RLS keinerlei Wirkung.

Die besten Rundum-Interventionen beim Restless-Legs-Syndrom gehen im Allgemeinen von der Betreuungsperson aus. Die folgenden können ein RLS begrenzen oder verhindern:

- *Sicherstellen regelmäßiger körperlicher Betätigung:* Je mehr Bewegung, desto weniger RLS. Die körperliche Betätigung sollte nicht extrem sein und einige Zeit vor dem Schlafengehen stattfinden.
- *Anwenden von Druck:* tagsüber Tragen einer Strumpfhose oder Wickeln der Beine mit Elastikbinden
- *Reduzieren von Koffein, Alkohol und Tabak:* Dies ist vor allem abends wichtig.

Um eine RLS-Episode zu stoppen, versuchen Sie es mit:

- *Bewegung:* Bewegen Sie die betroffene(n) Gliedmaße(n) ein paar Minuten lang. Das Restless-Legs-Syndrom wird gewöhnlich durch Bewegung gelindert.
- *Wärme- oder Kälteanwendungen:* Ein Bad oder Fußbad kann helfen.
- *Lagerung mit Kissen:* Lagern Sie Ihre/n Angehörige/n auf die Seite, mit einem Kissen zwischen den Knien. Machen Sie es ihr/ihm so bequem wie möglich.

Mutti klagt bisweilen über RLS. Gewöhnlich liegt sie im Bett und wir möchten, dass sie nur aufsteht, wenn es sein muss, daher habe ich festgestellt, dass eine Beinmassage das Beste für sie ist. Wenn das nicht hilft, lassen wir sie aufstehen und umhergehen – ein Gang ins Bad und zurück genügt gewöhnlich. Wenn wir sie wieder zu Bett bringen, sorge ich dafür, dass sie es wirklich bequem hat und möglichst wenig Druck auf ihren Beinen lastet. *Marion, Tochter von Clara*

Marion erkennt, dass praktische Heilmittel sicherer als die Medikamente und oft ebenso erfolgreich sind. Wenn das RLS häufiger auftritt, könnte sie auch einige Präventivschritte unternehmen, etwa, indem sie ihre Mutter eine Stützstrumpfhose tragen lässt und öfters am Tag mit ihr Übungen macht.

Das Restless-Legs-Syndrom …

- … ist kein LBD-bedingtes Symptom, wie die RBD.
- … wird durch Antidementiva nicht beeinflusst.
- … ist kein Prädiktor für die Lewy-Body-Demenz.

Die Medikamente zur Behandlung des RLS werden entweder nicht empfohlen oder haben schwerwiegende Nachteile, was Interventionen seitens der Betreuungspersonen, wie etwa körperliche Betätigung und Massage, zu den effektivsten Mitteln macht.

Exzessive Tagesschläfrigkeit

Exzessive Tagesschläfrigkeit ist ein Zeichen der Verlangsamung des Gehirns. Zwar tritt es auch bei anderen neurologischen Krankheiten, wie etwa der Alzheimer- und der Parkinson-Krankheit, auf, findet sich jedoch gewöhnlich bei LBD, vor allem in deren fortgeschrittenem Stadium.

Jerome stand gewöhnlich um 9.00 Uhr vormittags auf, frühstückte mit mir und war dann bis nach dem Mittagessen auf. Nachmittags machte er dann ein mehrstündiges Nickerchen und lag dann – wie ich hoffte – um etwa 20.00 Uhr im Bett für die Nacht. Wenn er eine schlechte Nacht mit aktiven Träumen hatte, wachte er eventuell mehrmals auf, was jedoch in seinem Tagesablauf keinen Unterschied zu machen schien. Diese Woche döste er sowohl morgens als auch nachmittags vor sich hin und ich konnte ihn kaum über 19.00 Uhr hinaus wachhalten. *Cathy*

Jeromes verstärktes Schlafen steht für den Verlauf. Mit fortschreitender LBD scheint jemand einfach mehr Schlaf zu brauchen. Er mag gezwungen erscheinen, mehrmals am Tag ein Nickerchen zu machen, ja, er kann sogar zu unangemessenen Zeiten, etwa beim Essen, einschlafen. Nachts gut zu schlafen, hält jemanden mit exzessiver Tagesschläfrigkeit nicht davon ab, sich tagsüber erschöpft oder schläfrig zu fühlen.

> Vati schläft viel, aber Mutti sagt, wenn ich komme, schläft er weniger. Er liebt es, mit mir die alten Fotos durchzugehen und ich weiß, dass er oft sein Nachmittagsschläfchen ausfallen lässt, um mir weiter über die Menschen auf jenen Fotos erzählen zu können. Vielleicht braucht er nicht so viel Schlaf, wie Mutti meint. Vielleicht langweilt er sich einfach nur. *Kyla, Tochter von Ed*

Exzessives Schlafen tagsüber ist zwar ein unwillkürliches Verhalten, jedoch mag es scheinen, als könne Ed sich wachhalten, wenn er will. Gelegentlich kann er wach bleiben, wenn etwas sein Interesse fesselt oder er etwas besonders Unterhaltsames tut. Er kann dies jedoch ebenso wenig kontrollieren wie den *Showtime*-Effekt bei fluktuierender Kognition (s. Kap. 4).

Selbst unter den auf alte Menschen spezialisierten Ärzten scheinen sich nicht alle darüber im Klaren zu sein, wie häufig exzessives Schlafen tagsüber bei LBD vorkommt.

> Als ich Muttis geriatrischem Neuropsychiater von ihren 15 Stunden Schlaf jede Nacht erzählte, vermutete er eine Übermedikation und senkte die Medikamente. Das führte dazu, dass Mutti nachts schlecht schlief. Ich machte eine informelle Umfrage in meiner Online-Selbsthilfegruppe und fand heraus, dass 15 Stunden Schlaf pro Tag, einschließlich der Nickerchen tagsüber, bei unseren Lieben nicht abnorm sind. Lange Zeit dachte ich, die Krankheit an und für sich erfordere mehr Schlaf, und natürlich fordern die Bemühungen unserer Lieben, zu gehen, ohne zu stürzen, zu essen, ohne sich zu verschlucken, und das Bestmögliche zu versuchen, um normal zu sein, zusätzliche Ruhe.
>
> *Marion, Tochter von Clara*

Marion hat Recht. Fügen Sie noch die allgemein verlangsamende Wirkung der LBD hinzu und es überrascht nicht, dass Patienten mit LBD ihre Zeit meist schlafend verbringen.

> Peter scheint in letzter Zeit so müde – mehr als gewöhnlich. Er schläft jetzt fast 20 Stunden am Tag. Wir hatten einiges zu tun, als unsere Söhne letzte Woche zu Besuch kamen, vielleicht holt er nur nach. Sollte ich mir Sorgen machen?
> *Jenny*

Erschöpft zu sein, gehört zur LBD und Schlafen wird nach und nach immer mehr vom Tag einer Person in Anspruch nehmen. Nach einer Phase der *Show-time*-Vigilanz für seine zu Besuch weilende Familie steht vernünftigerweise zu erwarten, dass Peter an ein oder zwei Tagen mehr schläft. Das ist nun aber schon eine Woche her und er schläft noch immer den größten Teil des Tages. Betreuungspersonen warnen, es sei oft ein Zeichen des nahenden Endes, wenn mehr als 20 Stunden am Tag geschlafen würde.

Als generelle Regel tritt Schlafen am Tag unabhängig davon auf, ob Ihr/e Angehörige/r nachts gut geschlafen hat oder nicht. Betreuungspersonen berichten jedoch über verringertes Schlafen am Tag, wenn die RBD-Aktivität unter Kontrolle steht, und zwar vor allem dann, wenn das aktive Träumen traumatisch war.

> Während seines Militärdienstes hatte Jake in einer ganzen Reihe von Schlachten gestanden. Seine Träume waren gewöhnlich sehr beängstigend und an seinem Schreien kann ich erkennen, dass er wieder dort ist.
> *Norma*

Jake kämpfte sich erneut durch seine Kriegserlebnisse und schlief zwar, ruhte sich aber nicht besonders aus. Wenn die Träume einen Großteil der Nacht ausfüllen, schwappen sie vielleicht in die normale Tiefschlafzeit über und rauben ihm nicht nur eine erholsame Traumzeit, sondern auch die Zeit, in der das Gehirn Informationen vom Kurzzeit- ins Langzeitgedächtnis übertragen sollte. Während des Schlafens am Tage stillt er demnach eventuell seinen «Nachholbedarf». [3]

Behandlung

- *Antidementiva:* Wie bei allen LBD-bedingten Funktionsstörungen können sie helfen, die Vigilanz tagsüber aufrechtzuerhalten, verlieren aber schließlich an Wirkung.
- *Modafinil (Vigil ®):* Diese Substanz ist für Schlafstörungen zugelassen und schränkt den Schlaf bei einigen Menschen mit LBD wirksam ein. Obwohl es ein Stimulans ist, hat es nicht die angstauslösenden Neben-

wirkungen anderer Stimulanzien. Modafinil kann auch die Kognition bessern.

> Als Jakes Arzt gegen sein exzessives Schlafen Provigil® [Modafinil, USA] verschrieb, sagte er, es könnte seine Kognition verbessern und sogar bewirken, dass er weniger aktive Träume hätte. Super! Ein wundervolles Medikament! Nun, es wirkte sich auf sein Schlafen aus und ich denke, seine Träume waren weniger gewalttätig. Der Arzt sagte, wir könnten bei seinen Träumen bedarfsweise Seroquel® [Quetiapin] nehmen, aber bislang waren die Demenzmittel und Provigil® [Modafinil] ausreichend.
>
> *Norma*

Modafinil und die Antidementiva gelten beide als sicherer als die atypischen Antidepressiva, wie etwa Quetiapin, das gegen ausagierendes Verhalten eingesetzt wird. Solange sie beim Abbau exzessiver Schläfrigkeit wirksam sind, besteht kein Bedarf an einer anderen Substanz. Mit Fortschreiten der Demenz kann jedoch Quetiapin oder eine andere, ähnliche Substanz von Nutzen sein.

Wie bei allen LBD-bedingten Symptomen ist die von der Betreuungsperson ausgehende Intervention das beste Mittel gegen exzessive Tagesschläfrigkeit.

- Zusätzlich zu den allgemeinen Behandlungsempfehlungen zu Beginn dieses Kapitels kann oft auch helfen, Stress zu reduzieren.
- Wenn Ihr/e Angehörige/r PDD hat, können die Medikamente gegen Parkinson-Krankheit exzessives Schlafen verursachen.
- Betreuen kann sehr anstrengend sein. Nehmen Sie sich Zeit, etwas für sich selbst zu tun, während Ihr/e Angehörige/r schläft. Machen Sie ein Spiel, lesen Sie, pflegen Sie Ihre Fingernägel oder machen Sie selbst ein Nickerchen. Die eigene Ausgeglichenheit zu wahren, macht Sie zu einer besseren Betreuungsperson.

Zwar schafft es jemand mit exzessiver Tagesschläfrigkeit bisweilen, in Phasen von besonderem Interesse wach zu bleiben, jedoch ist exzessive Tagesschläfrigkeit unwillkürlich und nimmt mit Fortschreiten der LBD zu.

Schlaflosigkeit

In der Literatur wird Schlaflosigkeit als LBD-Symptom gelegentlich erwähnt, hingegen tun Betreuungspersonen dies nur selten. Da die LBD meist eine Verlangsamung aller Fähigkeiten eines Menschen darstellt, ist es verständlich, dass Schlaflosigkeit selten ist. In Wirklichkeit ist zu viel Schlaf, wie bei exzessiver Tagesschläfrigkeit, wahrscheinlicher. Allerdings können Menschen mit LBD unter Umständen aus verschiedenen mit LBD-bedingten Problemen verbundenen Gründen nicht schlafen:

- Zirkadiane Rhythmen können durch Störungen wie exzessive Tagesschläfrigkeit oder aktives Träumen unterbrochen sein.
- Der Schlaf kann durch schlechte Träume oder Störungen der Harnwege oder des Wasserlassens unterbrochen werden.
- Einmal erwacht, erkennt das Individuum unter Umständen nicht, dass es Nacht ist und wandert umher, statt wieder ins Bett zu gehen.
- Manche abends verabreichten Medikamente können Schlaflosigkeit verursachen.

Die meisten Schlafmittel sind bei jemandem mit LBD kontraindiziert – zur Erörterung von Schlafmitteln, ihren Gefahren und einigen sichereren Alternativen siehe Kapitel 9. Bei Schlaflosigkeit können alle Anregungen im Abschnitt «Allgemeine Behandlung» zu Beginn dieses Kapitels helfen.

Primärbetreuende sind sehr anfällig für Schlaflosigkeit. Ihre Schutzbefohlenen mögen es nach einer Unterbrechung schaffen, wieder einzuschlafen, sie selbst schaffen es unter Umständen nicht, weil sie wachsamer sein mussten, um für Hilfe zu sorgen und die Sicherheit zu wahren. Ist Ihr/e Angehörige/r erst einmal wieder beruhigt, finden Betreuungspersonen oft keinen Schlaf mehr. Dies führt zu erschöpfungsbedingter Reizbarkeit, die wahrscheinlich das ausagierende Verhalten verstärkt, was wiederum die Frustration der Betreuungsperson erhöht und zu einem Teufelskreis führt, sofern beider Schlafprobleme nicht angegangen werden.

> Jakes Träume wecken mich mehr auf als ihn selbst. Und dann fällt es mir furchtbar schwer, wieder einzuschlafen. Als Jakes Träume immer schlimmer wurden, sprach ich mit unserer Gesundheitshelferin und diese schlug vor, ich solle ein Nickerchen machen, während sie hier sei, wenn wir eine schlechte Nacht gehabt hätten. Ich klagte über Jake und sie wollte mich in Ordnung bringen! Aber es funktionierte. Jetzt, wo ich

> glücklicher bin und leichter mit mir auszukommen ist, hat Jake weniger aktive Träume. *Norma*

Die meisten Betreuungspersonen zögern, Schlafmittel einzunehmen, weil sie leicht erweckbar sein wollen, wenn ihr Angehöriger sie braucht. Betrachten Sie folgende nichtmedikamentöse Interventionen für einen guten nächtlichen Schlaf:

- Auch Einschlafrituale können Ihnen helfen. Geben Sie sich eine spezielle Zeit des Alleinseins, nachdem Sie Ihren Angehörigen für die Nacht versorgt haben. Eine Stunde Lesen eines Lieblingsbuches, gefolgt von einer Tasse Kamillentee kann Ihnen beim Einschlafen helfen.
- Machen Sie tagsüber «Power-Naps» bzw. hin und wieder ein Kraftnickerchen. Sie werden überrascht sein, wie ein paar Minuten hier oder eine halbe Stunde da Ihnen helfen, sich ausgeruhter zu fühlen. Sie können die Anwesenheit einer Hauspflegekraft oder den Besuch eines Angehörigen nutzen, um ein Nickerchen zu machen. Tun Sie's.
- Wenn Sie getrennt von Ihrem Angehörigen schlafen und aus Sorge, er/sie könnte Sie brauchen, nicht gut schlafen können, verwenden Sie ein elektronisches Überwachungsgerät (Babyphone), das Sie warnt, wenn er/sie aufwacht.

Und schließlich: Zögern Sie nicht, um Hilfe zu bitten. Vielleicht können Sie einen Verwandten oder Freund bitten, für eine Stunde bei Ihrem Angehörigen zu sitzen, während Sie sich zu einem Nickerchen ins Schlafzimmer zurückziehen. Ausgeruht werden Sie besser mit Ihrem Angehörigen arbeiten.

7 Was sind Wahrnehmungsstörungen?

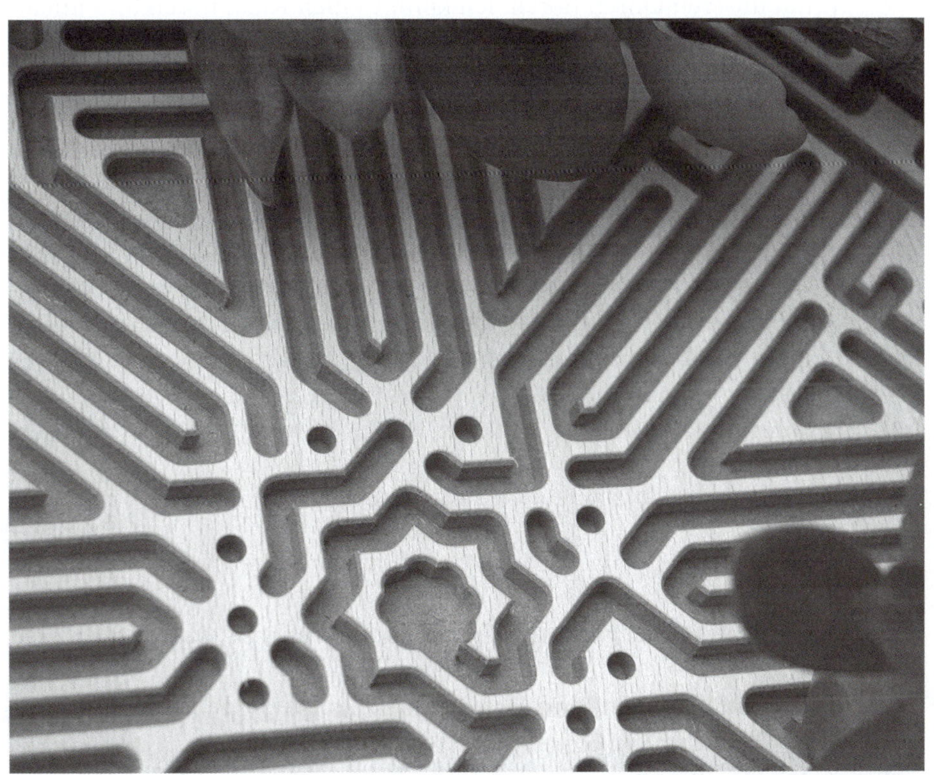

Die Symptome in diesem Kapitel werden als *psychologisch*, *psychiatrisch* oder gar *psychotisch* bezeichnet. Viele dieser Symptome führen zu Verhaltensstörungen ähnlich den Problemen eines Menschen, die gewöhnlich von einem Psychiater behandelt werden. Die meisten psychiatrisch eingesetzten Substanzen können jedoch gefährliche Nebenwirkungen haben, wenn sie zur Behandlung der Lewy-Body-Demenz (LBD) eingesetzt werden. Jim und ich ziehen es daher vor, psychiatrische Termini zu vermeiden, und nennen diese Symptome «*Wahrnehmungsstörungen*». Dieser Terminus ist akkurat: Menschen mit diesen Störungen sehen ihre Welt anders als andere Menschen.

Wahrnehmung ist die Interpretation dessen, was wir …

- … mit unseren Augen sehen. Ich könnte eine wellenförmige Linie sehen und sie als Handschrift oder die Umrisse eines Gesichts interpretieren.
- … mit unseren Ohren hören. Ich könnte einen Knall hören und ihn als Trommelschlag oder Explosion interpretieren.
- … mit unserer Haut spüren. Ich könnte eine Oberfläche berühren und sie als heiß oder kalt interpretieren.
- … mit unserer Zunge schmecken. Ich könnte einen Bissen Nahrung zu mir nehmen und ihn als salzig oder süß interpretieren.
- … mit unserer Nase riechen. Ich könnte in die Luft schnuppern und den Geruch, den ich rieche, als Parfüm oder Knoblauch interpretieren.

Wahnvorstellungen kommen auf, wenn wir etwas Falsches für wahr halten. Dies ist eine *mentale* Sinnestäuschung, ein Denkfehler. Indessen hängt jede Wahrnehmung von unseren Denkfähigkeiten und von unserer Erinnerung an frühere Erfahrungen ab, um zu beurteilen, was unsere Sinnesorgane uns sagen.

Die LBD schädigt den Interpretationsprozess, daher wird eine Person …

- … Gegenstände wahrnehmen, die nicht vorhanden sind (Halluzinationen).
- … vorhandene Gegenstände als etwas interpretieren, das sie nicht sind (Illusionen).
- … Gegenstände nicht dort wahrnehmen, wo sie sind (schwache räumliche Wahrnehmung).
- … falsche Informationen für wahr halten (Wahnvorstellungen oder mentale Sinnestäuschungen).

Wie bei allen LBD-Symptomen kommen und gehen auch die, bei denen es um Wahrnehmung geht. Manchmal nehmen Ihre Lieben Dinge ziemlich klar wahr, zu anderen Zeiten wiederum nicht. Dies ist ganz einfach Teil der fluktuierenden Kognition (s. Kap. 4).

Stress ist ein bedeutender Faktor bei der Wahrnehmungsstörung. Er erhöht die Wahrscheinlichkeit dieser Symptome und schwächt die Fähigkeit, mit den Symptomen bei deren Auftreten zurechtzukommen. Dies wird in Kapitel 9 bei der Erörterung des Verhaltensmanagements eingehender behandelt.

Allgemeine Behandlung

Die medizinische Behandlung ist für alle Wahrnehmungsstörungen die gleiche: keine, solange die Wahrnehmungen nicht störend sind, und auch dann sollte möglichst wenig interveniert werden. Arzneimittelüberempfindlichkeiten als wichtiger Aspekt bei einer Person mit LBD wurden bereits erwähnt. Die zur Behandlung ausagierenden Verhaltens in der Allgemeinbevölkerung am häufigsten eingesetzten Substanzen sind zugleich auch diejenigen, welche bei jemandem mit LBD wahrscheinlich Probleme machen. Wir behandeln diese Substanzen, zusammen mit sichereren Alternativen, in Kapitel 8. Auf Grund der vielen Probleme mit der korrekten Anwendung von Medikamenten bei Menschen mit LBD sollte das in Kapitel 9 erörterte Verhaltensmanagement, wann immer möglich, die Behandlung der Wahl sein. Selbst wenn eine Medikation erforderlich ist, wird Verhaltensmanagement die benötigte Menge senken.

Verhaltensstörungen ...

- ... können mit der fluktuierenden Kognition bei LBD kommen und gehen.
- ... werden oft durch Stress verstärkt.
- ... müssen nur selten behandelt werden, sofern sie nicht störend sind. Und selbst dann sollten vor einer Medikation Techniken des Verhaltensmanagements angewandt werden.

Optische Halluzinationen

Lebhafte, gut ausgestaltete optische Halluzinationen bzw. etwas nicht Vorhandenes zu sehen sind ein kennzeichnendes Merkmal der Lewy-Body-Demenz. LBD-bedingte Halluzinationen sind tendenziell realistischer als die von Menschen mit Alzheimer-Krankheit (AD) und im frühen und mittleren

Stadium der Demenz gewöhnlich gutartig. In vielen dieser Halluzinationen geht es um Kinder.

> Wir saßen im Wohnzimmer und Anique flüsterte mir zu: «Da kommen Kinder hinter dem Fernseher hervor.» Ich stand auf, schaute hinter den Fernseher und sagte: Ich sehe da keine Tür, aber ich schicke die Kinder nach Hause.» Dann machte ich einige scheuchende Bewegungen und sagte: «Los Kinder, es ist Zeit, nach Hause zu gehen», und begleitete sie zur Haustür hinaus. Das stellte Anique gewöhnlich zufrieden. *Jim*

LBD-Halluzinationen treten oft erneut auf – ein weiterer Unterschied zu Halluzinationen bei Alzheimer-Krankheit. Anique sah die Kinder etwa einmal pro Woche und hatte noch weitere, seltener wieder auftretende Halluzinationen. Jim sagt, sie hätten sie nie gestört, sie wollte ihn lediglich wissen lassen, dass sie sie sah. LBD-bedingte Halluzinationen können sich schon früh im Krankheitsverlauf zeigen, während die bei Alzheimer-Krankheit selten vor den Spätstadien auftreten. Tendenziell überschneiden sich die beiden Demenzen, daher kann das Auftreten von Halluzinationen selbst im späten Krankheitsverlauf tatsächlich von einigen Lewy-Bodys im Gehirn verursacht werden.

Manchmal sind Halluzinationen das früheste erkennbare Symptom der LBD.

> Halluzinationen brachten uns dazu, Hilda zu einem Arzt zu bringen, um zu schauen, was da nicht stimmte. Dauernd sah sie Dinge, die ich nicht sah. Sie fürchtete sich nicht, war aber ganz schön verärgert darüber, dass ich sie nicht sehen konnte. Für sie waren sie ganz deutlich!
> *Barney*

Der Arzt stellte fest, dass Hilda im Alter von 62 Jahren noch einige weitere leichte Demenzsymptome hatte, darunter die Probleme beim Organisieren, die sie am Arbeitsplatz gehabt hatte. Er diagnostizierte, dass wahrscheinlich eine LBD vorlag und bot an, ihr Antidementiva zu verordnen. Die Halluzinationen waren nicht beängstigend und so beschloss das Ehepaar, bis zum Auftreten weiterer, stärker belastender Symptome abzuwarten. Dies ist eine persönliche Entscheidung. Andere möchten in der Hoffnung, die Demenz zu verlangsamen, vielleicht sofort mit einer Medikation beginnen.

Auch Menschen mit Parkinson-Krankheit (PD) können Halluzinationen entwickeln. Meine Schwester Lucille, die PD hatte, hatte eine heißgeliebte Katze namens Pansy. Als sie schließlich Krebs im Endstadium hatte und zu krank war, um sich um Pansy zu kümmern, gab Lucille die Katze weg. Gelegentlich sprach sie darüber, wie Pansy zu Besuch kam. Sie wusste, dass die Katze nicht real war, aber die Halluzination belastete sie nicht, sie schien die Besuche sogar zu genießen.

Hunde und andere Kleintiere sind zusammen mit Kindern, wie Anique sie sah, unter den häufigsten Halluzinationen. Die Katze, die Lucille besuchte, war wahrscheinlich ein Vorzeichen dafür, dass ihre PD – hätte sie lang genug gelebt – schließlich zur Parkinson-Krankheit mit Demenz (PDD) geworden wäre.

Auch längst verstorbene Verwandte und frühere Freunde sind häufige Kandidaten für Besuche via Halluzination.

> Mutti hat ab und an Halluzinationen. Gestern «sah» sie Tante Mabel im Wohnzimmer. Tante Mabel starb vor zehn Jahren. Ich fragte sie, ob Tante Mabel sie störe, und sie sagte, nein, sie säße einfach nur da.
>
> *Marion, Tochter von Clara*

Man beachte, dass Tante Mabel in Claras Halluzination einfach nur dasaß. Betreuende von Menschen mit LBD sagen uns, dass Menschen in deren Halluzinationen wenn überhaupt, dann nur selten sprächen. Sie seien einfach da. Dies ist einer der Unterschiede zwischen den LBD-Halluzinationen und den Halluzinationen von Menschen mit psychiatrischen Leiden, zu deren Halluzinationen oft auch Stimmen gehören.

Auch wenn die meisten LBD-Halluzinationen nicht beängstigend sind, kann sich dies ändern, wenn sie mit Stress in irgendeiner Form, wie etwa einer gewalttätigen Fernsehsendung, Erinnerungen an frühere belastende Erlebnisse oder auch nur einer Infektion, kombiniert werden.

> Vor seiner Hüftoperation hatte Peter leichte Halluzinationen, aber danach begann er, von seinen Kriegsjahren zu träumen. Diese schrecklichen Erlebnisse zusammen mit seinen Wahnvorstellungen, die er zu haben begann, machten seine Halluzinationen ziemlich beängstigend für ihn. *Jenny*

Mit fortschreitender Erkrankung können die Halluzinationen auch umfangreicher werden.

> Wir leben in einem Dauerzirkus von kleinen Tieren, Menschen, die Emma einmal kannte, und wem alles sonst noch. Immer «sieht» sie etwas. Die meiste Zeit ist es harmlos und ich gehe einfach mit. Bei anderen Gelegenheiten bekommt sie Angst oder wird wütend und dann versuche ich, sie abzulenken. *Howard*

Emmas Demenz ist fortgeschritten und sie ist gewöhnlich verwirrt und wird von den Kreaturen und Menschen ihrer vielen Halluzinationen begleitet. Oft springen die Halluzinationen auf ihre Wahnvorstellungen über, die dann beängstigend werden oder sie wütend machen können.

Nichtoptische Halluzinationen

Es gibt mehrere Arten nichtoptischer Halluzinationen [1]. Die häufigsten sind akustische Halluzinationen, die bei etwa einem Drittel der Menschen mit LBD auftreten.

> Anique hörte das Telefon klingeln. Ich nahm den Hörer ab und es war niemand dran. Sie hörte ein Klopfen an der Haustür. Ich ging hin, und auch hier war niemand da. Sie wollte, dass ich nochmal hinginge, um nachzuprüfen, sie war sich so sicher, jemanden gehört zu haben. *Jim*

Andere haben unter Umständen Präsenzhalluzinationen, bei denen sie das Gefühl haben, jemand oder etwas sei in ihrer Nähe, aber eben gerade außer Sicht, vielleicht genau hinter ihnen. Gustatorische und taktile Halluzinationen sind vergleichsweise selten. Ebenfalls unüblich sind olfaktorische (geruchsbezogene) Halluzinationen. Sie können jedoch informell ein Prädiktor für die PDD sein.

> Kurz nachdem Mutti die Diagnose PD erhalten hatte, vor zehn Jahren, verlor sie ihren Geruchssinn. Und dann, vor etwa drei Jahren, begann sie, über «schlechten Geruch» im Haus zu klagen und sprach mich ständig darauf an, herauszufinden, was es sei. Ich konnte nichts riechen, überprüfte aber alle üblichen Orte – Mülleimer usw. Ich fand nichts. Ein paar Monate später wurde bei Mutti PDD diagnostiziert.
>
> *Marion, Tochter von Clara*

Ein gestörter Geruchssinn ist ein Frühindikator der PD und Claras unwillkommener «Geruch» war eine Halluzination, Frühindikator einer eventuellen Demenz. Betreuungspersonen von Menschen mit PDD berichten gelegentlich aus ihrer Erinnerung, dass Geruchshalluzinationen ihrer Lieben, wie die von Clara, das erste Zeichen der Demenz waren.

Der Umgang mit Halluzinationen besteht gewöhnlich darin, sie zu ignorieren, oder – wenn sie beängstigend werden – in Ablenkung. Ist die Halluzination weder beängstigend noch schädigend, können Sie sie gewöhnlich ihren Lauf nehmen lassen.

Kurzdefinition

- *Halluzinationen:* die Wahrnehmung von etwas nicht Realem. Sie sind nur selten behandlungsbedürftig.

Illusionen

Anders als die Halluzination, bei der die Person etwas sieht, das nicht da ist, ist die Illusion ein reales Objekt, das die Person nicht richtig sieht. Illusionen können allgemeiner Natur sein oder als schwache räumliche Wahrnehmung oder schlechte Koordination zwischen Hand und Auge zum Ausdruck kommen.

Ein Beispiel für eine allgemeine Illusion wäre, wenn jemand ein kleines Tier anstelle des tatsächlich vorhandenen Schuhkartons «sähe».

> Ich habe da diesen schwarzen, flauschigen Fleck, der ziemlich oft auftritt. Ich nenne ihn mein Schoßhündchen. Er sitzt gerade da drüben. Ich weiß, dass er nicht real ist, aber er leistet mir Gesellschaft.
>
> *Terry, der PD hat*

Wenn Terry etwas in der Peripherie sieht, wie etwa eine kleine Schachtel oder einen Ball, verwandelt seine geschädigte Wahrnehmung es in einen «kleinen, flauschigen Fleck». Terry, dessen kognitive Funktion immer noch sehr gut ist, geht mit dieser wiederkehrenden Illusion um, indem er sie zu seinem Schoßtier macht und ihr damit eine tröstliche, statt einer störenden Präsenz gibt. Terrys «Schoßtier» ist ein Prädiktor dafür, dass er wahrscheinlich die PDD bekommen wird. Illusionen können aber auch beängstigend sein. Anique bekam Angst, als sie im Flugzeug den Film sah und interpretierte ihn als Brand. Jim vermochte sie zu beruhigen, indem er ihr erklärte, was es wirklich war. Zu anderen Zeiten war er weniger erfolgreich.

> Eines Abends standen Anique und ich auf dem Balkon eines Hotels in Europa. Sie zeigte auf einen hell erleuchteten Vergnügungspark am Ende der Straße und rief: «Feuer!» Diesmal dachte ich, dass ich sie nicht wirklich davon überzeugt hatte, dass es kein Brand war. Die restliche Zeit, die wir dort noch verbrachten, wollte sie nicht mehr auf den Balkon gehen. *Jim*

Aniques Demenz war immer noch leicht genug, dass sie Jims Erklärung gewöhnlich akzeptieren konnte. Die nächtlichen Lichter waren jedoch beängstigend genug, dass sie sie nicht mehr sehen wollte, obwohl sie wusste, dass Jim recht hatte und es kein Brand war. Illusionen können wiederholt durch dieselben Stimuli ausgelöst werden. Wann immer Anique beispielsweise ein blinkendes Licht sah, das sie nicht identifizieren konnte, sah sie «Feuer».

Gegenstände, die Ihr/e Angehörige/r nicht leicht identifizieren kann, wie etwas in der Peripherie Wahrgenommenes, können eine allgemeine Illusion auslösen.

Schwache räumliche Wahrnehmung

Eine schwache räumliche Wahrnehmung ist eine Art Illusion, bei der Menschen Entfernungen zwischen sich selbst und Gegenständen oder anderen Personen falsch einschätzen. Menschen mit dieser Störung nehmen eine Veränderung der Bodenbeschaffenheit oft als Höhenveränderung wahr.

> Ich merke, dass David beginnt, die Füße zu heben, als stiege er Treppenstufen hinauf, wenn er von unserem Küchenfußboden aus Vinyl in unser Wohnzimmer mit Teppichboden hinübergeht. *Marie*

David bekommt allmählich Probleme mit der räumlichen Wahrnehmung. Er nimmt den Teppichboden im Vergleich zum Kunststoffboden als höher wahr und hebt beim Übergang vom einen zum anderen automatisch die Füße. Betreuungspersonen sagen, sie sähen ihre Lieben nur selten hinabsteigen, gewöhnlich stiegen sie hinauf.

> Hilda war immer so leichtfüßig, ist aber jetzt unbeholfen geworden. Sie stolpert vor sich hin und einmal ist sie sogar gestürzt. Der Arzt schlägt einen Gehstock vor, aber sie ist noch nicht bereit. *Barney*

In Hildas Fall bedeutet «unbeholfen», dass sie Entfernungen falsch einschätzt und über Hindernisse stolpert, wenn sie wahrnimmt, dass der Weg frei ist. Hilda hat eine frühe Demenz mit Lewy-Bodys (DLB), die Art von Lewy-Body-Demenz mit weniger motorischen Störungen, und sie hat keine Probleme mit dem Gehen. Dies macht es ihr noch schwerer, ihre Wahrnehmung von jemand «Leichtfüßigem» auf jemanden umzustellen, der einen Gehstock braucht, um nicht zu stürzen. Im Idealfall geht Hilda zum Gehstock über, bevor sie erneut stürzt und sich unter Umständen ernsthaft verletzt.

Koordination zwischen Hand und Auge

Die Hand-Auge-Koordination ist eine besondere Art der räumlichen Wahrnehmung: die Fähigkeit, die Hand mit einem Ziel, das man sieht, in Verbindung zu bringen, etwa, indem man nach einer Tasse greift oder eine einfache Zeichnung kopiert. Menschen mit LBD neigen dabei zu mehr Schwierigkeiten als Menschen mit anderen Demenzen. Auf Grund dessen verwenden viele Neurologen einen Uhrenzeichentest zur Unterstützung bei der Diagnose. Für die Genauigkeit werden Punkte vergeben und je niedriger der Wert, desto höher die Wahrscheinlichkeit einer DLB.

Als Jakes Neurologe ihn eine Uhr zeichnen ließ **(Abb. 7-1)**, verlor dieser Punkte durch den ungleichmäßigen Kreis, durch die Bündelung der Ziffern in der Mitte sowie durch die Platzierung der Zeiger. Jakes Wert sprach für die erhöhte Wahrscheinlichkeit einer LBD.

Eine schwache Koordination zwischen Hand und Auge zeigt sich bei den alltäglichen Verrichtungen.

> Mutti hatte manchmal Schwierigkeiten beim Essen. Wenn Sie nach der Speise auf ihrem Teller greift, ist sie nicht dort, wo sie ihren Augen nach sein müsste. Sie sticht mit ihrer Gabel in den Tisch neben ihrem Teller oder auf die andere Seite des Tellers und einmal stieß sie gar ihr Wasserglas um. *Marion, Tochter von Clara*

Man beachte, dass Marion sagt, ihre Mutter habe nur manchmal Probleme. Die fluktuierende Kognition bei LBD bedeutet, dass Marion nie weiß, wann ihre Mutter beim Essen Hilfe benötigen wird und wann nicht.

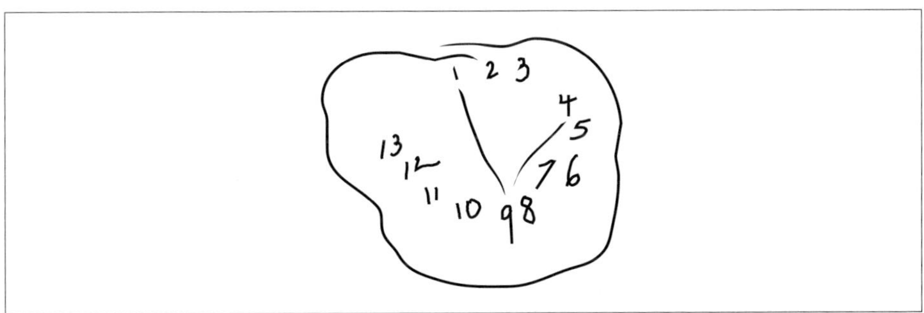

Abbildung 7-1: Simulation der Ergebnisse von Jakes Uhrentest

> Ich habe damit angefangen, Jakes Kaffeetasse nur halb zu füllen. Er zittert nicht, er schätzt nur falsch ein, wo die Tasse ist und stößt sie um, wenn er danach greift. Und als ich ihm einmal ein Eis in der Waffel gegeben hatte, stieß er es gegen seine Brille, statt es in den Mund zu stecken. *Norma*

Wie Clara, zeigt auch Jake ein Versagen der Koordination zwischen Hand und Auge. Er könnte auch Schwierigkeiten beim Greifen haben, wenn ihm jemand die Hand schütteln möchte, und Puzzeln wäre ihm praktisch unmöglich, es sei denn, er würde enorm große Puzzleteile verwenden.

Systematischer Wahn

Eine *Wahnvorstellung* ist eine falsche, oft paranoide Überzeugung, die eher eine mentale als eine sensorische Fehlwahrnehmung darstellt. Diese falschen Überzeugungen können allein auftreten, meist aber auch Träume, Halluzinationen, Storys in den Medien oder tatsächliche Ereignisse begleiten. Anders als die recht einfachen Wahnvorstellungen bei AD, sind die Wahnvorstellungen bei LBD tendenziell anhaltend und systematisch, das heißt, die Person baut sie mit der Zeit zu einer komplizierten Geschichte oder einem Handlungsablauf aus.

> Etwa eine Woche lang sah meine Frau, Janet, nicht vorhandene Arbeiter in unser Apartment kommen und durch eine nicht vorhandene Tür unter unserem Sofa im Wohnzimmer in unseren nicht vorhandenen Keller gehen. Abends kamen unsere Arbeiter auf demselben Weg wieder zurück. Einmal bot sie ihnen etwas zu trinken an, bevor sie gingen. Am selben Abend fuhren wir fort und gerieten in einen Stau, verursacht durch einen schweren Verkehrsunfall. Als wir an dem zertrümmerten Auto vorüberfuhren, wurde Janet hysterisch. Sie war sich sicher, dass es einem der Arbeiter unter unserem Sofa gehörte. In ihrer Vorstellung hatte daher sie den Unfall verursacht, indem sie dem Mann etwas zu trinken gegeben hatte. *John*

Janets Wahnvorstellung umfasste Halluzinationen und reale Ereignisse im Leben. Sie hatte beides zu einer ineinander verwobenen Geschichte entwickelt, in der sie eine Rolle spielte. Auf ähnliche Weise können Menschen auch gewalttätige Szenen aus Fernsehprogrammen in ihre Wahnvorstellungen integrieren.

> Ich habe gelernt, darauf zu achten, was Mutti im Fernsehen sieht. Wenn ich sie dazu bringen kann, neben ihren Lieblingskrimis noch etwas anderes zu schauen, sind ihre Wahnvorstellungen und Halluzinationen nicht annähernd so störend. *Marion, Tochter von Clara*

Einem von LBD umnebelten Gehirn fällt es schwer, Wirklichkeit von Fiktion zu unterscheiden. Jede hochaktive, gewalttätige oder emotionale Show kann als Nahrung für Wahnvorstellungen, vermischt mit Halluzinationen oder aktiven Träumen, dienen. Nicht, dass jemand zusätzlicher Nahrung bedarf, manche Wahnvorstellungen kommen von ganz allein.

> Peter hatte eine Weile diese schlimme Wahnvorstellung, ich sei nicht seine Frau, sondern eine ähnlich aussehende Hochstaplerin. «Mich kannst Du nicht täuschen», sagte er, wandte sich ab und schaute mich überhaupt nicht an. Wir sind seit 40 Jahren verheiratet. Selbst als ich wusste, dass es die Krankheit und nicht er war, machte es mich so traurig, wenn er mich zurückwies. *Jenny*

Peter hatte das Capgras-Syndrom, das dazu führt, dass eine Person davon überzeugt ist, jemand ihr Nahestehendes sei ein ähnlich aussehender Hochstapler/Doppelgänger. Wenn die Person, wie Peter, verheiratet ist, ist der Hochstapler/Doppelgänger gewöhnlich die Ehefrau.

> Neulich wurde mein Harry richtig ärgerlich und sagte mir, ich sei eine Hochstaplerin. Ich erzählte meiner Selbsthilfegruppe davon und jemand daraus schlug etwas vor, das ziemlich dumm klang. Nun, dachte ich, alles lohnt einen Versuch. Und das nächste Mal, als Harry mir sagte, ich sei jemand, die nur aussehe wie seine Frau, wandte ich mich um und verließ den Raum. Eine Minute später kam ich zurück, klatschte in die Hände, wie man es tut, wenn man etwas geschafft und hinter sich gebracht hat, und sagte: «So, die sind wir los. Wie geht es Dir, Lieber?» Es funktionierte. Diesmal wusste mein Harry, dass ich es wirklich selbst war. *Nell*

Betreuungspersonen warnen davor, dass Nells Lösung natürlich nicht immer funktioniert. Unter Umständen müssen Sie einfach abwarten, bis die Zeit das ihre leistet. Die Wahnvorstellung verschwindet schließlich, auch wenn Betreuungspersonen berichten, dass sie mehrere Wochen anhalten kann.

Kurzdefinition

- *Capgras-Syndrom:* benannt nach dem französischen Psychiater, Joseph Capgras, der diese systematische Wahnvorstellung 1923 als Erster beschrieben hat. Es tritt am häufigsten bei Schizophrenie, aber auch bei einigen Formen der Demenz, vor allem der LBD, auf.

Wahnvorstellungen können dazu führen, dass Ihr/e Angehörige/r wütend oder verängstigt wird, was zu herausforderndem Verhalten oder sonstigem ausagierenden Verhalten führen kann. Diese Verhaltensweisen können störender sein als falsche sensorische Wahrnehmungen für sich genommen, vor allem, wenn sie kombiniert mit Halluzinationen oder anderen Stressoren auftreten. Zu solchen Zeiten, wenn Ihr/e Angehörige/r außer Kontrolle ist, kann eine medikamentöse Behandlung nötig sein. Wenn sie/er sich dann wieder beruhigt hat, können Sie zur Wahrung der Sicherheit oft Techniken des Verhaltensmanagements anwenden.

Kurzdefinition

- *Systematische Wahnvorstellungen:* mentale Fehlwahrnehmungen, die zu komplizierten Handlungsabläufen weiterentwickelt werden, welche mehrere Wochen anhalten können. Oft sind sie mit Halluzinationen, aktiven Träumen, Medien-Storys oder realen Ereignissen kombiniert und können sich mit der Zeit und dem Hinzukommen weiterer Informationen fortentwickeln und verändern.

Mit fortschreitender LBD wird Ihr/e Angehörige/r wahrscheinlich auch zunehmende Wahrnehmungsstörungen haben. Die Art dieser Wahrnehmungsstörungen variiert von Person zu Person. Die LBD kommt bei niemandem in gleicher Form zum Ausdruck. Auch wenn Ihnen Verhaltensmanagement beim Verringern dieser Verhaltensweisen helfen kann, ist diese Krankheit dennoch progredient und schließlich wird Ihr/e Angehörige/r nicht nur als Notmaßnahme, sondern auch regelmäßig Medikamente benötigen.

8 Arzneimittelüberempfindlichkeiten und unerwünschte Reaktionen

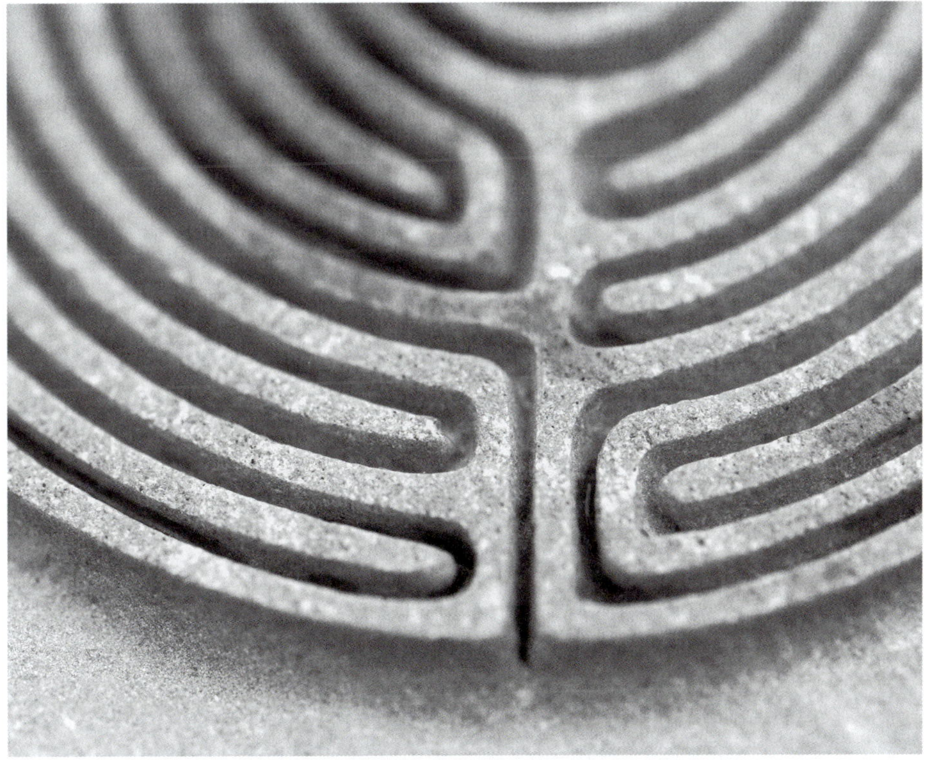

«Welche Medikamente sind sicher? Welche sind es nicht und warum?»

Es gibt keine abschließenden Antworten auf diese Fragen, weil jede Person mit Lewy-Body-Demenz (LBD) auf verschiedene Medikamente anders reagiert. Konsultieren Sie als Erstes einen Arzt hinsichtlich aller Medikamente, die Ihr/e Angehörige/r einnimmt oder über deren Einnahme Sie nachdenken. Denken sie stets daran, Ihren Arzt nicht nur über die rezeptpflichtigen, sondern auch über die freiverkäuflichen Medikamente, Vitamine und Kräuterheilmittel zu unterrichten.

Wie jemand mit LBD auf ein Arzneimittel reagiert, weiß man erst, wenn er es ausprobiert hat. Er kann auf die Substanz derart sensibel ansprechen, dass eine normale Dosis wie eine Überdosis wirkt, er kann mit zusätzlichen unerwünschten Symptomen reagieren oder er verträgt unter Umständen eine Substanz gut, die viele andere mit LBD nicht gut vertragen können. Versuch und Irrtum ist die normale Methode des Arztes, um die wirksamsten Medikamente für jemanden mit LBD herauszufinden. Es gibt jedoch einige Substanzen, von denen schon eine einzige Dosis zu schweren und vielleicht dauerhaften unerwünschten Nebenwirkungen führen kann.

Auf Grund ebendieser verwirrenden und bisweilen verheerenden Reaktion auf Arzneimittel ist Jim so leidenschaftlich engagiert, andere Menschen stärker auf die Lewy-Body-Demenz aufmerksam zu machen. In den ersten Jahren des neuen Jahrtausends, als Anique mit LBD rang, hatten nur wenige der medizinisch Tätigen von der Erkrankung oder gar der begleitenden Empfindlichkeit gegenüber Arzneimitteln gehört.

> Im Laufe etwa eines Jahres wurde Anique von einer funktionierenden, aktiven Frau, «die ein paar Dinge vergaß», wie sie es beschrieb, zu jemandem, der weder sich selbst versorgen noch selbst gehen oder klar denken konnte. Für diesen raschen Abbau mache ich die Medikamente verantwortlich, die sie erhielt – Medikamente, die sogar schon damals für jemanden mit ihren Symptomen als gefährlich galten. *Jim*

Obwohl Anique klassische Symptome der Lewy-Body-Demenz hatte, erhielt sie die Diagnose Alzheimer-Krankheit (AD), wie die meisten Menschen mit LBD zu dieser Zeit. Daher wurden ihr bestimmte Medikamente verordnet, die zwar für jemanden mit Alzheimer-Krankheit im Allgemeinen sicher sind, aber für jemanden mit LBD gefährlich sein können. Aniques Reaktion auf diese Medikamente war ein Lehrbuchbeispiel der Überempfindlichkeit gegen Arzneimittel bei LBD, aber noch immer erkannte dies niemand unter den medizinisch Tätigen und ihre spezifischen Bedürfnisse blieben unbefriedigt.

Um die Sicherheit ihrer Lieben zu gewährleisten, mag es Betreuenden von Personen mit LBD nützen, zu Experten der Arzneimittel zu werden, deren Einnahme sicher bzw. nicht sicher ist. Das bedeutet, sich die Substanzen zu merken, die zu meiden sind, und zu lernen, auf Zeichen dafür zu achten, dass mit Ihrer geliebten Person unter Umständen etwas nicht stimmt.

> Bevor Anique LBD bekam, wusste ich sehr wenig über Medizin und Medikamente. Ich war Computerfreak, kein Arzt und interessierte mich überhaupt nicht für so etwas. Wenn ich mal Kopfschmerzen hatte, nahm ich ein Aspirin® [Acetylsalicylsäure]. Wenn ich Husten hatte, nahm ich Hustensaft. Damit erschöpfte sich in etwa mein medizinisches Wissen. Aber als Anique starb, kannte ich mich mit vielen Medikamenten aus – vor allem mit denen, deren Anwendung bei LBD gefährlich ist. Traurig ist, dass ich all dies erst lernte, als es schon zu spät war, um ihr zu helfen. *Jim*

Jim lernte, bestimmte gefährliche Medikamentenarten oder -kategorien zu erkennen. Er lernte, Etiketten und Beipackzettel zu lesen und auf aktive Wirkstoffe zu achten, die für Anique unsicher waren, und er lernte, wie diese unsicheren Medikamente wirken, um andere Substanzen mit ähnlichen Wirkungen meiden zu können. Außerdem lernte er, die Generika-Bezeichnungen zu erkennen, die unter medizinisch Tätigen anstelle der Markennamen verwandt wird, um diese Worte in medizinischen Artikeln und auf Etiketten bzw. Beipackzetteln erkennen zu können. All dies können Betreuungspersonen tun, um sich in Bezug auf die Medikamente, die ihren Angehörigen verordnet werden, besser zu schulen.

Kurzdefinitionen

- *Medikamenteneigenschaften:* das Potenzial einer Substanz, auf eine bestimmte Weise zu wirken. Betreuungspersonen sollten sich um Eigenschaften Gedanken machen, die potenziell Folgendes verursachen können: a) Demenz, b) motorische Störungen oder c) Sedierung (manche Medikamente haben Demenz verursachende Eigenschaften).
- *Arzneimittelwirkung:* die Art, in der eine Substanz auf den menschlichen Körper wirkt. Betreuungspersonen sollten sich um Wirkungen Gedanken machen, die potenziell Folgendes verursachen: a) Demenz, b) motorische Störungen oder c) Sedierung. Eine Arzneimittelwirkung hat ähnliches Potenzial und die Begriffe werden oft synonym verwandt.

- *Erwünschte Arzneimittelwirkungen:* das, wozu das Arzneimittel verordnet wird.
- *Nebenwirkungen:* das, was ein Arzneimittel außer den erwünschten Wirkungen noch bewirkt. Nebenwirkungen können vorteilhaft oder schädlich sein.
- *Unerwünschte Arzneimittelreaktionen:* unerwünschte oder schädliche Wirkungen. So wirkt beispielsweise die Substanz Rivastigmin acetylcholinerhaltend (Acetylcholinesterasehemmer), was den erwünschten Effekt hat, Demenzsymptome zu mindern, aber die unerwünschte Wirkung haben kann, motorische Symptome zu steigern.

Wie jedermann sonst kann auch eine Person mit Lewy-Body-Krankheit noch weitere gesundheitliche Probleme haben. Meine Schwester Lucille beispielsweise hatte auch Krebs. Auch wenn die LBD in keinerlei Bezug zu anderen Krankheiten stehen mag, muss sie doch stets berücksichtigt werden. Normalerweise bei einer bestimmten Gesundheitsstörung verabreichte Medikamente, können bei jemandem mit LBD keineswegs sicher sein oder eine normale Dosis ist unter Umständen viel zu stark.

Medikamente, die bei einer Person mit LBD schwere unerwünschte Nebenwirkungen haben können, werden vielmehr zur Behandlung eines breiten Spektrums an Krankheiten – darunter psychische und wahrnehmungsbezogene Störungen, Angst, Schlafstörungen, Inkontinenz, Depression, Allergien, Erkältungssymptome und Schmerzen – eingesetzt. In der Allgemeinchirurgie und bei einigen Eingriffen am Gebiss verwandte Inhalationsnarkotika können gravierende Nebenwirkungen auslösen [1]. Diese potenziell gefährlichen Medikamente lassen sich unterteilen in jene, die …

- … auf Grund anticholinerger Eigenschaften Demenz verursachen können.
- … motorische Funktionsstörungen verursachen können.
- … Sedierung verursachen können.

Antidementiva, das heißt, jene Substanzen, die Demenzsymptome mindern, wirken, indem sie im Gehirn die chemische Substanz Acetylcholin erhalten, die für das Gedächtnis, die Konzentration sowie die Bewegung und Kontrolle der Muskulatur wichtig ist [2]. Medikamente mit anticholinergen Eigenschaften wirken, indem sie Acetylcholin senken und damit Demenzsymptome, wie Verwirrtheit, Agitiertheit und Halluzinationen, verursachen. Wird ein Medikament mit anticholinergen Eigenschaften zusammen mit einem Antidementivum gegeben, ist letzteres verständlicherweise weniger wirksam.

Medikamente gegen PD, das heißt jene, die motorische Symptome verringern, sind Anticholinergika und neigen daher dazu, Demenzsymptome zu verstärken. Umgekehrt verstärken Medikamente zur Behandlung der Demenz tendenziell motorische Symptome.

Bei jedem Menschen mit Lewy-Body-Demenz besteht unabhängig von deren Form ein Gleichgewicht, das stets berücksichtigt und gewahrt werden muss.

Medikamente mit sedierenden Eigenschaften führen zur Depression des Zentralnervensystems (ZNS) und verursachen Symptome, die von leichter Schläfrigkeit bis zum Tod reichen können. Viele Betreuende von Menschen mit LBD haben festgestellt, dass eine normale Dosis einer Substanz mit sedierenden Eigenschaften bei ihrem Angehörigen als Überdosis wirkt und Nebenwirkungen wie extreme Schläfrigkeit, Verwirrtheit, Halluzinationen und Wahnvorstellungen verursacht. Die von den meisten Sedativa verursachten Nebenwirkungen sind vorübergehend, das heißt, sie verschwinden, wenn die Substanz den Körper wieder verlässt.

Die gefährlichsten Medikamente sind diejenigen mit Kombinationen der vorangehenden Eigenschaften:

- Klassische Neuroleptika vereinen Eigenschaften, die zur Störung der kognitiven Funktion, zu motorischen Funktionsstörungen und zu Sedierung führen.
- Benzodiazepine gelten als Sedativa, haben aber oft auch starke demenzverursachende Eigenschaften.

Zu weiteren Substanzen, die bei jemandem mit LBD unerwünschte Nebenwirkungen auslösen können, gehören [3]:

- atypische Neuroleptika
- abschwellende Mittel und Antihistaminika zur Behandlung von Erkältungen und Allergien
- einige Antidepressiva
- Spasmolytika zur Entspannung der Muskulatur und zur Behandlung der Inkontinenz
- starke Analgetika
- Inhalationsnarkotika in der Chirurgie.

Fakten in Kürze

- Viele Medikamente, die von der Allgemeinbevölkerung vergleichsweise sicher verwandt werden, können bei jemandem mit LBD gefährliche Nebenwirkungen auslösen.
- Jede Person mit LBD reagiert auf eigene Weise auf Medikamente.
- Die für jemanden mit LBD gefährlichsten Medikamente lassen sich unterteilen in jene, die folgende Nebenwirkungen verursachen können:
  - Demenzsymptome, wie Verwirrtheit und Halluzinationen
  - motorische Funktionsstörungen, wie Tremor oder Kontraktion der Muskulatur
  - starke Sedierung.
  - Klassische Neuroleptika und Benzodiazepine, die mehr als eine Art der vorangehenden Symptome verursachen können, sind generell am gefährlichsten.

Weil die Liste der Medikamente, die in Zusammenhang mit LBD schwere Nebenwirkungen auslösen können, so lang ist, ist es wichtig, sich über jedes Medikament, das Ihr/e Angehörige/r einnimmt, sowie über seine möglichen Nebenwirkungen im Klaren zu sein und dessen Anwendung dann sorgfältig zu überwachen.

Wenn es Ihnen gelungen ist, einen Arzt zu finden, der sich mit LBD auskennt, können Sie darauf vertrauen, dass er die grundsätzlich zu meidenden Medikamente kennt. Gehen Sie jedoch nicht davon aus, dass er auch dann daran denkt, keine bei LBD gefährlichen Medikamente zu verordnen, wenn Ihr/e Angehörige/r wegen einer Erkrankung zu ihm geht, die mit LBD nichts zu tun hat. Ihre Nachfrage wird ihn daran erinnern.

Tipp

Wenn jeweils nur ein Medikament hinzugefügt oder ausgetauscht wird, können Sie die Reaktionen Ihres Angehörigen leichter überwachen.

Ärzte sind vielbeschäftigte Leute und selbst die Engagiertesten unter ihnen finden selten die Zeit, sich über die vielen von ihnen behandelten Krankheiten auf dem Laufenden zu halten. Denken Sie allerdings daran, dass Sie selbst zwar mehr Zeit und Interesse haben mögen, über diese eine Erkrankung nachzuforschen, dass jedoch der Arzt vielfältige weitere Informationen haben wird, die sich darauf auswirken können, was Ihr/e Angehörige/r verordnet bekommt. Gehen Sie daher auf Nummer sicher. Prüfen Sie alles nach, aber gehen Sie jede neue Information mit Ihrem Arzt durch.

> Wann immer Hilda ein neues Medikament bekommt, prüfe ich es im Internet nach. Es gibt einige hervorragende Webseiten, auf denen ich etwas über Medikamente in Worten erfahre, die ich auch wirklich verstehen kann. Wenn mir das Gelesene Sorgen bereitet, rufe ich in der Praxis des Arztes an und spreche mit der Pflegenden, die sich zum Glück sehr gut mit LBD auskennt. Ich bin sicher, sie halten mich für übermäßig besorgt, aber Hilda ist wichtiger als das, was sie denken. Gewöhnlich kennt die Pflegende, was ich gelesen habe und weiß meine Befürchtungen zu beruhigen. Aber einmal war ihr das, was ich gelesen hatte, neu. Sie sagte es dem Arzt und dieser stellte die Medikation sofort um. Dieses eine Mal lohnte all die anderen Male, die ich angerufen hatte. *Barney*

Sie können auch Apotheker als Quelle nutzen. Fragen Sie beim Einlösen des Rezepts nach Konflikten mit der LBD oder einem anderen Medikament. Da Apotheker auf die Medikamente ausgerichtet sind, wissen sie darüber oft sogar mehr als Ihr Arzt.

Wenn Sie einen Computer nutzen können, machen Sie es wie Barney und forschen Sie über das Medikament im Internet nach. Wenn Sie Fragen zu Ihren Funden haben, wenden Sie sich mit Ihren Anliegen an den Arzt. Natürlich sollten Sie außerdem jedes neue Medikament sorgfältig überwachen und alle verdächtigen Nebenwirkungen rasch melden, damit die Substanz gegebenenfalls abgesetzt werden kann.

Tipp

Medikamente können in folgenden Internet-Quellen nachrecherchiert werden:

- Rote Liste: http://www.rote-liste.de/
- AMIS, Arzneimittelinformationssystem: amis-bfarm@bfarm.de
- Pharmaindustrie: www.Pharmnet-bund.de/
- Vergiftungszentralen in D, CH und AT. www.vergiftungszentrale.de
- Pharmawiki Schweiz: www.pharmawiki.ch

Führen Sie Tagebuch über die Medikation. Da jede Person mit LBD anders auf Medikamente reagiert, lohnt es sich, täglich Aufzeichnungen über die Medikation Ihrer geliebten Person zu führen, und zwar mit:

- Datum
- Medikation
- Dosis
- Tageszeit der Einnahme
- einem Abschnitt für die Reaktionen (soweit vorhanden)
- jedes unübliche ausagierende Verhalten – oder dessen Nachlassen.

Nehmen Sie auch Veränderungen der Routinen auf, wie etwa eine andere Essens- oder Schlafenszeit als üblich. Auch diese können sich auf die Medikation auswirken. Da es höchstwahrscheinlich gleich nach der Ersteinnahme eines neuen Medikaments zu Problemen kommt, versichern Sie sich, das Datum der Ersteinnahme einer neuen Substanz festzuhalten und dokumentieren Sie während der ersten paar Tage danach sorgfältig die Reaktionen Ihrer/s Angehörigen. Ein solches Tagebuch ist Ihrem Arzt eine große Hilfe, um herauszufinden, was er verordnen soll.

Medikamente, die LBD-Symptome verstärken können

Klassische Neuroleptika

Von allen zuvor erwähnten Medikamenten bereiten die zur Behandlung psychischer Störungen eingesetzten der Gemeinschaft LBD-Betroffener die meisten Sorgen. Jahrelang wurden diese als *Neuroleptika* bezeichneten Substanzen bei Halluzinationen und anderen psychotischen (ausagierenden) Verhaltensweisen eingesetzt, und zwar selbst bei alten Menschen. Heutzutage ist Haloperidol die einzige dieser Substanzen, die noch allgemein in Gebrauch ist. Auch wenn Neuroleptika bei Alzheimer-Krankheit im Allgemeinen nur wenige Nebenwirkungen verursachen, forderte die Food and Drug Administration (FDA)in den USA kürzlich einen *schwarz umrandeten Warnhinweis*, dass Neuroleptika bei alten Patienten mit Demenz das Sterberisiko erhöhen. Hinzu kommen noch die Risiken für jemanden mit LBD, bei dem eine einzige Dosis zu Folgendem führen kann [4]:

- eine oft dauerhafte Abnahme der Kognition
- verstärkte und möglicherweise irreversible motorische Beeinträchtigung

- schwere Sedierung
- Symptome ähnlich dem malignen neuroleptischen Syndrom (NMS) – hohes Fieber, Muskelstarre und Zusammenbruch des vegetativen Nervensystems, der zum Nierenversagen und zum Tod führen kann.

Die vorangehende Aufstellung zeigt, dass klassische Neuroleptika Eigenschaften haben, die demenzbezogene Symptome, motorische Funktionsstörungen und Sedierung verursachen können. Es überrascht nicht, dass diese Substanzen bei jemandem mit LBD als nicht sicher gelten.

> Als ich Anique einmal wegen Dehydratation in die Notaufnahme brachte, begann sie zu halluzinieren und agitiert zu werden, während man ihr Flüssigkeit infundierte. Die Pflegende in der Notaufnahme gab ihr Haldol® [Haloperidol]. Ich war besorgt, aber die Pflegende sagte, ich sollte mir keine Gedanken machen, man täte so etwas dauernd und es würde sie gleich beruhigen. *Jim*

Stress oder ein körperliches Leiden kann Halluzinationen, Wahnvorstellungen oder sonstiges ausagierendes Verhalten, wie etwa herausforderndes Verhalten, mit sich bringen. Im Jahre 2001 bestand in allen Notaufnahmen (USA) die Anweisung, Patienten mit störendem Verhalten mit klassischen Neuroleptika zu beruhigen. Da die dortigen Patienten meist Alzheimer-Krankheit, Schizophrenie oder etwas anderes als LBD hatten, wirkten Neuroleptika gewöhnlich mit nur wenigen Nebenwirkungen, wenn sie überhaupt welche hatten.

> Anique beruhigte sich allerdings, ja, sie fiel in einen tiefen Schlaf, aus dem sie nicht erwachte. Der Arzt in der Notaufnahme wies sie über Nacht stationär zur Beobachtung ein. «Nur zur Sicherheit», sagte er. Als sie Stunden später in der Klinik erwachte, hielt sie die Arme mit verkrampften Händen vor die Brust gepresst. Ich versuchte, ihr zu helfen, sich zu bewegen, aber selbst mit meiner Hilfe konnte sie nicht locker lassen. Der Klinikarzt gab ihr etwas zur Entspannung der Muskulatur und nach etwa einer Stunde konnte sie die Arme bewegen. Dann bekam sie Halluzinationen. Der Arzt verordnete regelmäßige Dosen Haldol® [Haloperidol]. Am nächsten Tag waren ihre Muskeln wieder verkrampft. Da schließlich setzte der Arzt sowohl Haldol® als auch die Muskelrelaxanzien ab. *Jim*

Heutzutage würden viele Ärzte Aniques übersedierte Reaktion und ihre kontrahierte Armmuskulatur als eindeutige Zeichen einer LBD-bedingten Überempfindlichkeit für Haloperidol erkennen und das Neuroleptikum sofort absetzen. Im Jahre 2001 wusste niemand von den mit Anique Arbeitenden diese Nebenwirkungen mit ihrer leichten Demenz in Verbindung zu bringen. Daher erhielt sie mehrere Dosen Haloperidol, bevor der Arzt es schließlich absetzte.

Allmählich beginnen Notaufnahmen in Kliniken, Pflegeheime und andere Einrichtungen, über die Empfindlichkeit ihrer LBD-Patienten gegenüber diesen Medikamenten einigermaßen Bescheid zu wissen. Viele Ärzte und anderes medizinisches Personal tun dies indessen nicht. Die Lewy Body Dementia Association (LBDA) in den USA geht dieses Problem an, indem sie einen kostenlosen Notfallausweis zur Verfügung stellt, der medizinischem Personal vorgelegt werden kann. In Deutschland und der Schweiz gibt es von der Alzheimergesellschaft eine Ausweiskarte, auf der um Rücksicht auf die Demenz gebeten wird, hierauf könnte ein Vermerk angebracht werden, ebenso auf Patientenpässen und Notfallausweisen, die von den Krankenkassen ausgegeben werden. (Anm. Herausgeber)

Tipp

Holen Sie sich den Notfallausweis von der Webseite der LBDA, indem Sie dort im Startmenü «Professionals» und dann «Order Free Patient Handout» anklicken. [Die deutsche Alzheimer-Gesellschaft bietet Verständniskärtchen: «Ich habe Demenz» an unter https://shop.deutsche-alzheimer.de/broschueren/23/verstaendnis-kaertchen. Anm. d. Hrsg.]

> Als Anique nach mehreren Tagen in der Klinik wieder nach Hause kam, war ihre Muskulatur fast wieder normal. Ich merkte jedoch, dass sie ihr Wasserglas häufiger als früher umstieß. Und es schien mir, als wäre sie geistig nicht mehr so präsent wie noch zuvor. Auf jeden Fall hatte sie mehr Halluzinationen. *Jim*

Auch wenn Aniques Demenz noch leicht war, hatte die Haloperidol-Episode eine dauerhafte Wirkung. Ihr umgestoßenes Wasserglas war Beleg für eine nachlassende Koordination zwischen Hand und Auge. Außerdem waren ihre Denkfähigkeiten weniger scharf und ihre Halluzinationen hatten zugenommen.

> Mein Harry bekam solch einen schweren Harnwegsinfekt, dass ich ihn in die Notaufnahme bringen musste. Der Arzt verordnete einige Antibiotika intravenös, aber als die Schwester kam, um sie zu spritzen, wollte

> Harry sich von ihr nicht berühren lassen. Er rief, sie würde versuchen, ihn umzubringen. Und so kam eine weitere Pflegende und sie hielten meinen Harry nieder und gaben ihm irgendwas in den Arm. Als ich fragte, was sie ihm gegeben hätten, sagte die Schwester, es wäre Haldol® [Haloperidol] gewesen. Er wehrte sich nicht mehr gegen sie und als sie die Infusion in seinem Arm hatten, schlief er fest. Als er zwei Stunden später wieder aufwachte, waren seine Arme eng an den Körper gezogen und er war richtig verwirrt. Die Verwirrtheit verschwand zum größten Teil, aber seine Arme sind immer noch kontrahiert – und das ist nun schon Monate her. *Nell*

Wie Anique fiel Harry in einen tief sedierten Schlaf und erwachte mit kontrahierten Muskeln und Verwirrtheit. Aber obwohl Harry nur eine Haloperidol-Dosis, statt, wie Anique, mehrere Dosen bekommen hatte, blieben seine Arme kontrahiert und ihre nicht. LBD ist sehr unberechenbar. Sie folgt keinen Regeln und befällt Menschen auf jeweils individuelle Weise.

Man beachte, dass sowohl Aniques als auch Harrys Demenzsymptome zunahmen, nachdem beide Muskelrelaxanzien bekommen hatten. Die meisten Muskelrelaxanzien haben anticholinerge Eigenschaften und können Demenzsymptome verstärken.

> Nur eine Dosis eines klassischen Neuroleptikums kann, wenn sie jemandem mit LBD gegeben wird, möglicherweise bleibende kognitive und/oder motorische Funktionsstörungen verursachen.

Die vielen jüngsten Berichte Betreuender über ähnliche Vorfälle wie bei Anique und Harry zeigen, dass wir wachsam sein müssen, wenn wir unsere Lieben in eine Notaufnahme oder an einen anderen Ort bringen, wo sie unter Umständen medizinischem Personal ausgesetzt sind, das über die Lewy-Body-Demenz weder etwas weiß noch sie versteht.

Zwar mag die neue Warnung der FDA in den USA (oder der Notfallausweis) vor Neuroleptika bei alten Patienten mit Demenz dazu führen, dass das Notaufnahmepersonal bei der Anwendung dieser Medikamente sorgfältiger ist, jedoch dürfen wir als Betreuungspersonen uns nicht darauf verlassen. Wenn Sie Ihre/n Angehörige/n außerdem mit einer Störung einliefern, die nichts mit LBD zu tun hat, wie Jim dies mit Anique tat, oder wenn der Patient jünger als 60 Jahre ist, merkt das Personal unter Umständen nicht, dass es mit einem Patienten zu tun hat, der unter die Kategorien «alt» und/oder «Demenz» fällt.

Der Ernsthaftigkeit des Problems wegen müssen betreuende Familienangehörige proaktiv sein. Sie können nicht länger die Hände in den Schoß legen und davon ausgehen, dass das medizinische Personal es am besten weiß. Wie Ihr Arzt, arbeitet auch das medizinische Personal in Kliniken, Pflegeheimen und anderen Einrichtungen mit vielen Krankheiten. Oft weiß man dort weniger über diese spezielle Krankheit als diejenigen von uns, die jeden Atemzug damit leben.

> Ich trage den LBDA-Notfallausweis stets bei mir. Wenn ich also Hilda in die Notaufnahme bringen muss, kann ich ihn den Mitarbeitern zeigen. Ich habe auch eine Liste mit allen Medikamenten erstellt, die sie meines Wissens nicht nehmen sollte. Die gebe ich dem Personal zusammen mit dem Ausweis. Dann versuche ich, uns für die nächste Zeit abzusichern, indem ich die Mitarbeiter bitte, beide Dokumente zu fotokopieren und sie in Hildas Akte zu legen. *Barney*

Wenn es Ihnen wie Nell ergeht, die nicht wusste, welche Medikamente für Harry gut oder schlecht sind, können Sie zumindest den LBDA-Notfallausweis mitführen, der Ihnen die Arbeit abnimmt. Die Informationen auf dem Ausweis sind allerdings ziemlich allgemein gehalten. Barney ging einen Schritt weiter und führte die speziellen Medikamente, die seines Wissens für Hilda unsicher waren, einzeln auf. Da Barney Hildas gesetzlicher Vormund ist, macht es seine unterzeichnete Notiz in ihrer Akte rechtwidrig, ihr diese Medikamente zu geben, ohne ihn vorher zu fragen.

Es gibt jedoch Berichte von Betreuungspersonen, denen zufolge selbst solche schriftlichen Anweisungen ignoriert wurden. Um mehr Gewicht zu bekommen, haben manche Betreuungspersonen einen Passus über rechtliche Schritte für den Fall hinzugefügt, dass irgendeine dieser gelisteten Substanzen ohne ihre schriftliche Zustimmung gegeben wird.

Tipp

Abgesehen davon, Ihren Notfallausweis dem Klinikpersonal zu zeigen, sollten Sie auch einplanen, den größten Teil des ersten Tages oder bis Ihre Lieben sich in einer Klinik oder Pflegeeinrichtung befinden, bei ihnen zu bleiben, um dem Personal einer jeden Schicht persönlich LBD-bezogene Informationen geben zu können.

Atypische Neuroleptika

Manche, als *atypische Neuroleptika* bezeichnete Substanzen können ausagierendes Verhalten, Halluzinationen oder andere LBD-bedingte Verhaltensweisen bei weniger Nebenwirkungen als die klassischen Neuroleptika verringern. Die häufigsten dieser «Atypischen» sind Quetiapin, Clozapin und Risperidon.

Mögliche Nebenwirkungen atypischer Neuroleptika sind:

- eine Zunahme des anvisierten LBD-bedingten Verhaltens
- das Auftreten weiterer LBD-bedingter Verhaltensweisen
- Schläfrigkeit.

Obwohl Betreuungspersonen berichten, dass atypische Neuroleptika einige LBD-bezogene Nebenwirkungen, wie Halluzinationen oder Schlafstörungen, verursachen können, sehen sie nur selten Verwirrtheit oder erhöhte motorische Funktionsstörungen. Was sie allerdings beobachten, ist Schläfrigkeit. Nebenwirkungen atypischer Neuroleptika klingen gewöhnlich ab, wenn die Substanz den Körper verlässt.

> Als Anique auch zuhause weiterhin Halluzinationen hatte, verordnete ihr Arzt ihr Risperdal® [Risperidon]. Sie nahm es einmal und ich war die ganze Nacht lang wach, weil sie so schlimme Träume hatte. Ich rief den Arzt an, der stattdessen Seroquel® [Quetiapin] verordnete. Es funktionierte und sie hatte wieder weniger Halluzinationen – ohne die Nebenwirkungen. *Jim*

Quetiapin ist mittlerweile als das atypische Neuroleptikum bekannt, das mit geringster Wahrscheinlichkeit Nebenwirkungen verursacht, wenn es bei LBD eingesetzt wird. In den Jahren seit Aniques Erfahrung ist Risperidon auf die Liste der atypischen Neuroleptika geraten, bei denen Nebenwirkungen wahrscheinlicher sind. Auch mit Aripiprazol und Olanzapin haben Betreuungspersonen mehr negative als positive Erfahrungen gemacht. Bei Clozapin ist die Wahrscheinlichkeit LBD-bedingter Nebenwirkungen eigentlich noch geringer, aber schon in der Allgemeinbevölkerung kann es schwere Leberschäden verursachen und muss durch regelmäßige Blutuntersuchungen überwacht werden. Daher wird es nur angewandt, wenn andere Medikamente unwirksam sind.

> Emma hatte eine Menge Halluzinationen, daher setzte ihr Arzt sie unter Seroquel® [Quetiapin] ihre Halluzinationen wurden schlimmer. Aber Risperdal® [Risperidon] wirkt bei ihr gut. *Howard*

Personen mit LBD reagieren anders auf Medikamente. Emmas Erfahrung zeigt, dass das, was bei den meisten gut funktioniert, für Ihre/n Angehörige/n unter Umständen nicht das richtige Medikament ist. Möglicherweise muss der Arzt etwas anderes ausprobieren, wie etwa Risperidon, das bei Emma wirkte. Dabei muss er mit sehr niedrigen Dosen beginnen und sich, wenn es keine Nebenwirkungen gibt, allmählich an eine wirksame Dosis heranarbeiten. Bei all solchen Medikamenten ist die Maxime: «Niedrig anfangen, langsam vorgehen.» Dies gilt sogar für jene Substanzen, die die geringsten Nebenwirkungen gezeigt haben, wie Quetiapin. Sie wissen nie, wann Ihre geliebte Person diejenige sein wird, welche schlecht anspricht. Betreuungspersonen sollten auch den schwarz umrandeten Warnhinweis auf allen Neuroleptika einschließlich der atypischen beachten. In Deutschland geben die Beipackzettel die Auskünfte über Risiken und Nebenwirkungen an. (Anm. d. Hrsg.)

> Als wir Emmas Medikamente bekamen, bemerkte ich auf einem Döschen einen schwarz umrandeten Warnhinweis, demzufolge bei alten Patienten mit Demenz ein erhöhtes Sterberisiko bestand. Sollte sie ein solch gefährliches Medikament nehmen? *Howard*

Die Antwort auf Howards Frage ist kein reines «Ja» oder «Nein». Die genaue Formulierung der Warnung der FDA in den USA lautet:

> «Warnung : Dieses Medikament ist ein Neuroleptikum. Es kann das Sterberisiko erhöhen, wenn es zur Behandlung geistiger Störungen bei alten Menschen, die durch Demenz verursacht werden, eingesetzt wird. Die meisten der Todesfälle traten in Verbindung mit Herzproblemen oder einer Infektion ein. Dieses Medikament ist zur Behandlung geistiger Störungen, die durch Demenz verursacht werden, nicht zugelassen.» [5]

Zwar ergab die Forschung tatsächlich einen kleinen, aber gut belegten Anstieg des Sterbe- und Schlaganfallrisikos bei älteren Erwachsenen mit Demenz, die Neuroleptika einnehmen, jedoch wurden in keiner der 17 Forschungsstudien, in denen diese Frage untersucht wurde, speziell Patienten mit LBD ausgewiesen. Wie wissen daher nicht, ob die Todesgefahr durch Neuroleptika für unsere Lieben tatsächlich höher oder niedriger ist als bei Menschen mit anderen Formen der Demenz. Was wir wissen, ist:

- Obwohl die FDA atypische Neuroleptika nicht für den Einsatz bei Demenz zugelassen hat, werden sie von Ärzten, die sich mit LBD auskennen, auch weiterhin verordnet, weil sie immer noch besser wirken als andere Substanzen mit weniger Nebenwirkungen.
- Zwar sind Herzprobleme und Schlaganfälle keine generell LBD-bezogenen Probleme, jedoch sind Menschen mit LBD infektanfällig und die Forschung hat gezeigt, dass es unter alten Patienten mit Demenz, die Neuroleptika einnahmen, zu mehr infektionsbedingten Todesfällen kam als unter denen, die Placebo nahmen.

Wie Sie sehen können, gibt es Gründe für und gegen die Anwendung dieser Substanzen. Wie der Balanceakt zwischen Mobilität und Kognition ist es auch mit den atypischen Neuroleptika ein Balanceakt. Sie, Ihr/e Angehörige/r und deren Arzt müssen die Gefahren gründlich erörtern und gegen die Lebensqualität abwägen, die diese Medikamente unter Umständen bieten können. Wenn Sie sich für ihre Anwendung entscheiden, sollten Sie dies natürlich sehr sorgfältig tun und die Methode «Niedrig anfangen, langsam vorgehen» anwenden.

Die meisten Betreuungspersonen entscheiden sich für die Anwendung der Substanzen. Jim hat die Webseiten der Gruppen Betreuender von Patienten mit LBD auf Berichte über Todesfälle durch atypische Neuroleptika hin durchsucht und keine gefunden. Allerdings fand er sehr viele Berichte über eine Verstärkung des Verhaltens, das eigentlich durch das Medikament behandelt werden sollte, wie etwa Emmas vermehrte Halluzinationen, oder eine Zunahme sonstiger LBD-bedingter Verhaltensweisen, wie etwa Aniques schlechte Träume.

Wenn Sie sich für die Anwendung atypischer Neuroleptika entscheiden, besteht Ihre Aufgabe darin, sicherzustellen, dass diese Medikamente die bestmögliche Wirkung bei minimalem Schaden haben. Überwachen Sie die Anwendung sorgfältig, indem Sie auf Nebenwirkungen achten, sorgen Sie für gute Aufzeichnungen und berichten Sie über Veränderungen.

Tipp

Achten Sie bei der Anwendung atypischer Neuroleptika sehr genau auf Nebenwirkungen wie etwa eine Zunahme demenzbedingter Symptome oder eine zu starke Schläfrigkeit. Geben Sie jede Beobachtung an den Arzt weiter, damit die Dosierung oder die Einnahmezeit angepasst oder das Medikament umgestellt werden kann. Achten Sie auch sorgfältig auf Infektionen und lassen Sie sie rasch behandeln.

Mit fortschreitender Erkrankung verliert ein atypisches Neuroleptikum unter Umständen an Wirkung und LBD-bedingte Symptome können wieder auftreten oder zunehmen. Achten Sie auf diese Veränderungen und informieren Sie den Arzt, damit die Dosis des Medikaments erhöht werden kann. Achten Sie dann wieder auf Nebenwirkungen dieser erhöhten Dosis und geben Sie jede Beobachtung weiter.

Eine gute Idee ist es, zu dokumentieren, welches Medikament in welcher Menge und wann verabreicht wird. Fügen Sie, wann immer Sie etwas anderes beobachten, eine Anmerkung hinzu. Dies wird dem Arzt bei der Entscheidung helfen, was zu verordnen ist.

Atypische Neuroleptika haben sowohl nützliche als auch möglicherweise gefährliche Qualitäten. Betreuungspersonen müssen das Pro und Contra ihrer Anwendung mit dem Arzt Ihrer/s Angehörigen besprechen. Wenn sie eingesetzt werden, sollten Sie Ihre/n Angehörige/n sorgfältig auf unerwünschte Wirkungen hin überwachen.

Medikamente auf Benzodiazepin-Basis

Anxiolytika (Tranquilizer), Schlafmittel, sowie viele freiverkäufliche Mittel gegen Erkältung und Antiallergika haben anticholinerge (demenzproduzierende) und sedierende Eigenschaften. Sie gelten bei jemandem mit LBD generell als unsicher.

Anxiolytika

Sedativa auf Benzodiazepin-Basis, wie Diazepam, Alprazolam, Clorazepat und Lorazepam, sind in der Allgemeinbevölkerung seit vielen Jahren zur Behandlung von Angst, herausforderndem Verhalten und ausagierendem Verhalten in Gebrauch. Eine einzige Dosis, die jemandem mit LBD verabreicht wird, kann schwere Sedierung oder eine möglicherweise permanente Verwirrtheit verursachen.

Betreuungspersonen berichten, dass ihre Lieben bisweilen geringe Dosen Lorazepam, der schwächsten dieser Substanzen, vertragen können. Natürlich ist das nicht immer der Fall.

> Der Arzt von meinem Harry verordnete gegen seine Agitiertheit Ativan® [Lorazepam]. Es half nicht und so erhöhte er die Dosis. Das wirkte, aber als mein Harry schlafen ging, schlug er um sich und hielt mich wach. Ich sagte es dem Arzt, der die Verordnung auf Seroquel® [Quetiapin]

> umstellte. Das half dann. Harry war nicht so agitiert und hatte nicht so schlechte Träume. *Nell*

Mit der höheren Dosis nahm Harrys Agitiertheit ab, aber dann bekam er ein anderes LBD-Symptom: aktive Träume. Das ist bei LBD oft so: Ein Problem ist gelöst und ein anderes tritt an seine Stelle.

Alternativen. Der Arzt kann bei einer Verhaltensstörung, wie der von Harry, eine sehr niedrige, sorgfältig überwachte Dosis einer dieser Substanzen – gewöhnlich Lorazepam – verordnen. Betreuungspersonen berichten jedoch, dass viele ihrer Ärzte lieber mit einem atypischen Neuroleptikum, wie Quetiapin, oder einem Antidepressivum, wie Buspiron oder Fluoxetin, beginnen.

Schlafmittel

Flurazepam und Temazepam sind Beispiele für Sedativa auf Benzodiazepin-Basis, die in der Allgemeinbevölkerung dem Schlaf dienen. Diese Substanzen sollten jemandem mit LBD nicht verabreicht werden. Zolpidem ist ein starkes Sedativum mit erwiesenermaßen starken unerwünschten Wirkungen selbst in der Allgemeinbevölkerung, was es für jemanden mit LBD zu einer schlechten Wahl macht.

Alternativen. Trazodon und Divalproex sind leichte Nicht-Benzodiazepin-Sedativa, die bei LBD oft in niedriger Dosis verschrieben werden. Manche Ärzte verordnen auch niedrige Dosen eines leichten Antidepressivums, wie etwa Maprotilin. Eine noch sicherere Alternative, die oft von Betreuungspersonen eingesetzt wird, ist Melatonin, ein natürliches schlafregulierendes Hormon.

Kurzübersicht

- Substanzen wie Benzodiazepin, Alprazolam und die meisten Schlafmittel haben starke Demenz verursachende und sedierende Eigenschaften und sollten bei LBD gemieden werden.
- Lorazepam, ein milderer Vertreter der Benzodiazepin-Familie, wird bisweilen in niedriger Dosierung bei LBD-bedingten Verhaltensstörungen verordnet.
- Zu den alternativen Schlafmitteln gehören Trazodon, Divalproex und das Antidepressivum Maprotilin.

Mittel gegen Erkältung und Antiallergika

Die meisten Medikamente dieser Gruppe sind freiverkäuflich, das heißt, ohne Rezept erhältlich. Dekongestiva bzw. abschwellende Mittel, wie etwa Pseudoephedrin, und Antihistaminika, wie Diphenhydramin, Loratadin und Chlorpheniramin, sind seit langem zur Behandlung von Erkältungs- und Allergiesymptomen in Gebrauch. Dekongestiva und Antihistaminika enthalten in ihren aktiven Wirkstoffen gewöhnlich eine Form von Benzodiazepin. Daher sollten Medikamente mit einer dieser Substanzen gemieden werden. Manche Medikamente, wie Antihistaminika und Dekongestiva für die Nase in Kombination, oder Acetaminophen (Paracetamol), Brompheniramin und Pseudoephedrin in Kombination, enthalten sowohl Dekongestiva als auch Antihistaminika, das heißt zwei gefährliche Inhaltsstoffe, was die Wahrscheinlichkeit, dass sie Probleme bereiten, noch erhöht.

Nur weil ein Medikament kein Rezept erfordert, heißt das nicht, dass es für jemanden mit LBD sicher ist. Es beseitigt nur das Sicherheitsnetz aus Arzt und Apotheker und überlässt die Entscheidung Ihnen. Geben Sie Ihrer geliebten Person niemals freiverkäufliche Medikamente, ohne dies zuerst mit dem Arzt oder Apotheker zu überprüfen.

Alle Medikamente dieser Gruppe können LBD-bezogene Nebenwirkungen, wie Verwirrtheit, aktive Träume oder Halluzinationen, verursachen. Glücklicherweise sind diese Reaktionen zwar unter Umständen intensiv, aber wenn überhaupt, dann nur selten von Dauer.

> Hilda hat jahreszeitlich begrenzte Allergien. Zyrtec® [Cetirizin], ein inzwischen freiverkäufliches Antihistaminikum, brachte stets gute Linderung. Dann wurde bei ihr jedoch eine LBD diagnostiziert und sie begann mit der Einnahme von Antidementiva. Die halfen wirklich. Sie konnte klarer denken und hatte nicht mehr jene aktiven Träume. In diesem Frühjahr kehrten zum ersten Mal seit Jahren ihre Allergien zurück und sie nahm eine ihrer Zyrtec®-Pillen [Cetirizin]. Mann! Sie war so verwirrt – es war, als würde sie überhaupt keine Antidementiva einnehmen. In jener Nacht kamen auch ihre aktiven Träume wieder. Natürlich setzten wir Zyrtec® [Cetirizin] ab und am nächsten Tag ging es ihr wieder gut. Wir versuchten es mit Claritin® [Loratadin] – mit demselben Resultat. Was sollen wir jetzt tun? *Barney*

Cetirizin und Loratadin sind häufige freiverkäufliche Medikamente gegen Erkältungen und Allergien und beide enthalten Antihistaminika. Hildas Verwirrtheit nahm zu, als die Antihistaminika die Wirksamkeit ihrer Antidementiva beeinträchtigten. Ihre Verwirrtheit hielt jedoch nur so lange an, wie die Antiallergika in ihrem Körper waren.

Alternativen. Barney könnte Hildas Arzt nach Montelukast fragen. Manche Betreuungspersonen berichten, dass dieser Nicht-Antihistamin-Inhaler wenige Nebenwirkungen hatte und bei den Allergien ihrer Lieben gut wirkte. Allerdings ist Montelukast verschreibungspflichtig und daher im Vergleich zu seinen freiverkäuflichen Mitbewerbern teuer.

> Wenn ich für Emma freiverkäufliche Medikamente hole, lese ich jedes Etikett und jeden Beipackzettel. Früher habe ich das nicht getan, aber einmal hatte ich es eilig und griff nach dem erstbesten Hustensaft, den ich sah. Als ich ihn Emma gab, wurde sie schrecklich verwirrt und konnte fast einen Tag lang nicht selbstständig essen. Glücklicherweise hatte ich ihr nur eine geringe Menge gegeben und am nächsten Tag ging es ihr wieder gut. *Howard*

Howard hat möglicherweise einen Hustensaft gekauft, der ein abschwellendes Mittel enthielt, was nicht bei allen der Fall ist. So ist beispielsweise der Hustensaft Robitussin® [Guaifenesin] im Gebrauch sicher, aber Robitussin® DM enthält ein abschwellendes Mittel. Sie können auf Dekongestiva überprüfen, indem Sie die Liste aktiver Wirkstoffe auf dem Etikett lesen. Wenn Guaifenesin, ein Expektorans, der einzige aktive Wirkstoff ist, ist das Medikament möglicherweise sicher. Sind weitere aktive Wirkstoffe, wie etwa die Dekongestiva Phenylephrin oder Diphenhydramin, enthalten, sollten Sie das Medikament als für Ihre/n Angehörige/n unsicher betrachten.

> Seit mein Harry im Krankenhaus diese Reaktion auf Haldol® [Haloperidol] hatte, bemühe ich mich darum, mehr über diese Medikamente herauszufinden. Am schwersten fällt mir das bei denen, die ich gegen seinen Husten oder seine Heiserkeit rezeptfrei kaufe. Ich weiß, ich sollte die Etiketten lesen, aber all diese Worte sind so lang und schwer zu verstehen. Was ich dann letztlich aussuche, zeige ich immer dem Apotheker und frage, ob ich eine gute Wahl getroffen habe. Beim letzten Mal brachte mir die Diensthabende bei, eines zu finden, von dem ich weiß, dass es unsicher ist, und dessen Etikett dann mit einem zu vergleichen, von dem ich weiß, dass es sicher ist. Wenn das neue Medikament ähnli-

> che aktive Wirkstoffe hat, kann ich ziemlich sicher sein, dass es für meinen Harry ebenfalls nicht sicher ist. Und das krieg ich jetzt hin! *Nell*

Lernen Sie wie Nell, Ihre Etiketten zu lesen. Und selbst dann ist es gut, entweder mit Ihrem Arzt oder einem Apotheker oder mit beiden zu prüfen, bevor Sie Ihrer geliebten Person irgendwelche freiverkäuflichen Medikamente geben. Beginnen Sie mit sehr niedrigen Dosen und arbeiten Sie sich langsam bis zu einer wirksamen Dosis vor. Denken Sie daran, dass eine effektive Dosis bei Ihrer geliebten Person viel geringer als die auf der Packung empfohlene Menge sein kann.

Tipp

Um herauszufinden, ob ein freiverkäufliches Medikament unsicher ist, vergleichen Sie dessen Etikett mit dem eines Präparats, von dem Sie bereits wissen, dass es unsicher ist. Wenn beide ähnliche aktive Inhaltsstoffe haben, betrachten Sie dieses Präparat ebenfalls als unsicher.

Antidepressiva

Depression kommt bei allen Menschen mit Demenz sehr häufig vor und ist bei LBD sogar noch häufiger. Glücklicherweise sind viele in der Allgemeinbevölkerung eingesetzte Antidepressiva bei LBD relativ sicher im Gebrauch.

Trizyklische Antidepressiva

Trizyklische Antidepressiva, wie Amitriptylin und Methyldopa, gleichen den Benzodiazepinen insofern, als sie starke Demenz verursachende und sedierende Eigenschaften haben, was sie für jeden mit LBD unsicher macht. Diese Substanzen gibt es schon seit langem und Sie oder Ihr/e Angehörige/r haben sie eventuell schon früher einmal mit gutem Erfolg gegen Depression angewandt. Trizyklische Antidepressiva werden jedoch heutzutage überhaupt nur noch selten eingesetzt, weil die neueren Substanzen weniger Nebenwirkungen haben.

Monoaminooxidasehemmer

Neben ihrer Anwendung zur Behandlung der Depression in der Allgemeinbevölkerung dienen Monoaminooxidasehemmer (MAO-Hemmer) wie Phenelzin manchmal auch zur Behandlung der motorischen Symptome der Parkinson-Krankheit (PD). Wie andere Medikamente bei PD haben auch sie Demenz verursachende Eigenschaften. Meist können sie jedoch in der Allgemeinbevölkerung bisweilen fatale Reaktionen auslösen, wenn sie zusammen mit vielen anderen Medikamenten und vielen Nahrungsmitteln eingenommen werden. Seit dem Auftauchen neuer Antidepressiva mit weniger Nebenwirkungen werden diese Medikamente daher nur noch selten verordnet. Wie die trizyklischen Antidepressiva sind auch sie bei LBD eine schlechte Wahl.

Die älteren Antidepressiva (Trizyklika und MAO-Hemmer) werden überhaupt nur noch selten verwendet. Die als nächstes besprochenen neueren und leichteren Antidepressiva werden auch bei Angst, Agitiertheit und anderem ausagierenden Verhalten mit, wenn überhaupt, dann nur wenigen negativen Nebenwirkungen eingesetzt.

Alternativen. Sertralin gehört zu einer Gruppe von Antidepressiva, die als *selektive Serotonin-Wiederaufnahme-Hemmer* (SSRI) bezeichnet wird und begrenzte sedierende und anticholinerge Eigenschaften hat. Betreuende von Personen mit LBD haben bei diesen Substanzen nur über wenige negative Nebenwirkungen berichtet. Die Liste der SSRI ist sehr lang, einige der häufigsten sind, neben Sertralin noch Fluoxetin, Paroxetin und Escitalopram (Cipralex ®).

> Seit David nicht mehr arbeitet, ist er sehr depressiv. Wir haben es uns zur Gewohnheit gemacht, uns regelmäßig körperlich zu betätigen und all das, aber es gibt immer noch Zeiten, zu denen er richtig niedergeschlagen ist. Wir sprachen mit seinem Arzt und der verordnete Zoloft® [Sertralin]. Zunächst konnte ich keine Veränderung sehen, aber nach etwa einem Monat sah ich eine Wende zum Besseren. Jetzt spielt er sogar manchmal mit den Kindern. *Maria*

Es gibt noch ein paar weitere, unterschiedliche Antidepressiva, wie etwa Bupropion (Elontril ®), Buspiron und Maprotilin (Ludiomil ®), die vergleichsweise schwache sedierende und anticholinerge Eigenschaften haben. Betreuende von Patienten mit LBD haben bei beiden Substanzen über gute Resultate berichtet.

Fakten in Kürze

Antidepressiva in der SSRI-Gruppe und mehrere nicht-benzodiazepin-basierte Antidepressiva gelten bei Menschen mit LBD im Allgemeinen als sicher.

Medikamente zur Kontrolle von Muskelproblemen

Muskelrelaxanzien

Muskelrelaxanzien, wie Cyclobenzaprin (USA) und Carisoprodol (USA), dienen zur Behandlung von Spannungskopfschmerz, Muskelkrämpfen und verspannten Muskeln. Auch Medikamente auf Benzodiazepin-Basis, wie Diazepam, können als Muskelrelaxanzien vorgeschlagen werden. All diese Substanzen können demenzbezogene Symptome wie Verwirrtheit, Halluzinationen und aktive Träume verursachen und gelten daher bei Menschen mit Lewy-Body-Demenz als unsicher. Die Nebenwirkungen dieser Substanzen sind – außer bei Benzodiazepinen – selten permanent.

> Als Anique im Krankenhaus war und mit zusammengezogenen Armen aufwachte, gab ihr der Arzt ein Muskelrelaxans. Es entspannte ihre Muskeln, aber sie bekam wieder Halluzinationen. *Jim*

Wie viele der Medikamente auf der Liste «Nicht für Personen mit LBD» lösen auch Muskelrelaxanzien oft ein Problem, nur um ein anderes, oft gravierenderes Problem zu verursachen.

Die Muskelprobleme Ihrer geliebten Person sind unter Umständen medikationsbedingt. Die zuvor in diesem Kapitel bereits erwähnte Medikationsdokumentation wird gute Dienste leisten, wenn es darum geht, Probleme zu identifizieren. Wenn Sie ein Muster verstärkter Muskelkrämpfe oder anderer Probleme erkennen, geben Sie Ihre Aufzeichnungen dem Arzt, der dann beurteilen kann, ob Dosisanpassungen oder Umstellungen der Medikamente nötig sind.

Alternativen. Es gibt zwar, wenn überhaupt, dann nur wenige Medikamente, die sich zur sicheren Behandlung von Muskelproblemen empfehlen lassen, jedoch können freiverkäufliche Medikamente, wie Ibuprofen oder Acetaminophen beim Abbau der Muskelschmerzen helfen. Interventionen von Seiten der Betreuungspersonen können hingegen noch wirksamer sein:

- Abnahme der Muskelkrämpfe durch:
  - regelmäßige körperliche Betätigung und
  - eine ruhige, stille und nicht belastende Umgebung.
- Bestehende Muskelkrämpfe können sich lösen durch:
  - beruhigende Aktivitäten wie eine Massage, eine heiße Milch und sogar Lachen sowie

- Ablenkungen, die die Aufmerksamkeit Ihrer geliebten Person auf etwas anderes richten.

Medikamente gegen Inkontinenz

Die Medikamente dieser Gruppe, wie etwa Tolterodin und Oxybutinin, dienen dazu, Muskelspasmen in der Blase zu unterbrechen und die Inkontinenz zu verringern. Da letztere ab einem gewissen Zeitpunkt im Verlauf der LBD einfach gegeben ist, handelt es sich hier um einen Aspekt, den Betreuungspersonen ins Auge fassen müssen. Die meisten Medikamente gegen Inkontinenz haben jedoch starke Demenz verursachende Eigenschaften [8].

> Als Hilda allmählich Probleme bekam, rechtzeitig ins Bad zu gelangen, fragten wir den Arzt nach Detrol® [Tolterodin], weil wir im Fernsehen so viel darüber gehört hatten. Es zeigte sich, dass es bei LBD schlecht ist. Hilda wurde schon verwirrt genug, sie brauchte ganz bestimmt nichts, das es noch schlimmer macht. Also fragten wir, ob es noch etwas anderes gäbe. Der Arzt sagte, es könnte sein oder auch nicht – es hinge davon ab, ob Hilda die wenigen, die für sie sicherer wären, auch vertrüge und ob sie wirkten. Es zeigte sich, dass das einzige, das sie vertragen konnte, nicht viel half. Also kauften wir ein Paket Vorlagen. *Barney*

Alternativen. Die Substanz, die Hilda ausprobierte, war Tamsulosin. Andere Betreuungspersonen haben berichtet, dass es bei Ihrem Angehörigen gut wirkt und wenige Nebenwirkungen hat. Denken Sie jedoch daran, dass jede Person mit LBD individuell auf jedes Medikament reagiert, daher kann die Substanz bei Ihrer geliebten Person sicher sein oder nicht, oder sie wirkt unter Umständen ganz einfach nicht, wie bei Hilda.

Tipp

Hinweise für den nichtmedikamentösen Umgang mit Inkontinenz finden Sie in Kapitel 5.

Medikamente gegen die Parkinson-Krankheit

Menschen mit PD nehmen gewöhnlich Medikamente wie Carbidopa-Levodopa oder Benztropin (nur USA), welche die Muskeln entspannen und sie funktionsfähiger machen. Diese Substanzen bekämpfen jedoch den Effekt auf die Kognition wirkender Substanzen und sorgen für ein stetes Dilemma bei Familien mit PDD-Patienten, die ständig zwischen Mobilität und Kognition wählen müssen (s. Kap. 5).

Tipp

Die meisten Medikamente gegen Muskelprobleme, einschließlich der Inkontinenz, haben starke Demenz verursachende Eigenschaften und sollten gemieden werden. Tamsulosin kann bei Inkontinenz gut wirksam sein, ohne starke Nebenwirkungen zu verursachen.

Opiate und starke Analgetika

Betreuungspersonen berichten wiederholt, ihre Lieben seien überempfindlich gegen Opiate wie Morphin und Meperidin oder andere starke Analgetika. Eine normale Dosis verursacht wahrscheinlich Halluzinationen, Wahnvorstellungen und sonstiges ausagierendes Verhalten. Das Verhalten verschwindet jedoch, sobald die Substanzen das System verlassen haben. Hat jemand PD, so kann diese Empfindlichkeit schon lange vor den ersten Demenzsymptomen auftreten.

Meine Schwester Lucille, die die Parkinson-Krankheit hatte, wurde wegen einer Tumortherapie stationär aufgenommen und erhielt einige starke Analgetika. Als ich sie besuchte, flüsterte sie, sie hätte einige Mitarbeiter in einem Zimmer auf der gegenüberliegenden Seite des Flurs einen Mord planen hören. Sie hatte Angst, dass sie auch sie selbst töten würden, wenn sie wüssten, dass sie es gehört hatte. Selbst nachdem meine Schwester die Klinik verlassen hatte und die Medikamente nicht mehr einnahm, hielt sie ihre Gefährdung noch für real.

Ansonsten schienen ihre Denkfähigkeiten in etwa dieselben zu sein und sie hatte keine Wahnvorstellungen mehr. Ihr Tumor jedoch wuchs weiter und so ging sie ins Hospiz. Als ihr Krebsleiden Schmerzen zu bereiten begann, gab ihr eine Hospizpflegende Morphin. Abermals bekam sie Wahnvorstellungen. Diesmal war sie sicher, die Polizei sei gekommen, um sie zu verhaften. Wir setzten die Medikation ab und die Polizei verschwand. Wir versuchten es mit der Hälfte der vorherigen Dosis und die Polizei war wieder da. Dann versuchten wir es mit einem Viertel der Dosis und das wirkte schließlich, vor allem, wenn wir es ihr vor dem Einsetzen der Schmerzen gaben.

Tipp

Verabreichen Sie Medikamente, bevor die Schmerzen einsetzen. Man braucht weniger, um die Schmerzen am Entstehen zu hindern als um sie zu lindern.

Lucilles Wahnreaktion auf Opiate und ihr positives Ansprechen auf eine sehr niedrige Dosis gleichen dem, was Betreuende von Personen mit LBD berichten. Ihre Empfindlichkeit gegenüber diesen Substanzen mag ein Frühsymptom der Parkinson-Krankheit mit Demenz (PDD) gewesen sein.

Wenn jemand, den wir lieben, Schmerzen hat, möchten wir, dass sie aufhören – je eher, desto besser. Für jemanden mit LBD können jedoch hohe Dosen eines starken Analgetikums andere Belastungen, wie etwa die Angst, die meine Schwester infolge ihrer Wahnvorstellungen hatte, mit sich bringen. Wie immer, ist es Aufgabe der Betreuungsperson, zu überwachen und zu berichten, damit die richtige Dosierung eingesetzt werden kann.

Alternativen. Versuchen Sie es zunächst mit schwächeren, freiverkäuflichen Analgetika, wie etwa Acetylsalicylsäure, Acetaminophen, Naproxen oder Ibuprofen. Sollte etwas Stärkeres nötig sein, können sehr niedrige Dosen der stärkeren Substanzen oft toleriert werden.

Die Lewy-Body-Demenz kann dazu führen, dass eine Person auf Analgetika mit ausagierendem Verhalten überreagiert. Sehr niedrige Dosen – besser noch: weniger gefährliche, freiverkäufliche Analgetika – können ohne die LBD-bedingten Nebenwirkungen effektiv sein.

Inhalationsnarkotika

Inhalationsnarkotika oder die in der Chirurgie angewandte Vollnarkose sollten bei allen alten Menschen mit äußerster Vorsicht eingesetzt werden. Mit zunehmendem Alter eines Menschen werden diese Substanzen immer gefährlicher. Dies gilt vor allem für jemanden mit LBD. [9]

> Gleich nachdem bei Peter eine leichte LBD diagnostiziert worden war, verkauften wir unser Haus und zogen in eine Einrichtung für unabhängiges Wohnen (Infastruktur wird zur Nutzung angeboten). Peter hatte Anfälle von Verwirrtheit, gelegentliche leichte Halluzinationen und

> aktive Träume, war aber noch immer sehr funktionsfähig. Es ging uns gut und wir genossen das Leben. Und dann stürzte Peter und brach sich die Hüfte.
> Unser Arzt warnte uns vor den Gefahren einer Operation für jeden mit LBD, aber Peter hatte so schreckliche Schmerzen und wir beschlossen, es wäre das Risiko wert. Nach der Operation saß Peter im Rollstuhl. Ich wusste, ich könnte ihn nicht versorgen – ich habe eigene gesundheitliche Probleme – und daher ging er nach seiner Rückkehr aus der Klinik in die Demenzpflegeeinheit unserer Einrichtung. Ich hatte gehofft, der Arzt hätte unrecht, aber dem war nicht so. Peters Verwirrtheit nahm zusammen mit Wahnvorstellungen und Halluzinationen rasch zu.
> *Jenny*

Vor seinem Sturz war Peters Demenz hinreichend leicht, dass er und Jenny sich daran anpassen und dennoch das Leben genießen konnten. Bei vielen Paaren kann dies mehrere Jahre so weitergehen, während die Demenz allmählich zunimmt. Es mag jedoch sein, dass Peters Fall der häufigere ist. Nach einem auslösenden Ereignis, wie etwa einer schweren Krankheit oder einer Operation, nimmt die Demenz plötzlich zu. Zwar hatte Peters Arzt die beiden vor den Gefahren einer Operation gewarnt, jedoch fiel die Wahl leicht. Angesichts Peters starker Schmerzen wählten sie die Operation. Bei anderen Menschen mit weniger dringendem Operationsbedarf kann die Familie beschließen, eine Operation nicht durchführen zu lassen.

> Anique hatte ständig Verstopfung, schon ihr ganzes Leben lang. Als ihr Arzt vorschlug, ihren Dickdarm zu verkürzen, um das Problem zu lösen, stimmte sie zu. Zuvor hatte Anique seit einigen Jahren aktive Träume gehabt, aber erst kurz nach dieser Operation wurde bei ihr eine leichte Demenz diagnostiziert. Dennoch kamen wir weiterhin gut zurecht und konnten sogar einen Transkontinentalflug machen, um unseren Sohn zu besuchen. Dann, etwa zwei Jahre nach ihrer Operation, bekam sie eine Blutung. Ich brachte sie eilig in die Notaufnahme. Der Arzt sagte mir, sie müsse notfallmäßig operiert werden, um einen Schaden infolge der ersten Operation zu beheben. Diesmal wachte sie richtig verwirrt auf und das besserte sich nicht. *Jim*

Noch bevor sie irgendwelche Symptome hatte, die sie selbst, Jim oder einer ihrer Ärzte als Demenz erkannten, hatte Anique einen elektiven Eingriff. Hätte ihr Arzt jedoch so viel über LBD gewusst, wie heute viele Ärzte, hätte er die richtigen Fragen gestellt und etwas über ihre aktiven Träume, ein sehr frühes, aber auch sehr häufiges Symptom der LBD, erfahren.

> Hätte Aniques Arzt uns über die Gefahren einer Operation für jemanden mit einem Symptom wie aktive Träume zu warnen gewusst, würde sie sich gegen die Operation entschieden haben, denke ich. Schließlich war ihre Verstopfung zwar lästig, hatte sie aber nicht davon abgehalten, ihr Leben voll auszuleben. *Jim*

Nicht jeder mit aktiven Träumen bekommt später eine Demenz. Daher ist es möglich, dass Anique ohne die Operation eine derjenigen gewesen wäre, die keine Demenz bekommen. Alternativ und mit höherer Wahrscheinlichkeit hätte es die Demenz eine Weile hinausgezögert – ebenfalls ein lohnenswertes Resultat. Ihre zweite Operation war dringender und unmöglich abzulehnen.

> Vor einigen Jahren hatte ich eine Operation am offenen Herzen, um einige verschlossene Arterien zu entfernen. Auf Grund meines Alters und meiner Arbeit mit LBD bat ich darum, mein Operateur möge nur diejenigen Anästhetika verwenden, die für alte Menschen am sichersten sind. Er lachte. Dann erklärte er, diese Substanzen würden mich weder so tief noch so lange bewusstlos halten, wie diese Operation benötigte. Im Grunde war ich ein gesunder Mann, ohne Vorläufer einer LBD, daher entschied ich mich ohnehin für die Operation. Mein Rechnung ging auf, ich überlebte die Operation ohne kognitiven Schaden und mein Herz funktioniert jetzt gut. *Jim*

Ein großer, mehrstündiger Eingriff, wie bei Jim, erfordert starke Anästhetika. Wie Jim muss man unter Umständen die Risiken abwägen und sich einfach für oder gegen eine Operation entscheiden.

> Mein Vater hat LBD. Vor einiger Zeit war bei ihm ein kieferchirurgischer Eingriff erforderlich. Seit einigen Jahren war ich Mitglied einer Online-Selbsthilfegruppe für Betreuende von Menschen mit LBD und hatte die Horrorstorys über geliebte Menschen nach einer Operation gehört. Ich wollte nicht, dass Vati so etwas passierte, daher forschte ich nach. Ich entdeckte, dass Vati bei einem Anästhetikum namens Propofol eine erheblich bessere Chance hatte, sich ohne weitere Probleme zu erholen. Als ich dies seiner Zahnärztin sagte, meinte sie, sie hätte die Anwendung dieser leichteren Anästhetika ohnehin geplant. Ich war so erleichtert. Weil ich es überprüft hatte, machte ich mir nicht so viel

> Gedanken um Vatis Operation. Und er hat sie gut überstanden, ich sah keine Veränderungen seiner geistigen Fähigkeiten.
>
> *Kyla, Tochter von Ed*

Substanzen wie das von Kyla erwähnte Propofol [10] sind es, die Jim seinem Chirurgen vorschlug. Diese leichteren Anästhetika werden in der Kieferchirurgie oft bei kleineren Eingriffen eingesetzt, die sich in kurzer Zeit durchführen lassen. Die Wahrscheinlichkeit LBD-bedingter Nebenwirkungen ist bei diesen Substanzen viel geringer. Manchmal gibt es unter Umständen weitere Alternativen zur Vollnarkose, wie etwa eine Periduralanästhesie oder ein Lokalanästhetikum. Jedes dieser Verfahren mag seine eigenen Risiken bergen, aber gewöhnlich sind sie bei allen alten Menschen und vor allem bei Personen mit anamnestisch bekannter Demenz oder den Vorläufern einer LBD sicherer als eine Vollnarkose.

Eine Operation mit einem Inhalationsanästhetikum (Vollnarkose) birgt das Risiko einer erheblichen Steigerung der Demenz bei jemandem mit LBD sowie bei Personen mit anamnestisch bekannten Vorläufern der LBD die Gefahr, dass eine Demenz einsetzt.

Sie als Experte

Machen Sie sich zum Experten. Erwerben Sie Kenntnisse über Substanzen, die sicher und solche, die nicht sicher sind, einschließlich freiverkäuflicher Präparate. Führen Sie genaue Aufzeichnungen über alle Medikamente, die Ihr/e Angehörige/r einnimmt, und über ihre Reaktionen darauf.

Treten Sie dann deutlich auf. Trauen Sie sich, Ihr Gesundheitsversorgungsteam zu schulen. Präsentieren Sie Ihre Informationen in dem Bewusstsein, dass sich dessen Mitglieder genauso wie Sie dafür einsetzen, Ihrer geliebten Person die bestmögliche Versorgung angedeihen zu lassen. Sie werden feststellen, dass man Ihre Informationen in den meisten Fällen würdigt und verwendet. Ihr Gesundheitsversorgungsteam wiederum kann Ihnen helfen, mehr zu lernen, es kann Sie bei der Auswahl freiverkäuflicher Medikamente anleiten und bei den arzneimittelbezogenen Entscheidungen unterstützen, die bei jemandem mit LBD kontinuierlich getroffen werden müssen.

9 Umgang mit ausagierendem Verhalten

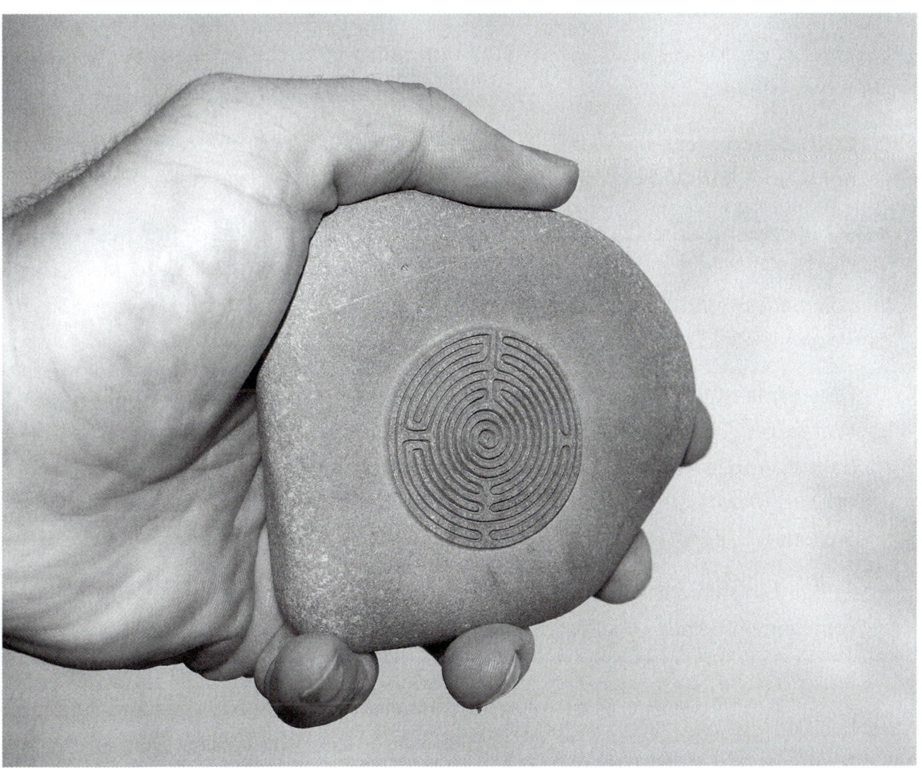

Neben den bereits erörterten kognitiven Problemen und den Bewegungsstörungen verursacht die Lewy-Body-Demenz (LBD) auch Verhaltenssymptome. Diese wiederum verursachen zusammen mit weiteren LBD-bedingten Funktionsstörungen, wie etwa einer schwachen Impulskontrolle, verschiedene ausagierende Verhaltensweisen (s. Kap. 6 und 7). Verhaltenssymptome werden in anderen Kapiteln eingehender beschrieben. Die Behandlung dieser Symptome und ausagierender Verhaltensweisen ist jedoch größtenteils dieselbe.

Kurzdefinitionen

LBD-bedingte Funktionsstörung: jedes Symptom, das Teil der Lewy-Body-Demenz-Erkrankung ist.

- Dies umfasst Verhaltenssymptome und andere Funktionsstörungen, wie etwa eine schwache Impulskontrolle, fehlerhaftes Denken und Depression.

Verhaltenssymptome: LBD-bedingte Funktionsstörungen, die ihrerseits Verhaltensweisen darstellen.

- Dazu gehören aktive Träume, Halluzinationen (Wahrnehmen nicht vorhandener Dinge) und Wahnvorstellungen (Glauben an nicht vorhandene Dinge).
- Sie werden oft durch Stress oder Arzneimittelüberempfindlichkeiten ausgelöst.

Ausagierendes Verhalten: durch eine LBD-bedingte Funktionsstörung bewirkte Verhaltensweisen.

- Dies umfasst die oben erwähnten Verhaltenssymptome und Verhalten wie Wutausbrüche, verbalen und körperlichen Missbrauch, herausforderndes Verhalten, Angst, Agitiertheit, Reizbarkeit, Anklammern, Exhibitionismus, Misstrauen, Paranoia, situationsunangemessenes Verhalten, unangemessenes Sexualverhalten.
- Es handelt sich dabei oft um Reaktionen einer Person auf emotionaler Ebene, ohne eine filternde Urteilsbildung.

Medikamentöse Behandlung

Ziel des Verhaltensmanagements ist es, die Person mit LBD zu beruhigen und auf eine akzeptablere emotionale Ebene, wenn nicht gar in die Realität zu bringen. Medikamente können dies oft bewirken. Das Problem liegt darin, dass die bei diesen Störungen wirksamsten Medikamente oft auch die für Personen mit LBD gefährlichsten sind.

Kurzübersicht

Zu den bei ausagierendem Verhalten eingesetzten Medikamenten gehören:

- *klassische Neuroleptika:*
  - Haloperidol und Benzodiazepine wie Diazepam waren jahrelang die Therapie der Wahl.
  - Beide Substanzgruppen sind für jede Person mit LBD unsicher.
  - Sehr niedrige Dosen Lorazepam, einer schwächeren Substanz aus der Benzodiazepin-Gruppe, werden unter sorgfältiger Überwachung gelegentlich mit Erfolg eingesetzt.
- *atypische Neuroleptika:*
  - Quetiapin und ähnliche Substanzen sind für jemanden mit LBD oft die Medikamente der Wahl.
  - Sie sind nicht immer sicher und sollten zurückhaltend eingesetzt und sorgfältig überwacht werden.
- *Antidepressiva:*
  - Trizyklika und Monoamonooxidasehemmer (MAO-Hemmer) werden nicht empfohlen.
  - Die neueren Antidepressiva sind oft leichter und sicherer als andere Substanzen.
  - Sie können bei ausagierendem Verhalten und Depression eingesetzt werden.
- *Melatonin:*
  - Es ist ein Nahrungsergänzungsmittel.
  - Es ist gewöhnlich sicher und kann bisweilen wirken.
  - Obwohl es freiverkäuflich ist, sollte ein Arzt konsultiert werden.

- *Antidementiva:*
  - Eine Person mit LBD nimmt diese Medikamente möglicherweise schon für die Kognition.
  - Zur Wirkung und Wirksamkeit sowie zu den Gefahren siehe Kapitel 4.
  - Sie sind vergleichsweise sicher und mehr ist zu Beginn einer Demenz unter Umständen nicht erforderlich.
  - Mit fortschreitender Demenz verlieren sie an Wirkung.

Spezifische Medikamente gegen ausagierendes Verhalten, ihre Gefahren sowie Anregungen zu Alternativen werden in Kapitel 8 eingehender erörtert.

Verhaltensmanagement

Angesichts all der Schwierigkeiten, die die medikamentöse Behandlung umgeben, ist das nichtmedikamentöse Management eine attraktive Alternative. Es sollte stets versucht werden, bevor man Medikamente einsetzt und selbst nachdem Medikamente erforderlich geworden sind, sollten Sie es bei Ihrem Angehörigen anwenden. Oft funktionieren diese Techniken besser und sind definitiv sicherer als Medikamente. Selbst wenn Medikamente erforderlich sind, können gute Techniken des Verhaltensmanagements die benötigte Menge senken. Fertigkeiten des Verhaltensmanagements sind für das betreuende Familienmitglied mit nur geringem Trainingsaufwand zu erlernen und lassen sich in die Alltagsroutine integrieren.

Herausarbeiten der Gründe

Der erste Schritt des Verhaltensmanagements besteht in dem Versuch, die Gründe hinter dem ausagierenden Verhalten herauszufinden. Wie ein guter Detektiv muss die Betreuungsperson sorgfältig die Belege auswerten, um Antworten zu erhalten. Betrachten Sie das Ausagieren Ihrer geliebten Person als Hilferuf. Finden und lösen Sie das Problem und das Ausagieren nimmt oft ab oder verschwindet sogar ganz.

Es ist leicht, die Krankheit für die LBD-bedingten Verhaltenssymptome und ausagierenden Verhaltensweisen verantwortlich zu machen. Die Lewy-Body-Demenz ist zwar die ursprüngliche Ursache, jedoch werden Intensität und Häufigkeit ausagierender Verhaltensweisen ebenso sehr und oft noch mehr durch Stress infolge emotionaler, körperlicher und umgebungsbezogener Aspekte unterhalten als durch die Krankheit selbst. Anders als die Krankheit, über die wir wenig Kontrolle haben, lassen sich diese Faktoren, wenn sie erst einmal erkannt wurden, ändern, sodass sie für unsere Lieben weniger belastend sind.

Emotionale Faktoren

Angesichts der Sprachschwierigkeiten, die oft schon früh im Verlauf der LBD auftreten, wird das Verhalten zu einer wichtigen Form der Kommunikation. Bei geschwächter Impulskontrolle und zunehmendem Unvermögen, logisch zu denken, geht es bei der Kommunikation tendenziell nur um Gefühle. Wenn Personen mit LBD sich gut – glücklich, zufrieden, nützlich, geliebt, gehört, sicher usw. – fühlen, ist es weniger wahrscheinlich, dass sie ausagieren. Wenn sich Ihr/e Angehörige/r verängstigt, frustriert, verlassen, nutzlos fühlt oder andere negative Gefühle hat, ist ihr Verhalten störender und sie zeigt wahrscheinlich mehr Verhaltenssymptome.

Das Verhalten Ihrer geliebten Person mag nicht zu ihrem Gefühl passen und unter Umständen ist der Grund für das Gefühl irrational, aber das Gefühl selbst ist sehr real. Die offensichtlichste Emotion ist nur selten die dem störenden Verhalten zugrunde liegende Ursache. Das Gefühl, man sei unsichtbar, kann als Frustration, Wut oder Agitiertheit erscheinen und das Gefühl der Furcht kann als Apathie oder Zwanghaftigkeit zutage treten.

> Als Aniques Verhalten herausfordernd wurde, war leicht zu erkennen, dass sie wütend war. Aber ich konnte nicht herausfinden, warum. Viel zu spät, um noch irgendetwas gut zu machen, fiel mir ein, was sie gesagt hatte, als ich ihr erzählte, ich wolle rund um die Uhr tätige Betreuungspersonen einführen: «Du willst ja nur mehr Frauen im Haus.» Ich war immer der treueste aller Ehemänner gewesen, aber sie fühlte sich bedroht, hatte Angst, ich würde sie für diese Frauen verlassen. *Jim*

Hätte Jim zu diesem Zeitpunkt verstanden, dass Aniques herausforderndes Verhalten durch die wahnhafte Furcht unterhalten wurde, er würde sie verlassen, hätte er das Verhalten vielleicht durch ein paar Verhaltensmanagementtechniken entschärfen können. Die Furcht, verlassen zu werden, ist bei jemandem mit Demenz verständlich. Je abhängiger jemand mit Demenz von seiner Betreuungsperson wird, desto beängstigender ist die Vorstellung, verlassen zu werden. Diese Furcht tritt sehr oft ein, wenn die Entscheidung getroffen werden muss, eine geliebte Person ins Pflegeheim zu bringen. Kombinieren Sie dies mit den Gefühlen der Betreuungsperson selbst – Schuldgefühlen darüber, die geliebte Person nicht im Hause halten zu können – und Sie haben eine hochgradig belastende Situation, eine perfekte Konfiguration für noch mehr Ausagieren.

Häufige zugrundeliegende Gefühle sind die Furcht, verlassen zu werden, Angst vor dem Unbekannten (Wandel), Furcht vor Nutzlosigkeit und die Furcht, unsichtbar zu sein (weder gehört noch verstanden zu werden).

Körperliche Faktoren

Körperliche Probleme verstärken Verhaltenssymptome oft. Betreuungspersonen lernen rasch, dass eine Zunahme der Verhaltenssymptome schon vor dem Auftreten sonstiger Zeichen signalisieren kann, dass etwas körperlich nicht stimmt.

> Onkel Hank war gewöhnlich recht ruhig, hatte aber hin und wieder aktive Träume. Einmal stand er sogar mitten in der Nacht auf und begann, umher zu stolpern und vor sich hin zu schimpfen, jemand wolle ins Haus einbrechen. Tante Dorothy bracht ihn wieder zu Bett und am nächsten Morgen erinnerte er sich an gar nichts. Aber Tante Dorothy erinnerte sich daran, dass er am Tag zuvor keinen Stuhlgang gehabt hatte. Sie gab ihm eine doppelte Ration Pflaumen und das wirkte. Verstopfung weg – schlechte Träume auch. *Jerry*

Harnwegsinfekte sind das körperliche Problem, das mit größter Wahrscheinlichkeit eine Zunahme der Verhaltenssymptome verursacht. Aber auch andere Infektionen oder eine Obstipation, wie bei Hank, können dies bewirken. Prüfen Sie auf verborgene Verletzungen, wenn Sie keine körperlichen Störungen finden können.

> Mein Harry hatte auch weiterhin mehr Halluzinationen als üblich, aber ich konnte nicht herausfinden, warum. Wir hatten seine Medikation in letzter Zeit nicht umgestellt, er hatte weder Harnwegs- noch Darmprobleme, es gab keine erkennbaren Belastungen, er hatte keine gewalttätigen Fernsehsendungen gesehen und schien bei guter Gesundheit. Und dann bemerkte ich, dass er nur auf einer Seite kaute. Ich brachte ihn zum Zahnarzt und siehe da, er hatte ein großes Loch im Zahn. Er hatte

> Zahnschmerzen gehabt! Jetzt, wo sein Zahn nicht mehr schmerzt, treten die Halluzinationen bei meinem Harry wieder nur zeitweise auf.
>
> *Nell*

Nell ging ihre Checkliste der Gründe für Harrys vermehrte Halluzinationen durch. Als keiner davon zutraf, suchte sie weiter nach etwas Ungewöhnlichem. Es hätte sogar noch länger dauern können, bis Harrys einseitiges Kauen bemerkt worden wäre, wenn sie nicht nach einem Problem gesucht hätte.

Umgebungsfaktoren

Physisches Umfeld. In vertrauter Umgebung, wo Ihr/e Angehörige/r weiß, was zu erwarten ist, fühlt sie/er sich sicher. Veränderungen sind dagegen bedrohlich. Stellen Sie sich vor, wie es ist, am Rand eines Abgrunds zu stehen. Sie können nicht sagen, wie tief es hinuntergeht: ein paar Zentimeter oder einen Kilometer. Wie schwer fiele es Ihnen, hinunterzuspringen? Wie schlimm wäre es für Sie, wenn Sie gestoßen würden? Genauso ist es für Ihre/n Angehörige/n, die/der Veränderungen gegenübersteht. Halten Sie daher den Stress gering, indem Sie keine unnötigen Veränderungen vornehmen. Wenn eine Umstellung nötig wird, führen Sie sie in kleinen Schritten durch und behalten Sie dabei die alte Umgebung möglichst bei.

Bill Hutchison hatte fortgeschrittene LBD, als er und Barbara ein Jahr in ihrem Wohnmobil verbrachten [1]. Sie durchquerten das Land von Alaska bis Florida und machten die LBD bekannt. Barbara wurde Meisterin darin, ihre Umgebung unter Kontrolle zu halten. Reisen, was ständige Umstellungen bedeutet, ist für jemanden mit LBD gewöhnlich recht schwierig. Barbara wirkte dem entgegen, indem sie das Innere ihres Wohnmobils als dauerhaft unveränderliche Umgebung aufrechterhielt, in der Bill sich sicher und komfortabel fühlen konnte. Ganz gleich, wo sie waren: Bill hatte denselben Lehnsessel, denselben Platz an ihrem Tisch und dasselbe Bett. Wenn das Leben außerhalb des Wohnmobils zu verwirrend wurde und er sein Unbehagen zu übermitteln begann, indem er verwirrt und gereizt handelte, retteten sich die Hutchinsons in das Heiligtum ihres vertrauten Wohnmobils. Bill vertrug die Reise und genoss sie sogar.

Barbara reduzierte auch das Durcheinander in ihrem Wohnmobil. Eine allzu bewegte Umgebung mit zu viel Lärm, zu viel Mobiliar, zu vielen Menschen, zu viel von fast allem ist ein weiterer Stressor. Denken Sie daran, dass Entscheidungen für jemanden mit Demenz schwierig sind. Demnach hilft es beim Stressabbau und damit gegen das Ausagieren, Auswahlmöglichkeiten in der

Umgebung, wie etwa, auf welchen Stuhl man sich setzen oder wem man jetzt zuhören sollte, einzuschränken.

> Ich las über die Hutchinsons. Ihre Reise war so unglaublich. Ich kann mir nicht vorstellen, Mutti auf solch eine ausgedehnte Unternehmung mitzunehmen, selbst mit einem Wohnmobil nicht. Aber ich nutze Barbaras Ideen zur Kontrolle des Umfelds. Ich schränke tatsächlich die Dinge in Muttis Zimmer ein. Mutti ist über den Punkt hinaus, an dem neue Kleidung wirklich aufregend ist – alles Neue verwirrt eher! Wenn ich ihr also etwas Neues besorge, versuche ich es möglichst aussehen zu lassen, wie ihre alten Sachen. Und ich bewahre nicht alles in ihrem Zimmer auf, sondern nur ein oder zwei Kleider in ihrem Schrank und ein paar Dinge in ihrer Kommode. All das macht es Mutti leichter, sich auszusuchen, was sie tragen möchte und damit beginnt ihr Tag besser.
>
> *Marion, Tochter von Clara*

Wie Marion würden die meisten von uns nicht einmal darüber nachdenken, zu tun, was Barbara und Bill taten, aber wir können von ihnen lernen und ihre Vorstellungen den Bedürfnissen unserer Lieben anpassen.

Aktivitäten. Vielfalt, die Aktivitäten früher lustiger und anspruchsvoller machte, macht sie nun beängstigend und viel zu anstrengend. Aufgaben und Hobbys, die früher leicht fielen, sind jetzt unter Umständen frustrierend und schwierig, wenn nicht gar unmöglich. Ein gutes Beispiel dafür ist Claras Führen von Notizbüchern in den Erörterungen zu geistigen Aktivitäten in Kapitel 4.

> Mutti brauchte für jeden Monat des Jahres eine Seite in ihrem Notizbuch. Sie mochte es, verschiedene Wege zu finden, um all die Denkwürdigkeiten und Fotos zu präsentieren, die sie für diesen Monat gesammelt hatte. Dann begann sie, dieselbe sehr einfache Seite immer und immer wieder neu zu machen und jetzt kann sie nicht einmal mehr das. Sie kann nicht schneiden, sie kann die Bilder nicht an die gewünschte Stelle bringen und die Bildunterschriften kann sie schon gar nicht schreiben. Wenn ich ihr Hilfe anbiete, schüttelt sie nur den Kopf und beginnt zu weinen. Dann hole ich eines ihrer früheren Notizbücher heraus. Wie genießen es beide, dicht beieinander zu sitzen, uns die Seiten anzuschauen und alte Erinnerungen auszutauschen.
>
> *Marion, Tochter von Clara*

Vielfalt und Komplexität waren Claras Gegner geworden und sie verlor vollkommen die Fähigkeit, ihrem Lieblingshobby nachzugehen. Marion fand jedoch einen Weg, das Führen von Notizbüchern zu einer neuen, weniger anstrengenden Aktivität zu machen, die sowohl Clara als auch sie selbst genießen konnte.

Medien. Oft nehmen Menschen mit LBD das, was sie im Fernsehen sehen oder im Radio hören, als real wahr.

> Vor ein paar Monaten saß Peter in seinem Sessel und schaute sich eine Sitcom an, die ich ausgesucht hatte, weil ich sie für nicht allzu aufregend hielt. Wie hab ich mich da vertan! Ich sprach draußen im Flur mit einer Hilfskraft, als ich jemanden im Fernsehen brüllen hörte: «In Deckung!» Und dann war da noch dieses schreckliche Krachen – im Zimmer, nicht im Fernsehen. Wir rannten beide ins Zimmer. Als wir Peter am Boden fanden, mit dem Kopf halb unter dem Bett, wusste ich genau, was passiert war. Wir hatten früher in Alaska gelebt, wo Erdbebenübungen vorgeschrieben waren und jeder lernte, unter seinem Schreibtisch oder etwas Schwerem «in Deckung zu gehen». Als Peter also das «In Deckung!» hörte, griff sein früheres Erdbebentraining. Obwohl er so schwach ist, dass zwei Hilfskräfte nötig sind, um ihn vom Bett in den Sessel zu bringen, schaffte er es irgendwie, sich aus dem Stuhl zu schwingen und hätte es auch geschafft, unter das Bett zu kommen, wenn er nicht mit dem Kopf gegen eines der Beine gestoßen wäre. Sein Kopf blutete, aber ansonsten schien er in Ordnung. Seine ersten Worte waren: «Gibt es weitere Verletzte?» Er hielt das Erdbeben für real. *Jenny*

Peter hält nicht nur die Fernsehsendungen, die er sich anschaut, für real, sondern internalisiert sie oft und integriert sie in seine aktiven Träume. Dies war ja auch der eigentliche Grund, weshalb Jenny nicht wollte, dass er irgendetwas Aufregendes sah.

> Mutti hatte Wahnvorstellungen, dass sie verfolgt würde, und sie hatte wirklich Angst. Ich überzeugte sie, im Fernsehen nicht mehr ihre Lieblingskriminalserien, sondern etwas weniger Anregendes anzuschauen und ihre Wahnvorstellungen hörten auf. Natürlich schafft sie es ab und zu, heimlich wieder einen Krimi einzuschalten, vor allem, wenn wir eine neue Hilfskraft haben, die sie noch nicht kennt, und dann hat Mutti wieder für eine Weile Wahnvorstellungen. *Marion, Tochter von Clara*

Fernsehsendungen voller Gewalt, Action, Dramatik, Streit oder Konfrontationen verstärken oft Verhaltenssymptome wie Claras Wahnvorstellungen. Wenn Menschen mit LBD nicht zwischen Medien und dem wirklichen Leben unterscheiden können, ist es an ihren Betreuungspersonen, zu überwachen, was ihre Lieben sehen, und Sendungen zu eliminieren, die überstimulieren oder Angst machen.

Arzneimittel- und Substanzeffekte

Unerwünschte Nebenwirkungen und Überempfindlichkeiten wurden in Kapitel 8 eingehend behandelt, aber vergessen Sie nicht, Ihrer Liste möglicher Gründe für eine Zunahme ausagierenden Verhaltens Arzneimittelwirkungen hinzuzufügen, vor allem gleich nach der Umstellung von Medikamenten. Manche Medikamente gegen ein ausagierendes Verhalten können zwar das anvisierte Verhalten stoppen, dafür aber ein anderes auslösen. Denken Sie an Aniques Erlebnis.

> Der Arzt verordnete ein atypisches Neuroleptikum, um Aniques herausforderndes Verhalten zu stoppen. Sie beruhigte sich, aber nachdem sie dann schlafen gegangen war, hatte sie die ganze Nacht lang aktive Träume. Ich rief den Arzt an und der verschrieb ein anderes Neuroleptikum, das dann gute Wirkung zeigte. *Jim*

Alkohol. Auch wenn viele Betreuungspersonen berichten, ihr Arzt habe ihnen gesagt, ein Glas Wein oder eine Dose Bier pro Tag könne eher besänftigend als schädlich sein, denken Sie daran, dass Alkohol ein Sedativ ist, das heißt, es dämpft die Hirnfunktion noch weiter. Selbst kleine Mengen können als Überdosis wirken und ausagierendes Verhalten verstärken. Dies kann vor allem für aktive Träume gelten. Die sedierenden Effekte des abendlichen Glases Wein lassen innerhalb von etwa vier Stunden nach und dann gibt es einen entsprechend stimulierenden Effekt, der zu intensivierten aktiven Träumen führen kann [4]. Und schließlich sollten Sie Ihrer/m Angehörigen keinen Alkohol geben, ohne dies vorher mit dem Arzt zu überprüfen, wenn sie/er noch andere Medikamente einnimmt.

> David mochte es überhaupt nicht, sein abendliches Glas Wein aufzugeben, aber als er es dann tat, stellten wir fest, dass er weniger aktive Träume hatte und die verbliebenen waren nicht so heftig. Ich dachte, ich müsse in ein anderes Bett umziehen und bin froh, dass ich es nicht

> getan habe. Ich würde die Nähe vermissen, die wir bisweilen immer noch haben.
>
> *Marie*

Die gute Nachricht ist, dass alle Nebenwirkungen von Alkohol vorübergehend sind. Wenn Ihr/e Angehörige/r wirklich gerne ein Glas Wein trinkt und ihr Arzt sagt, das sei in Ordnung, dann gestatten Sie ihr ein kleines Glas Wein etwa eine Stunde vor dem Schlafengehen. Überwachen Sie die Nächte jedoch sorgfältig, um zu schauen, ob mehr aktive Träume auftreten, wenn Ihr/e Angehörige/r etwas getrunken hat, als wenn sie/er nichts getrunken hat.

Kurzübersicht

Zu den Dingen, die bei Ihrem Angehörigen Stress auslösen können und denen man durch Techniken des Verhaltensmanagements abhelfen kann, gehören:

- *Gefühle, die sich verbal nicht mitteilen lassen:* Suchen Sie nach dem zugrunde liegenden Gefühl und reagieren Sie dann mit Techniken des Verhaltensmanagements.
- *Körperliche Probleme:* Lösen Sie das körperliche Problem, sei es Obstipation, eine Infektion oder verborgene Verletzungen, und das ausagierende Verhalten nimmt gewöhnlich ab. Suchen Sie als Erstes nach einem Harnwegsinfekt, da er die wahrscheinlichste Ursache ist.
- *Veränderung:* Dies umfasst alles, vom Umzug in ein neues Zuhause bis zu einer neuen Art, den Tisch zu decken. Machen Sie keine unnötigen Veränderungen und halten Sie die unbedingt nötigen möglichst gering, das heißt, nehmen Sie liebgewonnene Besitztümer ins neue Heim mit, kaufen Sie dieselbe Art von Kleidung usw.
- *Zu große Vielfalt und zu großes Durcheinander:* Zu viele Auswahlmöglichkeiten und zu viel von allem – Mobiliar, Fotos, Menschen – können Probleme verursachen. Begrenzen Sie die Auswahlmöglichkeiten auf nicht mehr als zwei. Begrenzen Sie Gegenstände und Menschen auf jeweils nur einige auf einmal. Routinen und Rituale sind weniger belastend als verschiedene Aktivitäten.
- *Zu hohe Intensität:* Dinge wie laute Musik, gewalttätige Fernsehsendungen und Streit können für eine Person mit LBD zu intensiv sein. Berücksichtigen Sie dies bei der Auswahl von Aktivitäten: Spielen Sie besänftigende Musik, überwachen Sie, was im Fernsehen geschaut wird, und suchen Sie zum Beispiel weniger aufregende Sendungen heraus.

- *Zu hohe Erwartungen:* Frühere Hobbys, Aufgaben und Aktivitäten sind unter Umständen nicht mehr möglich. Finden Sie neuen, weniger anstrengenden Ersatz.
- *Arzneimittelreaktionen und Alkohol:* Behalten Sie Medikamente im Auge, die für Ihre/n Angehörige/n unsicher sind, und behalten Sie den Überblick über Medikamente, die unerwünschte Nebenwirkungen haben können (s. Kap. 8). Seien Sie sich klar darüber, dass Alkohol, vor allem vor dem Schlafengehen, später im Laufe der Nacht aktive Träume oder Agitiertheit verursachen kann.

Techniken des Verhaltensmanagements zielen darauf ab, die negativen Gefühle zu verringern, die das ausagierende Verhalten Ihrer geliebten Person fördern, und positive Gefühle, die die Zufriedenheit fördern, zu steigern. Wenn Personen mit LBD glücklich, ruhig und zufrieden sind, zeigen sie weniger ausagierendes Verhalten und weniger aktive Träume, Halluzinationen oder Wahnvorstellungen. Ihre Aufgabe ist weniger anstrengend und es wird Ihnen leichter fallen, eine ruhige Haltung zu zeigen, die Ihr/e Angehörige/r dann widerspiegelt.

Den Anfang machen

Es gibt ein paar Dinge, die Sie schon frühzeitig im Krankheitsverlauf tun können und die Ihnen und Ihrer geliebten Person helfen können, mit all den Veränderungen zurechtzukommen, die im Laufe der LBD eintreten, während sie nach und nach Fertigkeiten und Fähigkeiten erlöschen lässt.

Sprechen Sie darüber

Schweigen Sie die LBD nicht tot. Einigen wird dies leichter fallen als anderen. Manche möchten ihren Problemen offen und direkt entgegentreten, andere versuchen, sie in der Hoffnung zu meiden, dass sie verschwinden, wenn niemand sie erwähnt. Wenn Sie schon frühzeitig einen Weg finden können, um mit Ihren Lieben zu besprechen, was zu erwarten steht und was ihre Wünsche sind, noch bevor die Demenz sie der Fähigkeit beraubt, Entscheidungen zu treffen, ist Ihre Aufgabe später einfacher. Immer wieder sagen Betreuungspersonen, dass Menschen mit LBD eine Veränderung leichter akzeptieren, wenn man sie gemeinsam erörtert hat, auch wenn sie sich an das Gespräch selbst nicht mehr erinnern. Berühren Sie dabei auch schwierige Themen wie:

- die Dinge, die Sie tun können, um den Übergang zu erleichtern, wenn Autofahren nicht länger möglich ist
- die Dinge, die eine Heimpflege erforderlich machen könnten, wie etwa eine Erkrankung Ihrer selbst oder irgendetwas, das zu einer unsicheren Situation führen würde. Besprechen Sie auch, welche Art der Wohneinrichtung akzeptabel wäre und welche Merkmale Ihrer geliebten Person am wichtigsten wären.
- erforderliche finanzielle und rechtliche Arrangements
- die Präferenz Ihrer geliebten Person bei der Wahl einer Betreuungsperson im Falle, dass Ihnen etwas zustößt
- sonstige Dinge, die Ihr/e Angehörige/r weiß und die Sie wissen müssen – etwa, wo rechtsrelevante Dokumente aufbewahrt werden.

Betreuungspersonen meinen, der beste Weg, dieses Gespräch zu führen, bestehe darin, es zu einem Gespräch über «uns beide» und darüber zu machen, was der andere wissen müsse. Dies wird möglicherweise nicht ein einziges Gespräch, sondern viele kurze Gespräche über einen Zeitraum hinweg umfassen.

Schreiben Sie es auf

Haben Sie erst einmal Antworten auf Ihre Fragen, erwarten Sie nicht, sich auch unter Stress noch daran zu erinnern. Meine Schwester Lucille sagte mir genau, wo all ihre rechtlich relevanten Dokumente lagen: einige hier, andere dort, im ganzen Haus. Ihr Testament, von dem sie wusste, dass wir es nach ihrem Tod möglichst rasch würden sehen wollen, bewahrte sie im Gefrierfach ihres Eischranks auf. «Dort ist es bei einem Brand sicher und niemand würde Papiere in einem Gefrierfach suchen, daher ist es auch vor Diebstahl sicher», sagte sie mir. Nach der Beerdigung wollten wir das Testament lesen, aber ich konnte mich nicht daran erinnern, wo sie es versteckt hatte. Ich hatte es nicht aufgeschrieben, weil ich mir so sicher war, mich an ein derart ungewöhnliches Versteck erinnern zu können. Wir mussten einen Tag warten, bis wir von ihrem Anwalt eine Kopie bekamen. Eine Woche darauf fand ich dann das Testament beim Reinigen des Kühlschranks.

Stress macht die Dinge nicht nur für jemanden mit Demenz schwieriger, sondern er erschwert das tägliche Leben für uns alle. Verlassen Sie sich nicht darauf, sich später an etwas erinnern zu können, wenn Sie unter Umständen gestresst sind. Schreiben Sie es auf und führen Sie kontinuierlich Aufzeichnungen über alles, was Ihr/e Angehörige/r Ihnen sagt und was später wichtig sein könnte, und wenn es nur darum geht, dass sie Rüben lieber mag als Möhren.

Schreiben Sie auch andere Dinge auf. Führen Sie eine Patientenakte, um zeigen zu können, wie Ihr/e Angehörige/r auf ihre Medikation anspricht. Führen Sie ein Tagebuch, so dass mit der Zeit ein Muster ihrer fluktuierenden Kognition erkennbar wird. Sorgen Sie dafür, dass darin nicht nur die Denkprozesse und Verhaltensweisen Ihres Angehörigen, sondern auch ihre/seine motorischen Fähigkeiten und körperlichen Probleme, die sie/er vielleicht an diesem Tag hat, enthalten sind. Da die Lewy-Body-Demenz eine Krankheit ist, auf die niemand in gleicher Weise reagiert, sind Ihre schriftlichen Aufzeichnungen für die Pflege und Versorgung Ihrer geliebten Person ziemlich wichtig.

Verbünden Sie sich gegen die Krankheit

Menschen, die sich gegen einen gemeinsamen Feind zusammenschließen, kommen weiter. Wenn Sie und Ihr/e Angehörige/r gleich zu Anfang schon beschlossen haben: «Wir zwei gegen Lewy», werden Sie feststellen, dass es Ihnen beiden helfen wird, ein Team zu sein. Wenn Ihr/e Angehörige/r ausagiert, wird es Ihnen leichter fallen, «Lewy» als den Schuldigen zu sehen. Wenn sie etwas tun will und es nicht kann, wird sie eher auf «Lewy» als auf Sie wütend sein. Machen Sie es sich gleich zu Anfang schon zur Gewohnheit, über die Krankheit zu sprechen. Statt zu sagen: «Ich stelle fest, dass dir das Sprechen heute schwerer fällt», könnten Sie sagen: «Heute sitzt dir Lewy auf der Zunge, wie ich sehe». Alternativ könnten Sie während einer guten Zeit sagen: «Lewy hält sich heute mal zurück.»

Techniken des Verhaltensmanagements

Die folgenden Techniken werden Ihnen helfen, wenn Ihr/e Angehörige/r LBD-bedingte Symptome bekommt und ausagierendes Verhalten zeigt.

Die Person in ihrer Realität abholen

Versuchen Sie nicht, Ihre/n Angehörige/n davon zu überzeugen, dass das, was sie/er sieht oder glaubt, nicht real ist. Dies *ist* ihre Realität, und der Versuch, sie zu ändern, verursacht nur Frustration – für Sie beide. Akzeptieren Sie stattdessen ihre/seine Realität und führen Sie sie/ihn dann, ohne Öl aufs Feuer zu gießen, sanft in die Wirklichkeit zurück. Ziel ist, die Person da abzuholen, wo sie steht, und dann neu auszurichten oder abzulenken. In Kapitel 7 schloss Jim sich Aniques Realität hinreichend an, um das Problem zu lösen, indem er Kinder nachhause schickte, die hinter dem Fernseher hervorkamen.

Barbara Hutchinson erzählt eine Geschichte über Bill, als dieser vor ihrer LBD-Fahrt durch Amerika noch in einem Pflegeheim war:

> Bill gewann die Überzeugung, eine der Pflegehelferinnen sei «böse». Für gewöhnlich sehr friedfertig, zeigte er herausforderndes Verhalten, wann immer er Nancy sah, und tat sein Bestes, um sie aus dem Zimmer zu jagen. Ich arbeitete als Stationsleitung in einer anderen Sektion derselben Einrichtung und Nancy war eine meiner Helferinnen gewesen. Sie war eine fürsorgliche Frau, die niemals auf die Idee käme, ihren Patienten zu schaden. Ich wusste jedoch, dass es Bill nur noch agitierter machen würde, wenn ich versuchen würde, ihn davon zu überzeugen, und so bat ich darum, ihm eine andere Hilfskraft zuzuweisen, bis er es «vergessen» hätte. *Barbara*

Bills Verhalten gegenüber Nancy wurde durch eine LBD-bedingte Wahnvorstellung verursacht. Betreuungspersonen zufolge können solche unzutreffenden Überzeugungen bis zu drei Wochen, aber selten länger anhalten. Barbaras Lösung gab Bill eine Chance, zu vergessen, seine Wahnvorstellung loszulassen, weil er nicht ständig daran erinnert wurde. Zwei Wochen später wurde Nancy wieder Bills Abteilung zugewiesen und er war vollkommen freundlich zu ihr.

Verhalten nicht persönlich nehmen

Denken Sie daran, dass es nicht die Person, sondern die Krankheit ist.

> Jake war davon überzeugt, ich wollte mit einem anderen Mann davonlaufen. Er begann, mich zu schlagen und zu beschimpfen. Zuerst war ich verletzt. Ich hatte ihm nie einen Grund gegeben, mir zu misstrauen. Aber dann begann ich mir zu sagen: «Es ist die Krankheit, nicht mein Mann. Es ist die Krankheit … die Krankheit … die …» *Norma*

Jakes Wahnvorstellung kommt bei Demenz sehr häufig vor. Das macht es für Norma natürlich nicht leichter, damit zurechtzukommen. Es fällt nie leicht, mit Wut, herausforderndem oder ausagierendem Verhalten zurechtzukommen, die ohne erkennbaren Grund eintreten. Betreuungspersonen sagen, sie müssten täglich, bisweilen von Minute zu Minute zwischen der Krankheit und Ihrem Angehörigen trennen.

Auf Gefühle reagieren

Finden Sie das dem Verhalten zugrunde liegende Gefühl heraus. Der Grund ist oft irrational, das Gefühl selbst hingegen sehr real.

> Jakes herausforderndes Verhalten wurde so stark, dass ich ihn in die Notaufnahme bringen musste. Ich hatte ihm gerade gesagt, wir würden ihn auf die Warteliste für ein Bett in einer nahegelegenen Demenzeinrichtung setzen. Es war unschwer zu erkennen, dass er Angst hatte, ich würde ihn da hinbringen und dann verlassen – wie sein Sohn, Harold, vorausgesagt hatte. Zu wissen, dass die Furcht vor dem Verlassenwerden hinter Jakes Wutausbrüchen stand, half mir, weniger verängstigt zu sein. *Norma*

Norma hatte einen Kurs in Verhaltensmanagement absolviert und wusste, wie man nach dem Gefühl hinter der Wut sucht. Nachdem sie herausgefunden hatte, dass Jakes Wut durch die Angst, verlassen zu werden, verursacht wurde, fühlte sie sich besser in der Lage, mit seinem Verhalten umzugehen.

> Ich wartete, bis er sich beruhigt hatte und mich ein wenig verstehen konnte, und dann brachte ich ihn dazu, über die Zeit vor vielen Jahren zu sprechen, als wir in unser erstes Haus eingezogen waren. Während wir uns daran erinnerten, betonte ich ständig, wie sehr ich es genossen hatte, ihn in meinem Leben zu haben. Wir waren immer berührungsnah gewesen und so umarmte ich ihn viel. Bisweilen zeigt er noch immer herausforderndes Verhalten, aber es ist längst nicht mehr so schlimm wie früher. Ich schätze, er hörte mich und irgendwie blieb es hängen. *Norma*

Solange Jake irrational war, versuchte Norma nicht, ihn zu beruhigen, sondern wartete, bis er ruhiger war und sie auch wirklich hören konnte. Manchmal kann dies, wie bei Jake, Medikamente erfordern.

Tipp

Menschen mit Demenz handhaben ihre Vergangenheit viel besser als ihre Gegenwart oder Zukunft. Wenn Sie versuchen, Ihre/n Angehörige/n zu beruhigen, …

- … sprechen Sie über frühere Erinnerungen, die beschreiben, was Sie in der Gegenwart zu übermitteln versuchen.
- … unterstützen Sie die Erinnerungen durch Berührung und Äußerungen der Zuneigung, um zu zeigen, dass Sie immer noch so fühlen.

Positiv und ruhig bleiben, nicht herausfordern

Wir alle erfassen zuerst unser Verhalten, bevor wir Worte wahrnehmen. Wer seine Fähigkeit zu logischem Denken verliert, reagiert noch immer korrekt auf Verhaltensweisen und die Gefühle, die sie implizieren. Wenn Ihr Verhalten ruhig ist und Akzeptanz vermittelt, wird Ihr/e Angehörige/r diese Haltung widerspiegeln. Wenn Sie diese Ruhe dann auch noch angesichts der Wut Ihrer geliebten Person bewahren, hilft es auch ihr, sich zu beruhigen. Verlieren Sie hingegen die Fassung, wird Ihr/e Angehörige/r nur noch agitierter und wütender. Wenn Sie sie/ihn herausfordern, wird sie/er sich angegriffen fühlen und mit noch stärkerem Ausagieren antworten. Eine derart geladene Atmosphäre tagsüber verstärkt tendenziell auch Verhaltenssymptome wie Halluzinationen und aktive Träume.

> Ich habe gelernt, Davids Tiraden ruhig zuzuhören. Gewöhnlich beruhigt er sich wieder und dann kann ich eine Ablenkung, wie etwa Fernsehen, vorschlagen. *Marie*

Marie hat gelernt, auf Wut nicht mit Wut zu reagieren, was die Situation nur verschlimmern würde. Stattdessen bestätigt sie ihn (nickt) und lenkt ihn baldmöglichst ab.

Um eine ruhigere Haltung zeigen zu können, müssen Sie Ihren eigenen Stresspegel niedrig halten – für eine 24-Stunden-Betreuungsperson nicht immer eine leichte Aufgabe. Manchmal sind Sie so sehr damit beschäftigt, sich um Ihren Angehörigen zu kümmern, dass Sie deren Betreuungsperson vergessen. Aber was Sie beeinträchtigt, beeinträchtigt auch Ihre/n Angehörige/n, wenn Sie also gestresst sind, ist sie/er es auch, und für sie/ihn ist Stress gleichbedeutend mit vermehrtem Ausagieren, was Sie wiederum noch mehr stresst. Sich um sich selbst zu kümmern ist der beste Weg, um diesen Teufelskreis zu durchbrechen. Anregungen zur Selbstpflege siehe Kapitel 15.

Zuneigung und Berührung schenken

Berührung hat sich als sehr effektive Art der Kommunikation mit Menschen mit Demenz erwiesen [3]. Eine sanfte Stimme und eine Umarmung oder freundliche Berührung erreicht einiges, um Ihre/n Angehörige/n zu beruhigen. Norma setzte Berührung ein, als sie Jake umarmte und küsste, um ihm zu zeigen, wie sehr sie Anteil nahm. Marion setzte Berührung ein, als sie dicht neben ihrer Mutter saß und Erinnerungen aus Notizbüchern mit ihr teilte.

Berührung und ein sanfter Ton sind wichtiger als die Worte, die Sie verwenden. Personen mit LBD verstehen jedoch Ihre Worte unter Umständen auch dann noch, wenn sie schon lange nicht mehr kohärent mit Ihnen kommunizieren können. Sie müssen daher auch Ihre Worte fürsorglich gestalten.

Einfache sensorische Genüsse bieten

Wählen Sie etwas, von dem Sie wissen, dass Ihr/e Angehörige/r es wirklich mag. Dies kann deren Lebensqualität selbst in den letzten Lebenstagen noch optimieren.

> Peter war schon immer schokoladesüchtig. Wenn er agitiert wird, biete ich ihm also ein Stück Schokolade an. Oft beruhigt ihn das sofort!
>
> *Jenny*

Weitere sensorische Genüsse können darin bestehen, ein Lieblingslied zu hören, alte Fotos zu betrachten oder eine Kerze mit einem Lieblingsduft zu riechen.

Ablenkungen

Personen mit LBD haben eine kurze Aufmerksamkeitsspanne und können sich gewöhnlich nur auf eine Sache auf einmal konzentrieren. Ablenkungen können daher hilfreich oder schädlich sein. Auf der hilfreichen Seite lenkt die Anregung zu einer neuen Aktivität oft von jeder Art Auslöser des Ausagierens ab, aber Ablenkungen können gute Kommunikation auch verhindern. Wenn Sie die Aufmerksamkeit einer geliebten Person gewinnen möchten, verringern Sie die Ablenkungen.

> Wenn David wieder zu schreien beginnt, funktioniert noch etwas anderes, nämlich, ihm etwas zu tun zu geben. Ich sage ihm beispielsweise, es sei Essenszeit. Er isst gerne und das scheint ihn zu beruhigen. Solange er darauf konzentriert ist, das Essen vorzubereiten und dann zu essen, vergisst er sein herausforderndes Verhalten. Ich habe außerdem herausgefunden, dass ich am erfolgreichsten bin, wenn ich in einem ruhigen Raum vor ihm stehe, wenn ich sicher sein will, dass er mich hört, wenn er ärgerlich ist. Auch Berührung hilft. *Marie*

Marie hat gelernt, auch Ablenkung einzusetzen. Sie bietet eine Aktivität an, die David als Ablenkung von seinem ausagierenden Verhalten gefällt, und schränkt

Ablenkungen ein, wenn sie seine Aufmerksamkeit haben möchte. Berührung ist eine ausgezeichnete Möglichkeit, die Aufmerksamkeit Ihrer geliebten Person von anderen Ablenkungen weg und direkt auf Sie selbst zu lenken.

Halten Sie es einfach

Verwenden Sie beim Kommunizieren Worte, die Ihr/e Angehörige/r versteht. Stellen Sie Fragen, die sich mit «Ja» oder «Nein» beantworten lassen, oder Fragen, die eine klare Entscheidung zwischen nicht mehr als zwei Dingen erfordern.

> Ich lernte, dass Tante Callie das gewünschte Kleid aussuchen konnte, wenn ich zwei ihrer Kleider nacheinander hochhielt und fragte: «Möchtest Du dieses oder dieses tragen?» und ihr dann viel Zeit zur Verarbeitung ließ. Aber wenn ich ein drittes hinzufügte, konnte sie sich nicht entscheiden und begann zu weinen. *Geraldine*

Visuelle Hinweise helfen, aber überlasten Sie Ihre/n Angehörige/n nicht mit zu vielen Auswahlmöglichkeiten. Achten Sie auch sehr darauf, keine allgemeinen Fragen, wie: «Welches Kleid möchtest du tragen?» oder: «Was möchtest du zum Mittagessen?», zu stellen.

Halten Sie Aktivitäten einfach, indem Sie größere Aufgaben in eine Reihe kleinerer Schritte herunterbrechen. Erinnern Sie Ihre/n Angehörige/n sanft an Schritte, die sie/er vergisst, und helfen Sie ihr bei denen, die sie/er nicht länger bewältigen kann. Auch hier helfen visuelle Hinweise oder Beispiele.

> Jeden Morgen putzen Mutti und ich Muttis Zähne. Sie erledigt die Arbeit, ich bin als Coach dabei. Ich sage ihr, wie ein Schritt nach dem anderen geht, und manchmal muss ich es ihr zeigen. Ich muss daran denken, nicht zu weit voraus zu gehen, weil ich ihr dann zu viele Entscheidungsmöglichkeiten gebe. Sie wird verwirrt und sagt: «Oh je, ich weiß nicht … Ich weiß es einfach nicht …» und dann tut sie gar nichts mehr. *Marion, Tochter von Clara*

Die Arbeit mit Personen mit LBD ist wie der Slogan der Anonymen Alkoholiker (AA): «Tag für Tag», nur dass es in diesem Fall «Schritt für Schritt» ist. Wenn Sie zu weit vorn liegen, verlieren Sie sie.

Routinen und Rituale nutzen

Routinen und Rituale sind ein weiterer Aspekt des «Halten Sie es einfach». Tun Sie das Gleiche jeden Tag um die gleiche Uhrzeit, angefangen vom morgendlichen Aufstehen bis zum abendlichen Ritual vor dem Schlafengehen. Es beseitigt schwierige und belastende Entscheidungen. Die Gleichförmigkeit vermittelt Personen mit Demenz das Gefühl, Kontrolle zu haben – sie wissen, was als Nächstes geschieht.

> Jake fegt täglich unseren Gehsteig und bringt unseren Müll hinaus, nachdem ich ihn in einen Beutel gepackt habe. Wenn er regelmäßige Aufgaben hat, ist er fröhlicher und agiert weniger aus. *Norma*

Möglichst wenig variierende Rituale und Routinen sowie einfache, aber hilfreiche Aufgaben machen das Leben Ihres Angehörigen weniger anstrengend. Regelmäßige Essenszeiten sowie Zeiten für ein Nickerchen und andere Aktivitäten geben ihrem Tag einen Rahmen. Hilfreiche Aufgaben, wie etwa die von Jake, steigern das Selbstwertgefühl einer Person.

Demenz verlangsamende Maßnahmen treffen

Vergessen Sie nicht die allgemeinen Demenz verlangsamenden Aktivitäten, wie regelmäßige körperliche Betätigung, gute Ernährung, geistige Anregung und soziale Aktivität (s. Kap. 3). Diese Aktivitäten sind auf die Verringerung ausagierenden Verhaltens gerichtet.

> David und ich versuchen, täglich etwa zwei Kilometer spazieren zu gehen. Früher gingen wir abends, aber ich merkte, dass seine Träume umso schlimmer waren, je dichter unsere Spaziergänge an der Schlafenszeit lagen. Jetzt gehen wir nach dem Mittagessen. Ich merke genau, wenn wir einen Tag auslassen. In der Nacht träumt er dann gewöhnlich.
> *Marie*

Wie Marie herausfand, ist es wichtig, sich früher am Tag körperlich zu betätigen. Körperliche Betätigung kurz vor dem Schlafengehen kann zu anregend sein und das Auftreten von Träumen steigern.

Von unseren Kindern lernen

Schon Erwachsenen fällt es schwer, mit Demenz umzugehen, besonders schwierig ist es jedoch für Familien, die noch Kinder im Haus haben.

> Ich weiß, dass Davids Demenz für die Kinder hart ist, aber ich bin immer wieder erstaunt, wie gut sie mit ihm umgehen. Oft kommen sie mit seiner Paranoia und irrationalen Wut besser zurecht als ich. *Marie*

Marie und David haben zwei Kinder im Schulalter. Kinder können sehr akzeptierend sein. Sie befassen sich mit ihrem Vater so, wie er ist, und nicht, wie sie ihn sich wünschen. Marie ihrerseits erinnert sich an den David, den sie kannte und setzt leicht unbeabsichtigte Erwartungen in ihren Mann, denen dieser nicht länger entsprechen kann. Das ist die Lektion, die wir von unseren Kindern lernen können: Akzeptieren Sie Ihre Lieben, wie sie sind. Akzeptieren Sie sie und geben Sie ihnen viel Liebe und Zuneigung. Allein das wird schon viel dazu beitragen, ausagierendes Verhalten zu verringern.

Kurzübersicht

- *Sprechen Sie miteinander:* Sprechen Sie mit Ihrem Angehörigen schon frühzeitig über die Krankheit sowie über ihre Wünsche und Bedürfnisse.
- *Schließen Sie sich zusammen:* Treten Sie der Krankheit gemeinsam gegenüber.
- *Akzeptieren Sie die Realität des Betroffenen:* Treten Sie hinreichend in die Realität Ihres Angehörigen ein, um den Betroffenen neu ausrichten zu können.
- *Nehmen Sie das Verhalten Ihrer geliebten Person nicht persönlich:* «Hier spricht die Krankheit, nicht mein Lieber …».
- *Reagieren Sie auf die Gefühle:* Wenn Sie die Gefühle besänftigen, nimmt das ausagierende Verhalten ab. Hören Sie auf das, was Ihr/e Angehörige/r meint, und nicht immer auf das, was sie/er sagt.
- *Kümmern Sie sich um sich selbst:* Dies wird Ihnen helfen, positiv und ruhig zu bleiben.
- *Fordern Sie nicht heraus:* Geben Sie Ihrer/m Angehörigen Zeit, sich zu beruhigen, wenn sie/er ausagiert.
- *Zeigen Sie Zuneigung und Berührung:* Zu berühren, zu umarmen und allgemein Ihre Fürsorge zu zeigen, ist möglicherweise ebenso wichtig wie zuzuhören.

- *Bieten Sie einfache sensorische Genüsse an:* Steigern Sie die angenehmen Erfahrungen Ihrer/s Angehörigen und ermutigen Sie sie/ihn zu angenehmen Aktivitäten.
- *Setzen Sie Ablenkung klug ein:* Ablenkungen können hilfreich oder schädlich sein. Nutzen Sie sie, um der Aufmerksamkeit Ihrer/s Angehörigen eine neue Richtung zu geben, und schränken Sie sie für ein gutes Gespräch ein.
- *Halten Sie es einfach:* Stellen Sie Fragen mit nicht mehr als einer oder zwei Auswahlmöglichkeiten. Erledigen Sie Aufgaben in kleinen Schritten.
- *Nutzen Sie Routinen und Rituale:* Geben Sie dem Leben Ihrer/s Angehörigen ein Gefühl von Struktur, Sicherheit und Nützlichkeit.
- *Nutzen Sie Demenz verlangsamende Aktivitäten:* Regelmäßige körperliche Betätigung kann ausagierendes Verhalten verringern.
- *Akzeptieren Sie Ihre/n Angehörigen, wie sie/er ist:* Setzen Sie keine unvernünftigen Erwartungen in sie/ihn.

Diese paar Ideen sind nur einige der Grundtechniken. Aber schon wenn Sie diese lernen und anwenden, werden Sie gute Ergebnisse sehen. Und es gibt noch viel mehr Techniken. Schauen Sie sich im Internet, in Buchläden und in Bibliotheken die Bücher und Artikel über Verhaltensmanagement bei Menschen mit Demenz an.

LBD und AD unterscheiden sich zwar in einigen Punkten ganz eindeutig, jedoch ist der Umgang mit demenzbedingten Verhaltensweisen weitgehend gleich, unabhängig davon, welche Form Ihr/e Angehörige/r hat. Fragen Sie daher bei Ihrer örtlichen Alzheimer-Gesellschaft und anderen auf Demenz ausgerichteten Gruppen nach, ob Kurse in Verhaltensmanagement angeboten werden, und nehmen Sie, wann immer Sie können, an einem oder mehreren teil. Nichts hilft Ihnen beim Erlernen von Verhaltensmanagement besser als die unmittelbare Praxis. Auch andere Gruppen bieten unter Umständen solche Kurse an. Jim und ich empfehlen Beatitudes Campus [4], eine örtliche Organisation, die landesweit anderen Einrichtungen, Gruppen und betreuenden Familienmitgliedern Kurse anbietet.

Wir empfehlen auch das Forum zu Verhaltensfragen der Lewy Body Dementia Association, Inc. (LBDA) [5]. Hier können Sie lernen, was zu erwarten steht, was andere Betreuungspersonen tun, was bei ihnen funktioniert und was nicht. Und schließlich empfehlen wir zwei sehr gute Artikel, die Sie im Internet finden können: einen von Ferman, Smith und Melom [6] und einen von der Family Caregiver Alliance [7].

10 Umgang mit Störungen des vegetativen Nervensystems

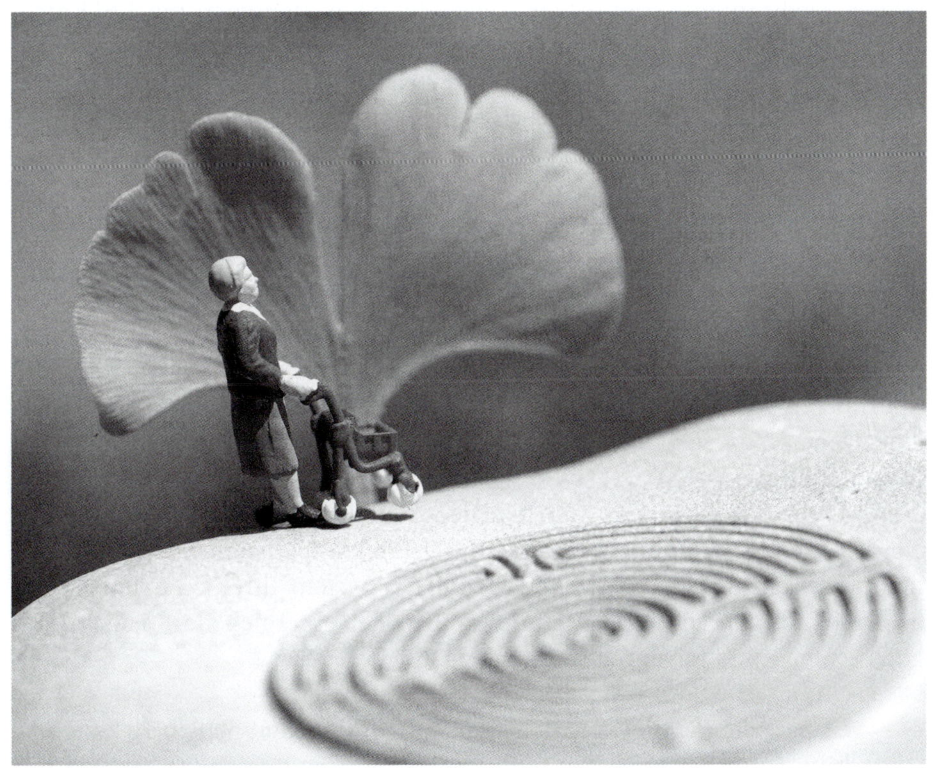

Das vegetative Nervensystem (ANS: Autonomes Nervensystem) ist derjenige Teil des Gehirns, der die vegetativen bzw. unwillkürlichen Funktionen, wie etwa Temperaturregulation, Schlucken, Blutdruck, Verdauung, Stuhlgang, Urinieren und die Sexualfunktion, kontrolliert. **Abbildung 10-1** zeigt die Organe, die wiederum diese verschiedenen Funktionen kontrollieren. Jedes kann durch die Lewy-Body-Demenz (LBD) beeinträchtigt werden.

Demenz tritt bei LBD auf, wenn Lewy-Bodys Zellen des Gehirns angreifen und die chemische Substanz Acetylcholin vermindern, die an der Steuerung des ANS beteiligt ist. Dies beeinträchtigt das ANS, indem es zu dessen Verlangsamung und somit dazu führt, dass die vielen durch das ANS kontrollierten Organe schlecht funktionieren. Daher ist die Initialbehandlung oft dieselbe, ganz gleich, ob es sich um ein Problem der Temperaturkontrolle, ein Ausscheidungsproblem oder irgendetwas dazwischen handelt. Die meisten in der Allgemeinbevölkerung zur Behandlung ANS-bedingter Symptome eingesetzten Medikamente sind in der Anwendung bei Menschen mit LBD nicht sicher. Sie können das Problem schlimmer machen, weitere ANS-bedingte Symptome verursachen, Demenzsymptome auslösen oder ausagierendes Verhalten verstärken. Daher treten, wie bei LBD üblich, Interventionen seitens der Betreuungspersonen in die erste Reihe der Abwehrmaßnahmen. Funktionsstörungen des vegetativen Nervensystems sprechen aber oft positiv auf Antidementiva an.

Das ANS steuert viele der Systeme unseres Körpers und als Brennstoff braucht es Sauerstoff (O_2). Regelmäßige körperliche Betätigung steigert die Menge an Sauerstoff für das Gehirn ganz erheblich und verbessert sogar die Funktion eines LBD-geschädigten vegetativen Nervensystems. In Kapitel 3 informieren wir über den Wert körperlicher Betätigung und anderer Wege, eine Demenz zu verlangsamen. Dieselben Techniken verbessern auch die ANS-Funktion.

Die Lewy-Body-Demenz führt zu einer Verlangsamung des vegetativen Nervensystems. Sie können zwar den LBD-Effekt nicht ändern, aber Sie können den Brennstoff (O_2) erhöhen, damit das System Ihrer geliebten Person besser funktionieren kann, und Sie können den Energiebedarf senken. Ein guter Anfang sind folgende Anregungen:

- *körperliche Betätigung:* Die Brennstoffzufuhr zum Gehirn zu erhöhen, hilft dem ANS, besser zu funktionieren und es kann sogar besser Stress bewältigen.
- *Stressabbau:* Stress erhöht die Belastung des ANS und manchmal bleibt es einfach stecken. Gewöhnlich wird es nur viel langsamer, aber manchmal hört es ganz auf, zu funktionieren, und das Ergebnis sind Funk-

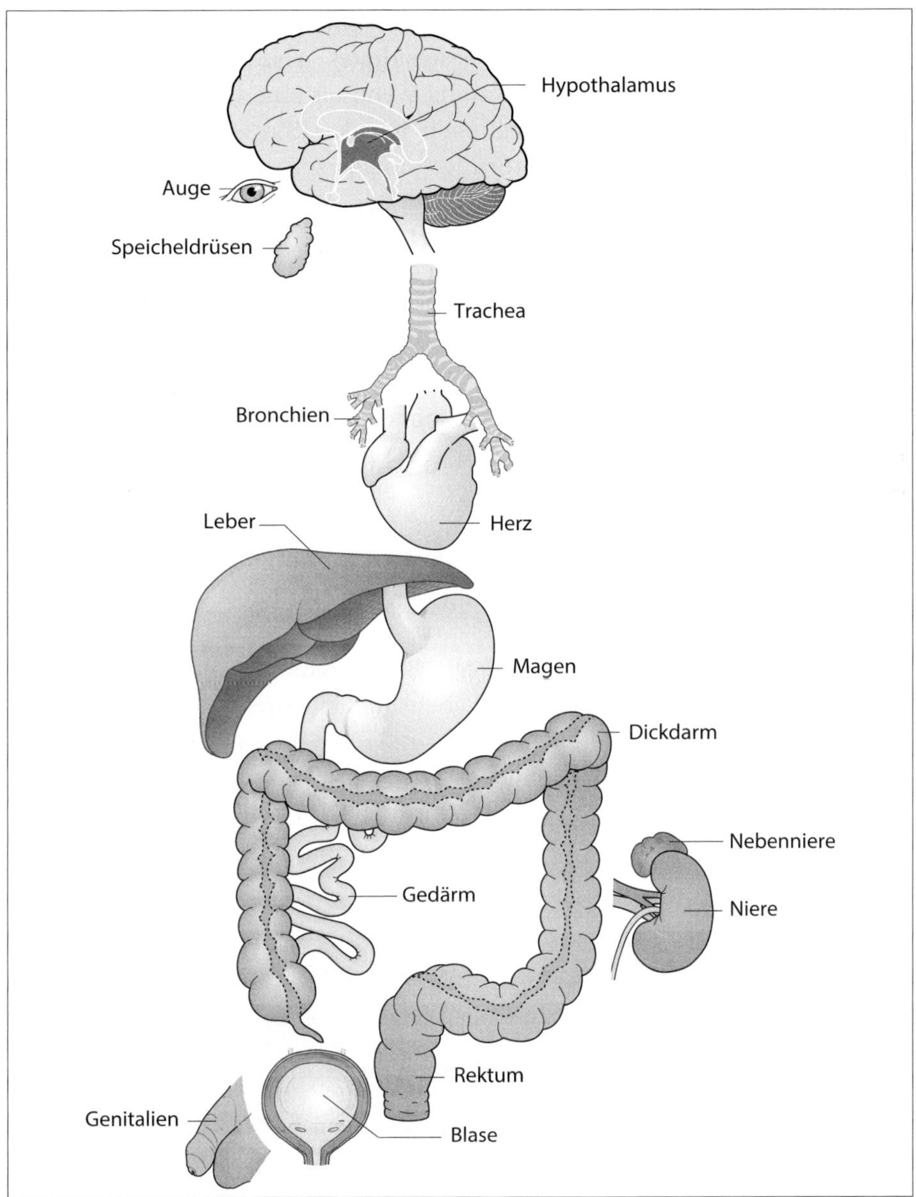

Abbildung 10-1: Das vegetative Nervensystem wirkt auf alle dargestellten Organe und die damit verbundenen Tätigkeiten

tionsstörungen von Organen einschließlich Schluckstörungen oder Harnverhalt. Aber selbst ein geschädigtes ANS funktioniert besser, wenn Stress abgebaut wird. Kapitel 9 enthält eine Liste grundlegender Stressabbautechniken, Anregungen für den Stressabbau, speziell bei ANS-bedingten Funktionsstörungen folgen später in diesem Kapitel.

- *Mäßigung:* Sobald ein LBD-geschädigtes ANS überlastet ist, wird es langsamer und bringt eine schwache Leistung. Wenn Ihr/e Angehörige/r beispielsweise zu viel auf einmal isst, bewirkt die zusätzliche Arbeitslast, dass sich der Magen-Darm-Trakt zu langsam bewegt, um die Nahrung richtig zu verarbeiten. Sich zwischen ANS-bezogenen Aufgaben, wie etwa dem Aufstehen von einem Stuhl und dem Essen, Zeit zu lassen, wird ebenfalls den Energiebedarf senken.
- *Üben Sie sich in Geduld:* Da ein geschädigtes ANS alles verlangsamt, muss Ihr/e Angehörige/r alles, vom morgendlichen Aufstehen über das Essen, die Fortbewegung von einem Ort zum anderen bis zum Gang zur Toilette etc. langsam tun. Wenn Sie ungeduldig werden, erhöht dies den Stresspegel und Sie bringen mehr, statt weniger Zeit mit den Aufgaben zu.
- *Bringen Sie Freude und Vergnügen:* Beides baut Stress ab, bewirkt aber noch mehr, indem es auch zur Lebensqualität Ihres/r Angehörigen beiträgt. Dies steigert deren Interesse am Geschehen und sie/er wird sich wohl bereitwilliger an der eigenen Pflege und Versorgung und am Leben im Allgemeinen beteiligen. Es erhöht auch Ihr Wohlbefinden als Betreuungsperson, das dann wiederum Ihrer/m Angehörigen zurückvermittelt wird.

Das vegetative Nervensystem …

- … kontrolliert die unwillkürlichen Funktionen im Körper und
- … funktioniert bei Ihrer/m Angehörigen am besten mit:
  - ausreichend Brennstoff (Sauerstoff über körperliche Betätigung)
  - einem niedrigen Stresspegel
  - Mäßigung (Verteilen der Arbeitslast)
  - Geduld (alles braucht mehr Zeit) und
  - Freude und Vergnügen.

Schlucken

Dysphagie (Schluckstörungen) können bei LBD schon frühzeitig einsetzen. Am schwierigsten ist es bei Flüssigkeiten, aber auch Kauen kann recht beschwerlich werden [1].

> Im letzten Jahr hat Mutti Probleme mit dem Schlucken bekommen. Manchmal hat sie so viel Speichel im Mund, dass sie sabbert und in Verlegenheit gerät. Ich mache mir mehr Sorgen über die Male, bei denen ihr Mund so trocken ist, dass ihr das Schlucken schwer fällt.
>
> *Marion, Tochter von Clara*

Marions Bedenken bezüglich des Verschluckens sind berechtigt [2]. Das vegetative Nervensystem kontrolliert Sphinkteren bzw. Schließmuskeln, das heißt Ventile im gesamten Körper, die sich nach Bedarf öffnen und schließen. Sphinkteren am oberen Ende des Magen-Darm-Trakts kontrollieren die Passage von Nahrung in den Ösophagus oder von Luft in die Lunge. Die LBD bewirkt, dass diese Ventile an Wirksamkeit verlieren, und wenn das falsche Ventil geöffnet und Flüssigkeit oder Nahrung aspiriert oder in die Lunge gezogen wird, kann eine Infektion folgen. Solche Infektionen können sich zur Pneumonie entwickeln.

> Bei Menschen mit LBD ist die Aspirationspneumonie eine bedeutende Todesursache.

Clara nimmt Carbidopa-Levodopa gegen ihre Parkinson-Symptome und Mundtrockenheit ist eine der Nebenwirkungen. Claras Schluckstörungen gehen jedoch nicht nur auf ihre Mundtrockenheit zurück. Die LBD schwächt die Kaumuskulatur, daher sind ihre Muskeln auch schwächer und weniger effizient als früher. Bei Menschen, die die Parkinson-Krankheit mit Demenz haben, ist es ein Balanceakt zwischen dem, was diese Medikamente für sie *tun*, und dem, was sie ihnen *antun*.

Wenn Ihr/e Angehörige/r Schluckstörungen hat, ist es nur natürlich, dass sie ihre Flüssigkeitszufuhr einschränkt. Trinken ist einfach zu anstrengend. Angesichts des häufigen Problems der Aspiration kann Schlucken außerdem beängstigend sein. Flüssigkeiten zu meiden, kann zur Dehydratation führen, einem Problem, das zwar weniger dramatisch, aber ebenso gravierend sein kann, wie die Aspiration. Ohne genügend Flüssigkeit im Körper können viele weitere Funktionsstörungen des vegetativen Nervensystems eintreten, vor allem Harnverhalt und Obstipation, auf die oft Infektionen folgen.

Schluckstörungen können zu schlechten Essgewohnheiten und Unterernährung führen. Die Muskulatur wird dann noch schwächer und Ihr/e Angehörige/r fühlt sich noch müder. Unterernährung kann einen Menschen auch infektionsanfälliger machen, und wenn es zu einer Infektion kommt, heilt diese langsamer aus.

Schließlich können Schluckstörungen das Essen in der Öffentlichkeit peinlich machen. Wenn Ihr/e Angehörige/r nicht essen kann, ohne dass sie hustet, spuckt oder ihr der Speichel aus dem Mund fließt, isst sie unter Umständen lieber allein oder nur mit ihr Nahestehenden. Dies ist nur einer der Faktoren, die LBD zu einer vereinsamenden Krankheit machen.

Bisweilen kann Physiotherapie helfen. Bestimmte Übungen können die Kau- und Schluckmuskulatur stärken und verschiedene andere Techniken können das Schlucken verbessern und Verschlucken verringern. Da Ihr/e Angehörige/r wahrscheinlich schon nicht mehr in der Lage sein dürfte, Neues zu lernen, muss Physiotherapie ein Partnerschaftsprojekt sein, bei dem Sie lernen und Ihr/e Angehörige/r anweisen, was sie wann tun soll – und ihr bisweilen immer aufs Neue zeigen, wie es geht.

Im Folgenden werden einige Techniken beschrieben, die ein Physiotherapeut lehren könnte.

- Trinken mit dem Kinn auf der Brust

> Als ich mit Mutti zu ihrer Physiotherapiegruppe ging, sagte der Therapeut, ein Dysphagie-Becher würde helfen. Ich wusste nicht, ob das eine Spielerei war oder nicht, aber ich kaufte Mutti einen. Herrlich! Der Becher erleichtert das Trinken mit gebeugtem Kinn, wie wir es gelernt haben, und sie schluckt jetzt viel besser. Weil sie ständig Tassen und Becher fallen ließ, musste ich fast täglich eine «Schweinerei» aufwischen, aber dieser Becher hat einen riesigen Griff und sie kann ihn wirklich gut umgreifen. Der Becher, den ich kaufte, ist isoliert, und hält jetzt Muttis Kaffee auch länger warm. *Marion, Tochter von Clara*

Die Haltung mit herabgebeugtem Kinn erhöht die Chance, dass die Flüssigkeit den Ösophagus hinab in den Magen fließt, wo sie hingehört, statt in die Luftröhre und weiter in die Lunge zu fließen, wo Sie sie definitiv nicht haben wollen. Auch der Würgereflex ist unterdrückt. Ein isolierter Becher ist gut für Personen mit LBD, weil ihr Getränk bei der längeren Zeit, die sie zum Trinken brauchen, genießbarer bleibt.

- Lassen Sie Ihre/n Angehörige/n in aufrechter Haltung essen und anschließend noch 15 bis 30 Minuten sitzen.

> Peter liegt jetzt die meiste Zeit des Tages im Bett, aber wir versuchen, dass er zu den Mahlzeiten aufsteht. Ich habe bemerkt, dass er es viel besser schafft als vorher, wo wir nur den Rückenteil seines Bettes hochgestellt haben und er zu essen versuchte, ohne wirklich aufrecht zu sitzen. Er verschluckt sich nicht mehr so viel und ich meine, er isst auch mehr. Natürlich will er gleich nach dem Essen wieder ins Bett, aber die Pflegende in seinem Demenzzentrum möchte, dass er anschließend noch eine halbe Stunde sitzen bleibt, um sein Essen besser verdauen zu können. Ich versuche, etwas zu finden, das ihn in dieser Zeit interessiert, damit er nicht agitiert wird. Inzwischen genießt er es, weil ich all meine Neuigkeiten über unsere Enkel aufhebe, um sie ihm dann zu erzählen. *Jenny*

Eine aufrechte Position hilft, den Sphinkter bzw. Schließmuskel in die Lunge geschlossen zu halten, wenn Ihr/e Angehörige/r isst. Zwar kann ein gesunder Körper Nahrung in jeder Stellung verdauen, aber die Verdauung funktioniert am besten, wenn sich der Körper in aufrechter Stellung befindet. Das LBD-geschädigte Verdauungssystem Ihrer geliebten Person braucht jede Hilfe, die es bekommen kann, daher auch die zusätzliche halbe Stunde. Bisweilen müssen Sie Anregungen finden, wie Jenny es tat, um Ihren Lieben zu helfen, das Notwendige zu tun.

- Meiden Sie zu heiße und zu kalte Nahrungsmittel, weil diese Extreme für jemanden mit Demenz unangenehm sein können.

> Unser Schlucktherapeut sagte mir, ich möge Extreme vermeiden. Da wurde mir klar, dass die scharf gewürzten mexikanischen Speisen, die Harry immer gemocht hatte, zu dem gehörten, bei dem er sich verschluckte. *Nell*

Zu viele intensive Reize auf einmal, wie etwa bei scharf gewürzten Speisen, können ebenso schlimm sein, wie etwas zu Heißes oder zu Kaltes.

- Mit zunehmender Dysphagie müssen Sie «Dünnflüssiges», wie Wasser, Tee, Kaffee, Milch und Brühe, unter Umständen andicken [3]. Andickungsmittel erhalten Sie freiverkäuflich in Apotheken.

> Selbst im aufrechten Sitz hatte Peter Schwierigkeiten beim Trinken. Wir versuchten, seine Flüssigkeiten anzudicken, und das half. Wir begannen mit wenig und fügten so lange etwas hinzu, bis die Flüssigkeit dick genug war, um ihn beim Schlucken zu unterstützen. *Jenny*

Angedickte Flüssigkeiten werden unterschiedlich vertragen. Bevor Sie daher überhaupt andicken, versuchen Sie es mit Trinken bei auf die Brust gebeugtem Kinn. Oft genügt das für eine Weile, aber schließlich müssen Sie unter Umständen doch ein wenig Verdickungsmittel nehmen. Verwenden Sie nur das Nötige, um weitestgehend Normalität zu wahren, aber machen Sie sich auch keine Sorgen, dass es zu viel sein könnte. Selbst stärker eingedickte Flüssigkeiten liefern Ihrer geliebten Person noch die täglich benötigte Flüssigkeitsmenge. Es sind viele kommerzielle Verdickungsmittel am Markt. Sie können auch natürliche Verdickungsmittel, wie Maisstärke oder Kartoffelflocken, verwenden.

- Vermeiden Sie alles, was schmilzt oder im Mund flüssig wird, wie etwa Eis, Eiswürfel oder saftige Früchte (z. B. Orangen, Wassermelone). Meiden Sie auch Trinkhalme, da sie zum Verschlucken führen können.

> Ich lernte rasch, Peter keinen Strohhalm zu geben. Er würde ihm das Trinken erleichtern, dachte ich, aber stattdessen verschluckte er sich. Peter hat Eis immer gemocht, aber ich gebe es ihm nicht mehr. Die extreme Kälte schien ihm das Schlucken zu erschweren, und dann schmolz es in seinem Mund und er hatte ein echtes Problem. *Jenny*

Eventuell könnte Peter Joghurt vertragen, solange es nicht gefroren ist. Joghurt kann bei etwas höherer Temperatur serviert werden und ist dickflüssiger.

- Machen Sie die Essenszeit zu einem Genuss. Sorgen Sie für Lieblingsspeisen auf Tellern in fröhlichen Farben, die mit den Farben der Speisen kontrastieren.

> Meinem Harry fiel es schrecklich schwer, sein Essen herunterzubekommen. Jede Mahlzeit war ein Kampf, bei dem ich versuchte, ihn zum Essen zu bewegen, und er sich bei fast jedem Bissen verschluckte, um sein Essen schließlich ganz zu verweigern. Unser Schlucktherapeut hatte ein paar gute Anregungen, die ich ausprobierte. Zunächst nahm ich mir vor den Mahlzeiten etwas Zeit für mich, um zu entspannen und mich zu beruhigen. Dann bereitete ich den hübschesten Teller mit Spei-

sen zu, den ich konnte, mit vielen Farben und Harrys geliebten überbackenen Kartoffeln. Ich war so darauf fixiert gewesen, Harry zum Essen zu bewegen, dass ich nicht mit ihm gegessen hatte. Diesmal bereitete ich meinen eigenen Teller zu und setzte mich zu ihm, während wir uns beide Zeit ließen. Wenn er zwischen den Bissen Pause machte, plauderte ich ein wenig, stellte aber sicher, dass es um nichts ging, auf das er hätte antworten müssen. Ich wollte nicht, dass er bei dem Versuch, zu essen und zu sprechen, in Stress geriet. Es funktionierte. Er verschluckte sich einmal, aß dann aber weiter. Er aß sogar seinen Teller leer! *Nell*

Die Präsentation ist wichtig, aber noch wichtiger ist – wie Nell erfuhr – eine ruhige und positive Haltung. Weil Nell das Essen zu einer Zeit des Beisammenseins, statt einer Aufgabe machte, entspannte sich auch Harry. Bei weniger Stress funktionierten seine LBD-geschädigten Muskeln besser, er bekam sein Essen hinunter und genoss es sogar.

- Vermeiden Sie Ablenkungen. Denken Sie daran: Ihr/e Angehörige/r hat Schwierigkeiten, mehrere Aufgaben gleichzeitig zu bewältigen, wenn deren Aufmerksamkeit also auf etwas anderes gerichtet ist, liegt sie nicht auf dem Essen.

Harry lässt sich so leicht ablenken. Alles kann seine Blicke auf sich ziehen: ein Vogel, der draußen vorbeifliegt, etwas auf dem Boden oder gar Musik, und dann vergisst er, zu essen. Ich habe herausgefunden, dass ich seine Aufmerksamkeit gewöhnlich wieder auf das Essen richten kann, indem ich etwas Sachliches sage, wie: «Diese Kartoffeln schmecken wirklich gut» oder «Magst du noch etwas Fleisch?». Ich habe Harry auch anders platziert und er sitzt jetzt mit dem Rücken zum Fenster. Es brauchte eine Weile, bis er sich an die neue Sitzordnung gewöhnt hatte, aber auf jeden Fall kann er sich dem Essen jetzt besser widmen. *Nell*

Nell hat gelernt, ihr Geplauder bei Tisch einzuschränken und nicht kritisch oder bevormundend zu klingen, da beides Harrys Stress erhöhen würde. Zwar ist laute Musik oder Musik mit Text immer eine Ablenkung, sanfte Musik hingegen kann oft entspannend sein. Eine Umstellung ist für jemanden wie Harry zwar schwierig, aber bisweilen notwendig. Indem sie alles Übrige unverändert ließ, konnte Nell die Sitzordnung verändern und dabei nur ein Mindestmaß an Stress verursachen. Wie alle Betreuungspersonen das Meiste darüber lernen, was ihre Lieben tolerieren können und was nicht, lernte auch Nell, was bei Harry wirkte, durch Versuch und Irrtum.

- Unter Umständen müssen Sie daran erinnern, zu kauen oder zu schlucken.

> Manchmal, wenn mein Harry zu sehr abgelenkt ist – oder einfach einnickt – muss ich ziemlich direkt sein und sagen: «Kauen, Harry.» *Nell*

Wenn Nell ruhig zu bleiben vermag, wird Harry wahrscheinlich reagieren können und weitermachen. Wenn sie frustriert klingt, reagiert er wahrscheinlich ängstlich und kann dann unter Umständen gar nicht mehr kauen oder schlucken.

- Geben Sie Ihrer geliebten Person mehrere kleine Mahlzeiten am Tag.
  - Servieren Sie fünf, statt zwei oder drei Mahlzeiten am Tag.
  - Nehmen Sie zu jeder Mahlzeit kleine Portionen.

Je kleiner und häufiger die Portionen, desto weniger ermüden sie Ihre/n Angehörige/n. Und was ebenso wichtig ist, sie verbessern auch die Verdauung.

> Als ich begann, Jake etwa fünf kleine Mahlzeiten am Tag zu geben, hatte er weniger Verstopfung. Er mag es auch, weil Essen allmählich ein wenig schwierig wird. Aber er hat immer gerne gegessen und freut sich noch immer auf die Essenszeit. *Norma*

Jakes Gesichtsmuskeln funktionierten allmählich schlechter, was das Essen zur Qual machte. Die kleineren Mengen waren für ihn nicht so anstrengend zu kauen. Auch sein LBD-geschädigter Magen-Darm-Trakt funktionierte besser, wenn er mehr Zeit hatte, Nahrung zu verarbeiten und nicht mit zu viel auf einmal überlastet wurde. Und schließlich bekam er ein paar mehr angenehme Ereignisse im Laufe seines Tages, was sicher nicht weniger wichtig war.

Probleme und Fragen des Schluckens betreffen nicht nur Familien LBD-Betroffener, sondern auch alle Personen mit Demenz, Parkinson-Krankheit (PD) sowie einigen anderen Erkrankungen. Im Internet gibt es einige gute Artikel und Empfehlungen unter: www.deutsche-alzheimer.de, www.wegweiser-demenz.de und www.ded-demenz.de. Einer der besten, die wir in den USA fanden, ist «It's Tough to Swallow: A Practical Approach to Nutritional Care of Dysphagia» von Becky Dorner, RD, LD [4]. Dieser Artikel wurde ursprünglich für Personal von Pflegeheimen verfasst. Die Themen treffen aber auch auf betreuende Familienangehörige zu, daher ist er ein guter Ausgangspunkt.

Kurzübersicht

Schluckstörungen …

- … beginnen, wenn die Muskulatur für das Schlucken schwächer wird und
- … sind geringer, wenn Ihr/e Angehörige/r …
  - … mit auf die Brust gebeugtem Kinn trinkt.
  - … in aufrechter Haltung isst und anschließend noch eine halbe Stunde aufrecht sitzen bleibt.
  - … keine Trinkhalme verwendet.
  - … alles meidet, was im Mund schmilzt.
  - … mehrmals am Tag kleine Mahlzeiten zu sich nimmt.

Nachdem die Nahrung geschluckt wurde, muss sie im Magen-Darm-Trakt verdaut werden und dann müssen die Rückstände ausgeschieden werden. Wenn das vegetative Nervensystem nur schlecht funktioniert, gerät der gesamte Gastrointestinaltrakt durcheinander. Die Verdauung verlangsamt sich, kommt bisweilen ganz zum Erliegen und wird zum Problem. Betreuende von Personen mit LBD sagen, zu viel ihrer Zeit, Energie und Geduld würde durch die Bewältigung der Folgen dieser Unregelmäßigkeit – Obstipation, Stuhlinkontinenz, Diarrhö – in Anspruch genommen.

Verdauung

Verdauung geschieht, wenn winzige, durch das vegetative Nervensystem (ANS) angeregte Bewegungen bewirken, dass Nahrung vom Magen über den Dünndarm in den Dickdarm wandert, wo die Rückstände (Stuhl) zur Ausscheidung gesammelt werden.

Die Probleme mit der Regelmäßigkeit beginnen, weil das LBD-geschädigte ANS Ihrer/s Angehörigen den Gastrointestinaltrakt nicht hinreichend stimuliert, um die Nahrung richtig fortzubewegen. Nachstehend einige Anregungen zur Verbesserung der Verdauung:

- Ermutigen Sie zu körperlicher Betätigung und reduzieren Sie Stress.
- Sorgen Sie für mehrere kleine Mahlzeiten am Tag.

- Ermutigen Sie die Person, Flüssigkeiten zur Befeuchtung des Gastrointestinaltrakts zu sich zu nehmen. Für Ideen hinsichtlich des Schluckens siehe den vorangehenden Abschnitt.
- Ermutigen Sie die Person zu ballaststoffreicher Ernährung. Ballaststoffe halten Flüssigkeit im Gastrointestinaltrakt und verhindern, dass Feststoffe so dicht verklumpen, dass sie sich nicht mehr leicht entfernen lassen.
  - Lesen Sie Etiketten, um zu schauen, wie viel Ballaststoffe die Nahrung enthält. So hat beispielsweise manches Brot nur ein Gramm Ballaststoffe pro Scheibe, während andere drei Gramm haben.
  - Gute natürliche Quellen für Ballaststoffe sind Frühstücksflocken (Kleie), Orangen und Kiwis.
  - Verwenden Sie die Frucht, nicht den Saft, sofern nicht auf dem Etikett steht: «Zusätzliche Ballaststoffe».
  - Erwägen Sie im Handel erhältliche Produkte, wie etwa Psyllium (Flohsamen), wenn Sie Ihre/n Angehörige/n nur schwer dazu bringen können, genügend natürliche Ballaststoffe zu sich zu nehmen. Die Gabe von Psyllium und anderen Quellmitteln muss mit der Aufnahme von ausreichender Flüssigkeit kombiniert werden, da sonst gegenteilige Effekte auftreten können. [5 a]

Beim Ausscheiden der Rückstände am Ende des Gastrointestinaltrakts sehen Sie, wie gut der Verdauungsprozess war. War er gut, findet sich ein weicher, gut geformter Stuhl. Wenn nicht, ist der Stuhl hart und schwer auszutreiben (Obstipation) oder flüssig und für den Analsphinkter Ihrer/s Angehörigen nur schwer zurückzuhalten (Diarrhö).

Obstipation

Obstipation tritt ein, wenn sich Nahrung zu langsam durch den Gastrointestinaltrakt bewegt. Da die LBD tendenziell alles verlangsamt, ist Obstipation ein größeres Problem als Diarrhö.

> Mein Vater hatte ziemliche Schwierigkeiten mit Verstopfung und wenn er dann Stuhlgang hatte, musste ich gewöhnlich einen Abflussreiniger nehmen, weil er die Toilette verstopfte. Einmal war sie so dicht, dass ich den Stuhl schließlich aus der Toilette schaufelte, ihn in Papiertücher wickelte, zum Müllschlucker trug und hineinwarf. Es gab ein dumpfes Geräusch, als er am Boden aufschlug. Da wusste ich, warum Vati so sehr über Schmerzen beim Stuhlgang klagte. *Kyla, Tochter von Ed*

Eds voluminöser, fester Stuhl war der Beweis für ein schwach funktionierendes Verdauungssystem sowie für eine unzureichende Flüssigkeits- und Ballaststoffzufuhr. Kyla muss die Flüssigkeitsmenge für Ed erhöhen und seiner Nahrung mehr Ballaststoffe zusetzen. Wenn das nicht hilft, muss sie unter Umständen einige weitere Maßnahmen erwägen:

- Überprüfen Sie zusammen mit dem Arzt die Medikamente Ihres Angehörigen. Vielleicht ist eines davon das Problem. Manche, einschließlich einiger Antidementiva, ziehen Flüssigkeit aus dem Dickdarm ab, was einen sehr harten Stuhl hinterlässt und Obstipation verursacht. [5 b]
- Pflaumensaft dient seit Jahrhunderten als natürliches Abführmittel. Gekochte Pflaumen sind sogar noch besser, weil sie obendrein Ballaststoffe enthalten.
- Es gibt ein paar freiverkäufliche Nahrungsergänzungsmittel, wie etwa Tee aus Sennesblättern[3], die Empfehlungen von Betreuungspersonen zufolge bei Verdauungsbeschwerden helfen.

Wenn nichts davon wirkt, können Sie schließlich ein leichtes Laxans einsetzen. Die meisten für die Allgemeinbevölkerung sicheren Laxanzien sind so stark, dass sie wahrscheinlich Diarrhö verursachen, die zum Verlust von Körperflüssigkeit und Kalium führt. Denken Sie daran, dass *stark* ein relativer Begriff ist. Jemand mit LBD verträgt gewöhnlich viel weniger als andere Menschen. Was immer Sie einzusetzen beschließen, klären Sie es zunächst mit dem Arzt.

Zu den Laxanzien, die Sie ausprobieren könnten, gehören:

- *Polyethylenglycol 3350 (Magrocol):* ein Laxans, das von vielen Betreuungspersonen empfohlen wird.
- *Stuhlerweicher:* Sie sind freiverkäuflich. Sie halten Flüssigkeit zurück und erleichtern die Ausscheidung. Zwar sind die meisten Stuhlerweicher (z. B. Lactulose) sicherer als regelrechte Laxanzien, werden jedoch in verschiedenen Stärken angeboten. Gehen Sie daher sicher, einen milden, wie etwa Sennoside, auszuwählen.

Diarrhö

Diarrhö tritt ein, wenn Nahrung den Darm so rasch passiert, dass keine Flüssigkeit heraus und in den Körper gezogen wird. Oft wird sie von Krämpfen begleitet, die für einen spastischen, das heißt zu aktiven Darm sprechen.

3 Sennae folium, *Cassia angustifolia* [A. d. Ü.]

Da bei LBD-geschädigten Magen-Darm-Systemen Langsamkeit und nicht Tempo die Norm sind, ist Diarrhö nur selten ein Problem. Sie kann jedoch auftreten …

- … nach einer Phase starker Obstipation, wobei sich der Darm entleert, nachdem er verstopft war.
- … bei einem zu starken Laxans.
- … als Nebenwirkung eines Medikaments.
- … nach bestimmten Speisen, die individuell variieren.

Loperamid, ein freiverkäufliches Medikament der Wahl, kann bei LBD – und natürlich mit Wissen des Arztes – sicher eingesetzt werden. Stellen Sie sicher, dass Ihr/e Angehörige/r viel Flüssigkeit trinkt, wenn sie/er unter Diarrhö leidet.

Stuhlinkontinenz

Stuhlinkontinenz ist ein Ausscheidungsproblem und bei LBD ist die Ursache gewöhnlich ein Verlust der Sphinkterkontrolle. Der Analsphinkter ist ein kordelähnlicher Muskel, der Stuhl zurückhält, bis man bereit ist, ihn loszulassen. Der das vegetative Nervensystem schwächende Effekt der LBD verringert nach und nach die Fähigkeit einer Person, den Analsphinkter und damit die Ausscheidung zu beherrschen. Bei, zugleich mit der erschwerten Sphinkterkontrolle, abnehmenden kognitiven Fähigkeiten kann die Stuhlinkontinenz schließlich von Einzelereignissen zur Norm werden.

> Wir waren im Einkaufszentrum, als mein Harry sagte, er müsse gehen. Aus Erfahrung wusste ich, dass er Stuhlgang hatte, während wir miteinander sprachen. Ich brachte ihn rasch in die Familientoilette – wir gehen jetzt nur noch in Läden mit Familientoilette – und säuberte ihn, so gut ich konnte. Aber seine Hose war ein hoffnungsloser Fall. Wir gingen nachhause, während ihm sein Hemd um die nackten Beine flatterte. Heute ist es lustig, aber damals war es für uns beide traumatisch.
>
> *Nell*

Stuhlinkontinenz kann auch bei Diarrhö eintreten, wobei der Stuhl dünn ist und in unkontrollierbarem Tempo austritt. Ein zu starkes Laxans kann Obstipation in Diarrhö verwandeln. Selbst milde Laxanzien können aufgrund des erhöhten Stuhldrangs, den sie bewirken, zur Stuhlinkontinenz führen.

> Mutti hat oft Verstopfung. Gewöhnlich merke ich, wenn sie ein Laxans braucht, weil ihre Verwirrtheit zunimmt. Wir nehmen das mildeste Laxans, das ich finden kann, aber trotzdem passiert Mutti immer wieder mal ein Missgeschick. Als sie noch zuhause war und umhergehen konnte, versuchte sie, es «sauberzumachen», wenn ich sie nicht daran hinderte. Mehr als einmal musste ich den Fußboden und beide Wände des Flurs saubermachen – und Mutti dann mit Kleidung und allem unter die Dusche stellen. *Marion, Tochter von Clara*

Bei diesen Gelegenheiten kann es Betreuungspersonen schwerfallen, daran zu denken, dass Patienten mit Demenz nicht absichtlich versuchen, mit ihnen «eine Rechnung zu begleichen». Die Missgeschicke und die Art, in der Ihr/e Angehörige/r damit umgeht, liegen außerhalb ihrer Kontrolle.

Claras Verwirrtheit oder Halluzinationen, Agitiertheit oder gar herausforderndes Verhalten können ein körperliches Problem, wie Obstipation, ankündigen. Wenn Sie die Obstipation loswerden, nimmt gewöhnlich auch das ausagierende Verhalten ab. Allerdings können, wie bei Clara, selbst die mildesten Laxanzien ihrerseits Probleme verursachen. Nur wenige Menschen mit LBD können irgendetwas schnell tun. Dazu gehört auch, rechtzeitig ins Bad zu gelangen, vor allem angesichts des zusätzlichen Stuhldrangs, den selbst ein mildes Laxans verursachen kann. Nachdem das Missgeschick geschehen war, war Clara nicht kohärent genug, um einfach abzuwarten und jemand anderes aufräumen zu lassen. Sie musste es «jetzt» tun und natürlich wusste sie nicht mehr, wie, also machte sie ein schreckliches Durcheinander. Die meisten Betreuenden von Personen mit LBD wissen eigene Geschichten, wie die von Marion, zu erzählen. Es ist ein weiteres körperliches Problem, das durch die kognitiven Funktionsstörungen bei LBD verschlimmert wird.

Bei LBD sichere Medikamente, wie Tamsulosin, können bei leichter Stuhlinkontinenz verschrieben werden. Diese Substanzen entspannen den Darm und erlauben eine bessere Kontrolle des Schließmuskels. Auch ausreichend Flüssigkeit und das Verhindern von Obstipation helfen. Mit fortschreitender Erkrankung und abnehmender Fähigkeit Ihrer geliebten Person, ihren Analschließmuskel zu kontrollieren, reichen diese Medikamente jedoch unter Umständen nicht mehr aus. Stuhlinkontinenz kann ebenso zu einem Teil des Alltags werden wie die Harninkontinenz.

Betreuungspersonen hatten dazu ein paar Ideen:

- Stuhlinkontinenz lässt sich unter Umständen beseitigen, indem man einen festen Ausscheidungsplan erstellt, der zu den Zeiten passt, zu denen Ihr/e Angehörige/r gewöhnlich Stuhlgang hatte. Denken Sie daran, dass Menschen mit Demenz gut mit festen Routinen zurechtkommen. Achten Sie genau darauf, die Routine nach dem Beginn auch einzuhalten.

- Inkontinenzvorlagen können helfen, das Problem einzugrenzen, sind jedoch keine Lösung für den Alltag. So bald wie möglich nach einem Stuhlgang müssen Sie die Vorlage abnehmen und den Bereich säubern, um Infektionen durch Kontamination mit Stuhl zu verhindern.
- Allgemein gute hygienische Verhältnisse zu wahren hilft, die Ausbreitung von Infektionen durch Fäkalien im Allgemeinen oder durch eine infektiöse Diarrhö zu vermeiden.
- Bei fortbestehender Obstipation sind unter Umständen Einläufe nötig. Sie sollten erst durchgeführt werden, wenn man es mit allem anderen versucht hat, und zuerst mit dem Arzt besprochen werden.

Ein Plan für den häuslichen Gang zur Toilette lässt sich gewöhnlich leicht ausarbeiten. Nicht ganz so leicht ist es beim Einkaufen, daher lohnt es sich, erst einmal Erkundungsarbeit zu leisten und herauszufinden, wo die Toiletten sind und wo es eine Familientoilette gibt. Mit dem Toilettenproblem an einem öffentlichen Ort zurechtzukommen, ist schon mühsam genug, ohne sich auch noch nach der Toilette erkundigen oder die Blicke der Menschen anderen Geschlechts aushalten zu müssen, wenn Sie Ihre/n Angehörige/n zur Toilette begleiten. Familientoiletten sind eine wunderbare Antwort auf den letztgenannten Aspekt und es lohnt sich, sie im Vorhinein auszukundschaften, um zu wissen, in welche Läden man dann geht.

Tipp

Erleichtern Sie sich das Einkaufen und Ausflüge. Stellen Sie schon vorher fest, wo in den von Ihnen besuchten Läden die Toiletten sind. Gehen Sie nur in Läden mit Familientoilette, wenn Sie können.

Für weitere Möglichkeiten zur Unterstützung Ihrer geliebten Person bei diesem ermüdenden Problem besuchen Sie das Obstipationsforum der LBDA oder das Alzheimerforum Deutschland [6]. Dort finden Sie Informationen zu verschiedenen Problemen mit der Ausscheidung, zusammen mit vielen Vorschlägen und Hilfsquellen. Wenn Sie nur lesen wollen, müssen Sie sich nicht eintragen. Möchten Sie jedoch Kommentare abgeben, müssen Sie Mitglied werden.

Temperaturregulation

Von LBD betroffenen Menschen kann ohne erkennbaren Grund einmal warm und dann wieder kalt sein. Letzteres kommt häufiger vor. Betreuungspersonen berichten oft, ihren Lieben sei stets kalt, manchmal sogar bei Temperaturen um die 25 Grad Celsius.

Kleidung in mehreren Schichten wirkt zur Temperaturkontrolle am besten, halten Sie daher Pullover und Reisedecken bereit. Sorgen Sie besser auch dafür, dass sich jedes Kleidungsstück leicht an- und ausziehen lässt. Strickjacken sind zum Beispiel einfacher als Pullover oder Sweatshirts.

> Ich schwöre, der innere Thermostat von meinem Harry ist schlechter als meiner während der Menopause! Ihm ist heiß, dann wieder kalt und wieder heiß. Mit seinem Pulli hatte er mächtig zu kämpfen, bis ich einen mit Raglanärmeln fand. Die größeren Armlöcher erleichterten ihm das Anziehen. Ihm ist öfters kalt als warm, also bedeckte ich ihn in seinem Rollstuhl mit einer gefalteten Decke. Es hielt ihn warm, aber er kam nur sehr schwer und umständlich damit zurecht, vor allem, wenn er sie wieder über sich ziehen wollte, nachdem er sie bei einer «Hitzewallung» abgeworfen hatte. Dann fand ich diese Reisedecke. Sie ist warm genug und er kann sie leichter handhaben. Mein Harry mochte schon immer Irish Setter, und als ich die Decke mit all den Fotos dieser Hunde aussuchte, war er richtig glücklich. Er sitzt da, mit seiner Reisedecke, streichelt seine «Hündchen» und grinst. *Nell*

Wie Nell feststellte, sind kleinere Reisedecken leichter zu handhaben als Decken. Auch ihre Idee eines Pullis mit weiten Ärmeln war hilfreich. Machen Sie stets zusätzlich auch eine Freude, wenn Sie können, wie Nell es mit den Irish Settern tat.

Blutdruck

Orthostatische Hypotonie bzw. niedriger Blutdruck beim Aufstehen tritt bei 50 Prozent der von LBD Betroffenen, aber nur bei fünf Prozent derer mit Parkinson-Krankheit auf. Wenn sich jemand aus der Horizontalen erhebt, sammelt sich das Blut normalerweise in den unteren Extremitäten. Dadurch nimmt die dem Herz zum Pumpen verfügbare Blutmenge ab, was wiederum den Blutdruck und die Menge des zum Gehirn gepumpten Blutes senkt. Normalerweise verengt das vegetative Nervensystem sofort die Blutgefäße des

Körpers und der Blutdruck normalisiert sich so rasch wieder, dass Sie ein Problem nicht einmal spüren.

Jeder von uns hat nach einer Operation unter Umständen schon einmal eine orthostatische Hypotonie gehabt. Eine Operation, vor allem unter Inhalationsnarkotika, ist für jedermanns vegetatives Nervensystem schwer zu bewältigen. Wenn Sie jemals operiert wurden, war Ihnen vielleicht nach dem ersten Aufsetzen schwindlig. Das war die orthostatische Hypotonie. Auch die Pflegeperson hat Sie möglicherweise erst aufstehen lassen, nachdem der Schwindel abgeklungen war. Der Schwindel war die Warnung an Sie, dass Ihr Blutdruck so niedrig ist, dass Ihr Gehirn nicht genügend Sauerstoff bekommt, um richtig zu funktionieren. Hätten Sie zu früh zu gehen versucht, hätte Ihr Gehirn unter Umständen aus Mangel an Brennstoff (Sauerstoff) einen «Stromausfall» gehabt und Sie wären ohnmächtig geworden. Natürlich waren Sie wahrscheinlich in kurzer Zeit wieder normal und konnten einfach aufstehen und gehen, ohne dass Ihnen schwindlig war.

> Wenn Anique morgens aufwachte, war ihr richtig schwindlig. Wir lernten, dass sie erst eine Weile auf der Bettkante sitzen musste, bevor sie aufstand. Wenn sie direkt aus dem Bett aufstand, tat sie ein paar Schritte und brach dann einfach ohnmächtig auf dem Boden zusammen. Wenn sie dann eine Weile einfach auf dem Boden gesessen hatte, konnte sie aufstehen und es ging ihr gut. *Jim*

Was Anique widerfuhr, glich dem, was Sie unter Umständen vorübergehend nach einer Operation erlebt haben. Ihre orthostatische Hypotonie wurde indessen nicht durch eine vorübergehende Belastung, sondern durch ein LBD-geschädigtes vegetatives Nervensystem verursacht. Es ging nicht weg und wäre jedes Mal wieder aufgetreten, sobald sie aus dem Bett oder auch nur von einem Stuhl aufgestanden wäre [7]. Auf der Bettkante, oder wenn sie zusammenbrach, auf dem Boden zu sitzen, gab ihrem schwerfälligen System die Chance, genügend Blut zu ihrem Gehirn zu bekommen, um aufstehen zu können, ohne dass ihr schwindlig wurde. Menschen mit orthostatischer Hypotonie müssen schrittweise aufstehen: Erst müssen sie sich aufsetzen, dann warten, bis der Schwindel aufhört, und schließlich aufstehen.

Orthostatische Hypotonie kann tödlich sein. Bei extremer Langsamkeit ist der Körper unter Umständen außerstande, sich rechtzeitig anzupassen, um den Herzschlag aufrechtzuerhalten. Dies wird als *Synkope* bezeichnet, die mit Schwindel und Ohnmacht beginnt, ins Koma übergeht und im Tod enden kann. Zum Glück ist die Synkope selten. Die größte Gefahr der orthostatischen Hypotonie liegt in den Stürzen und Verletzungen, die auftreten, wenn eine schwindlige und unsichere Person versucht, sich ohne die Hilfe Dritter umherzubewegen.

- Orthostatische Hypotonie (niedriger Blutdruck beim Aufstehen) verursacht Schwindel und Ohnmacht und in Extremfällen den Tod. Ihre größten Gefahren liegen jedoch in sturzbedingten Verletzungen.
- Verwenden Sie eine Kontaktmatte mit Alarm, um Sie zu warnen, wenn Ihr/e Angehörige/r ohne Hilfe aus dem Bett oder vom Stuhl aufstehen möchte.

Behandlung

Ihr Arzt hat die Wahl unter mehreren Medikamenten zur Behandlung der orthostatischen Hypotonie:

- *Midodrin:* Diese Substanz erhöht den Blutdruck, indem sie, solange sie sich in der Blutbahn befindet, Blutgefäße dauerhaft verengt, und zwar auch dann, wenn es nicht erforderlich wäre.
- *Pyridostigmin [8]:* Dieses Medikament wirkt nur bei zu niedrigem Blutdruck. Daher wirkt Pyridostigmin am besten bei orthostatischer Hypotonie, wobei gelegentlich zusätzlich Midodrin gegeben werden kann, um die Wirksamkeit zu steigern.
- *Fludrocortison [9]:* Als Kortikosteroid dient Fludrocortison zur Erhöhung des Blutdrucks und kann bei LBD sicher eingesetzt werden. Auch wenn es anders wirkt als Midodrin und Pyridostigmin, erhöht es den Blutdruck selbst dann, wenn es nicht erforderlich wäre.

Pyridostigmin mag für jemanden mit LBD das beste Medikament sein, denken Sie jedoch daran, dass jeder mit dieser Erkrankung individuell und damit anders auf Medikamente reagiert. Unter Umständen muss Ihr Arzt mehrere Medikamente oder Arzneimittelkombinationen ausprobieren, bevor Sie etwas finden, das gut wirkt. Die gute Nachricht ist, dass sich diese Substanzen bei LBD allesamt sicher einsetzen lassen.

Die orthostatische Hypotonie lässt sich oft ohne Medikamente oder mit weniger Medikamenten beherrschen, wenn die Betreuungsperson genau auf das Problem achtet und einigen der nachstehenden Anregungen folgt [10]:

- Lassen Sie Ihre/n Angehörige/n vor dem Aufstehen mindestens zehn Minuten lang auf der Bettkante sitzen, um dem Körper Zeit zur Anpassung zu geben.

> Ich lasse Jake immer für ein paar Minuten auf der Bettkante sitzen, bis ihm nicht mehr schwindlig ist. Vor kurzem half ich ihm, sich aufzusetzen, und sagte ihm, er möge sitzen bleiben, während ich seinen Morgenrock hole. Kaum hatte ich mich umgedreht, da stand er auf und versuchte, zu gehen. Ich mag mir gar nicht vorstellen, was passiert wäre, wenn ich nicht nahe genug gewesen wäre, um ihn aufzufangen, bevor er stürzte! *Norma*

Dies ist einer der vielen Fälle, in denen die LBD zwei Mal zuschlägt: einmal als körperliche Behinderung (orthostatische Hypotonie), und dann in Form des Fehlens der für den sicheren Umgang mit der Behinderung nötigen kognitiven Fähigkeiten. Norma lernte auf harte Weise, dass Jake steter Überwachung bedurfte, wenn er wartete. Es war keine Frage des Eigensinns oder Ausagierens, dass Jake zu früh aufstand. Bei verringerter Fähigkeit, einen Bezug zwischen Ursache und Wirkung herzustellen, und geringer Impulskontrolle verstand Jake einfach nicht: «Du musst hier sitzen, bis du aufstehen kannst, ohne hinzufallen».

- Achten Sie bei der Ernährung Ihrer geliebten Person auf einen ausreichenden Natriumgehalt. Salz erhöht den Blutdruck. Bei höherem Ausgangsblutdruck ist eine orthostatische Hypotonie unter Umständen nicht so störend. Ihr Arzt kann Ihnen sogar Salztabletten verschreiben, um sicherzustellen, dass Ihr/e Angehörige/r genügend Natrium erhält.
- Vermeiden Sie längere Bettruhe. In waagerechter Lage breitet sich das Blut im gesamten Körper aus. Je länger Ihr/e Angehörige/r im Bett verbringt, desto mehr breitet sich das Blut aus und desto schwieriger ist es für ein geschädigtes vegetatives Nervensystem, beim Aufstehen genügend Blut zum Gehirn zu transportieren.
- Heben Sie den Kopfteil des Bettes um etwa zehn Zentimeter an. Das vegetative Nervensystem muss dadurch weniger Arbeit leisten, um den Blutdruck wieder zu normalisieren, wenn sich Ihr/e Angehörige/r aufsetzt.
- Lassen Sie Ihre/n Angehörige/n Kompressionsstrümpfe tragen. Das hält mehr Blut im Oberkörper, näher am Herz.

Störungen der Sexualfunktion

Bei Frauen mit LBD sind Störungen der Sexualfunktion selten oder werden zumindest in der Literatur und von Betreuungspersonen nur selten erwähnt. Die häufigste Sexualstörung bei Männern mit LBD ist die erektile Dysfunktion (ED). Sie kann ein weiteres vegetatives Problem darstellen oder auch einfach durch Demenz im Allgemeinen verursacht werden. Das Resultat kann in jedem Fall ein geringes Selbstwertgefühl sein, vor allem bei einem Mann in den Frühstadien der LBD. Impotenz kommt besonders in den späteren Stadien der Demenz recht häufig vor. Andererseits besteht bisweilen eine erhöhte Libido, die zu unangemessenen sexuellen Forderungen führen kann. Jede dieser Sexualstörungen kann persönliche Kontakte, wie Umarmungen und Berührung im Allgemeinen, reduzieren, was wiederum zahlreiche emotionale Folgen hat. Schließlich verlieren die meisten Menschen mit Demenz jegliches Interesse an Sex. Ihre Unsicherheit kann indessen bestehen bleiben. [11]

> Etwa um die gleiche Zeit, als bei meinem Harry LBD diagnostiziert wurde, wurde er impotent. Ich sagte ihm, es mache nichts aus, unsere Liebe beruhe auf viel mehr als nur Sex. Zu dem Zeitpunkt schien er es zu akzeptieren. Aber dann begann er, mich der Untreue zu bezichtigen. Wir hatten eine so wunderbare Zeit miteinander, dass ich mir einen Mann unmöglich auf diese Weise vorstellen konnte, und bis Lewy zuschlug, wusste mein Harry das und fühlte ebenso. Aber wenn ich jetzt auch nur für kurze Zeit weggehe, überfällt er mich bei der Rückkehr mit Anschuldigungen. Es war schon schlimm genug, als er mich nur anschrie, aber jetzt versucht er auch, mich zu schlagen. Mein Harry war immer so ein lieber Mann. Ich kann nicht glauben, dass er so etwas tut!
>
> *Nell*

Eine Umstellung der Medikation kann Harrys Wahnvorstellungen unter Umständen stoppen. Befürchtungen, der Ehepartner würde einen um einer anderen Person willen verlassen, kommen bei LBD jedoch recht häufig vor, besonders wenn Störungen der Sexualfunktion vorliegen, wie bei Harry. Es kann aber auch bei Frauen vorkommen.

> Nach der Operation wurde es zu schwierig für mich, mit meiner Frau, Anique, zurechtzukommen. Für einige Stunden am Tag ließ ich eine Betreuungsperson kommen, aber Anique brauchte Betreuung rund um die Uhr. Als ich ihr sagte, ich würde eine weitere Betreuungsperson einstellen, wurde sie sehr wütend und sagte: «Du willst nur mehr Frauen

> im Haus haben.» Ich versuchte, zu erklären, dass ich wirklich Hilfe brauchte, aber sie wollte einfach nicht hören. *Jim*

Als Jims jetzige Ehefrau kann ich bezeugen, dass er der treueste aller Ehemänner ist, und ich bin sicher, dass er auch Anique ebenso treu war. Als deren Zustand sich jedoch verschlechterte, verstand sie nur noch, wie unattraktiv sie sich fühlte. Dieses Gefühl projizierte sie auf Jim und «wusste», dass er sie nicht mehr wollte.

> Ich weiß jetzt, dass man mit jemandem mit Demenz ebenso wenig diskutieren kann, wie mit einem Betrunkenen, aber das wusste ich damals nicht. Was ich lernte, war, dass sie nur noch wütender wurde, wenn ich es versuchte. *Jim*

Jims Bemühungen, mit ihr zu sprechen, vermittelten ihr unter Umständen das Gefühl, noch weniger gehört zu werden, noch weniger erwünscht zu sein – und machten sie nur noch wütender. Hätte Jim einige der in Kapitel 9 dargestellten Verhaltensmanagementtechniken gekannt, hätte er erfolgreicher sein können.

Bisweilen agiert eine sexuell unsichere Person dies auf aggressivere Weise aus.

> David ist sexsüchtig geworden. Immer möchte er Sex mit mir haben und verhält sich wirklich unangemessen. Gestern Abend hatten wir Gäste und völlig unvermittelt sagte er: «Hey Marie, ich bin spitz, lass uns ins Bett gehen», als seien unsere Freunde gar nicht da. Es war mir so peinlich. Sie gingen schon bald, aber ich muss Ihnen sagen, ich war nicht in der Stimmung für Sex. Ich war wütend. Ich wusste, dass da Lewy sprach. David war stets ein rücksichtsvoller Liebhaber und hätte mich vor Lewy niemals derart in Verlegenheit gebracht. Dadurch fühlte ich mich schuldig, und so gab ich nach. Aber die Wut war immer noch da und ich wusste, dass er es spüren konnte. Da hatte ich noch mehr Schuldgefühle. *Marie*

Davids Aggression ist eine weitere Art, in der Menschen mit LBD sexuell ausagieren können. Ohne jegliche Impulskontrolle oder die Fähigkeit, Ursache und Wirkung einzuschätzen, nehmen sie nicht wahr, dass ihr Verhalten genau das Gegenteil von dem bewirkt, was sie sich von ihrem Partner wünschen. Einmal besuchten Jim und ich unsere Freundin Lilly und ihren Mann, der LBD hat. Wir waren erst kurze Zeit da, als Marvin fragte: «Wann gehen sie wieder?» Uns allen war klar, dass Marvin sich überwältigt fühlte und die Sicherheit der vollen Aufmerksamkeit seiner Frau suchte. Wahrscheinlich fühlte sich David ähnlich. Was war seiner Ansicht nach besser geeignet, Maries ungeteilte Aufmerksamkeit zu bekommen, als sie mit ins Bett zu nehmen?

Jim hält das «Abgelöschtsein» der Betreuungsperson für das häufigste Sexualproblem LBD-betroffener Paare. Verhalten wie Harrys Paranoia, Aniques Anschuldigungen und Davids unziemliche Forderungen ersetzen unter Umständen frühere Qualitäten der Wärme, der Fürsorglichkeit, des Humors und der Verspieltheit und machen den einst angenehmen Partner sexuell weniger attraktiv. Schlechte Hygiene oder die Forderung nach Sex im Anschluss an den Säuberungsmarathon nach einem unangenehmen und übelriechenden Missgeschick machen den Akt für eine normalerweise liebevolle Ehefrau widerlich.

Behandlung

Bei erektiler Dysfunktion stehen Medikamente wie Sildenafil, Tadalafil und Vardenafil zur Verfügung und scheinen in der Anwendung bei LBD sicher zu sein. Besonders hilfreich können sie bei jüngeren Menschen mit Demenz im Frühstadium sein. Die meisten Betreuungspersonen berichten jedoch nur über wenig Bedarf an medikamentöser Intervention. Bitte überprüfen Sie jedes Medikament gegen erektile Dysfunktion zunächst mit Ihrem Arzt.

Fragen der Sexualität sind sehr persönlich und jedes Paar muss seine eigenen Lösungen finden. Es gibt jedoch einige Richtpunkte:

- Denken Sie daran, wie es war, nicht, wie es jetzt mit LBD ist, wenn sich Ihr/e Angehörige/r unangemessen verhält. «Da spricht Lewy. Da spricht Lewy. Da spricht …» Dies kann Ihnen helfen, Ihre Wut auf die LBD-bedingte Unangemessenheit loszulassen und Ihnen ermöglichen, liebevoll zu reagieren.
- Wenn Geschlechtsverkehr nicht mehr möglich ist, ersetzen Sie ihn durch einen sexuellen Genuss, bei dem er nicht dazugehört. Dies dient dazu, Unsicherheit abzubauen, und ist gut für die Beziehung. Denken Sie daran: Das Leben geht weiter, auch mit LBD, und je normaler Sie es gestalten können, desto besser fühlen Sie sich beide.
- Nehmen Sie auch Umarmungen, Küssen und Berühren in Ihre tägliche Routine auf, selbst wenn der Drang nach Sex aufgehört hat. Bewusstes Berühren, um Liebe und Fürsorge zu zeigen, unterscheidet sich vom «zweckgerichteten» Berühren, etwa beim Transfer vom Bett auf einen Stuhl.

In der Quintessenz verringert Demenz nicht das Bedürfnis einer Person, Liebe zum Ausdruck zu bringen und zu empfangen. Mit fortschreitender Krankheit ändert sich jedoch die Form dieser Äußerungen.

11 Umgang mit Harnwegsproblemen

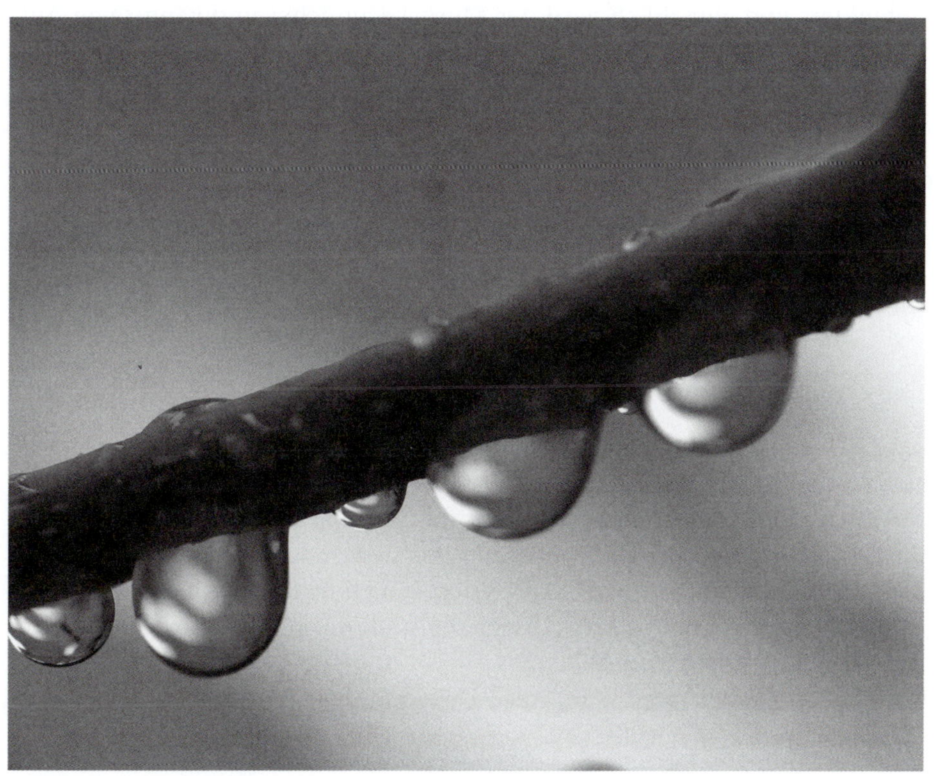

Jede von Lewy-Body-Demenz (LBD) betroffene Familie kann davon ausgehen, mit Harnwegsproblemen zu tun haben zu müssen. Viele davon gehen auf die Schwächung des vegetativen Nervensystems (ANS) zurück. Es gibt aber noch einige andere bei LBD übliche Harnwegsprobleme.

Inkontinenz

Harninkontinenz, das Unvermögen, den Schließmuskel der Blase zu kontrollieren, kommt generell bei fast allen Formen der Demenz vor. Die Kontrolle der eigenen Blase ist eine erlernte Reaktion und da Ihr/e Angehörige/r vergisst, was sie einmal gelernt hat, geht auch dies schließlich dahin. Und bei einer Person mit LBD geht es um mehr als nur um das Vergessen. Ihr LBD-geschädigtes vegetatives Nervensystem ist zuständig für die Kontrolle des Sphinkters und allmählich wird der Muskel schwächer und kann seine Aufgabe nicht mehr erfüllen. Dies geschient oft sogar schon bevor Ihr/e Angehörige/r vergessen hat, wie es geht, und löst bei ihr Stress und Verlegenheit aus, die jemand mit Demenz in einem weiter fortgeschrittenen Stadium unter Umständen nicht verspürt.

Bei Inkontinenz kommt es viel rascher zu Infektionen oder Druckulzera, vor allem, wenn der Bereich nicht sauber gehalten wird.

> Peter ist inkontinent, seit er mit seiner gebrochenen Hüfte aus der Klinik kam. Ich bin den Hilfen hier so dankbar. Sie halten ihn sauber und trocken und versuchen, Hautinfektionen vorzubeugen. *Jenny*

Da LBD eine Krankheit alter Menschen ist, sind auch viele Betreuungspersonen alt und haben eigene Erkrankungen. Jenny war nicht mehr imstande, die bei ihrem Mann nötigen Säuberungen durchzuführen. Dies ist der Moment, an dem zwingend entweder häusliche Assistenz oder die Aufnahme in ein Wohnheim erforderlich wird. Ansonsten sind Infektionen eine stete Gefahr und mit ihnen kommt es zum Ausagieren und, was noch schlimmer ist, zum allgemeinen körperlichen Abbau.

Ob Sie es glauben oder nicht: Auch Dehydratation kann Inkontinenz verursachen.

> Anique wurde manchmal so dehydriert, dass ich sie in die Notaufnahme bringen musste, um sie wieder «aufzuladen». Man legte ihr dann einen intravenösen Zugang und infundierte ihr Flüssigkeiten. Dann ging es ihr wieder eine Weile gut, bis zum nächsten Mal. Das Problem war ihre

> Inkontinenz. «Wenn ich mehr trinke, kommt es einfach alles raus und ich kann es nicht halten», sagte sie. Und so bekam ich sie einfach nicht dazu, etwas zu trinken.
>
> *Jim*

Die eingehende Menge einzuschränken, um die ausgehende Menge zu begrenzen erscheint sinnvoll. Aber so geht das nicht. Damit der Blasensphinkter richtig funktioniert, braucht er eine gewisse Menge Flüssigkeit. Aniques Weigerung, zu trinken, machte sie daher nicht weniger, sondern vermehrt anfällig für Inkontinenz. Die Erklärung, dass «mehr Flüssigkeit zu weniger Inkontinenz führt», kann für jemanden mit eingeschränkter Fähigkeit zur Informationsaufnahme und -verarbeitung recht verwirrend sein.

Dehydratation führt zur Ansammlung von Salzen in der Blase, die Reizerscheinungen verursachen und die Kontrolle des Sphinkters schwächen.

Zu diesem Zeitpunkt wusste Jim das selbst nicht und hätte es Anique daher auch nicht erklären können. Er wusste nicht einmal, welche Fragen er hätte stellen sollen, und die Antworten kannte er schon gar nicht. So ist das oft. Ganz plötzlich wird eine Betreuungsperson in eine Situation hineingeworfen, in der sie eine Aufgabe bewältigen muss, auf die sie nicht vorbereitet ist. Die gute Nachricht ist: Heutzutage steht Betreuenden von Personen mit LBD viel mehr Information zur Verfügung als noch vor wenigen Jahren.

Für Personen in den frühen bis mittleren Stadien der LBD kann Inkontinenz derart peinlich sein, dass sie nicht mehr bereit sind, das Haus zu verlassen. Die Isolation, die dies mit sich bringt, ist ein bedeutender Aspekt bei Demenz und nimmt in deren Verlauf zu.

> Seit sie inkontinent wurde, ging Mutti nicht mehr zur Kirche. Ich versuchte, sie dazu zu bewegen, Vorlagen zu nehmen und trotzdem hinzugehen, aber es war ihr zu peinlich. Ich bin froh, dass es in dem Demenzpflegezentrum Gottesdienste gibt, weil sie jetzt wieder hingeht.
>
> *Marion, Tochter von Clara*

Bei LBD kann die Harninkontinenz schon einsetzen, bevor die Impulskontrolle ernsthaft geschädigt ist. Bei noch intakten Hemmungen brachte sie Clara in Verlegenheit, was ihre Isolation verstärkte. Seine Blase beherrschen zu können, ist eines der ersten Kennzeichen des «Erwachsenwerdens», und sich als Erwachsener außerstande zu sehen, sie zu beherrschen, löst oft Verlustgefühle aus.

Im Falle von Clara bedeutete ihr Umzug in das Demenzpflegezentrum, dass ihre Isolation abnahm, was ein großer Vorteil ist. In Pflegezentren herrscht eine Mentalität des «Wir stecken alle zusammen drin», welche die durch Probleme wie Inkontinenz verursachte Isolation verringert. Die Familie muss aber auch weiterhin ganz erheblich eingebunden werden, um Gefühle des Verlassenwerdens zu verhindern.

Behandlung

Es gibt einige Medikamente, die zur Blasenkontrolle eingesetzt werden können, auch wenn bei Personen mit LBD von den Medikamenten der Wahl für die Allgemeinbevölkerung abgeraten wird.

- *Oxybutinin, Tolterodin und Solifenacin:* Diese Substanzen können Demenzsymptome verstärken und sollten jemandem mit LBD *nicht* gegeben werden. (Einige Betreuungspersonen haben über Erfolge mit Solifenacin berichtet, es sollte aber nur unter Anleitung des Arztes und sorgfältiger Überwachung gegeben werden.)
- *Terazosin:* Zwar verstärkt Terazosin nicht die Demenz, senkt jedoch den Blutdruck und macht es damit zu einer weiteren schlechten Wahl für jemanden mit LBD.
- *Tamsulosin und Finasterid:* Diese beiden Substanzen lassen sich bei LBD gewöhnlich sicher einsetzen, sind jedoch vor allem in den Spätstadien der Erkrankung unter Umständen nicht wirksam.

Oft gelingt der Betreuungsperson die beste Blasenkontrolle. Hier seien einige der vielen von Jim zusammengetragenen Anregungen genannt:

- Stoppen Sie die Flüssigkeitszufuhr zwei Stunden vor dem Schlafengehen, um nächtliche Inkontinenz zu verringern. Dies funktioniert nur, wenn Sie sicherstellen, dass Ihr/e Angehörige/r tagsüber *ausreichend Flüssigkeit* erhält.
- Feste Ausscheidungspläne können selbst dann helfen, wenn die Demenz Ihres Angehörigen schon weiter fortgeschritten ist. Lassen Sie sie alle zwei Stunden die Blase entleeren, unabhängig davon, ob Bedarf besteht oder nicht. Hat man mit einem solchen Plan erst einmal begonnen, kann er Menschen mit Demenz Sicherheit signalisieren, daher passen sie sich gewöhnlich gut an und vermissen ihn, wenn Sie es einmal vergessen.
- Vereinfachen Sie die Kleidung, um den Gang zur Toilette zu erleichtern.

> Jake trägt jetzt immer Trainingshosen. Sie lassen sich leicht herunter- und wieder hochziehen und manchmal braucht er nicht einmal meine Hilfe. Auch wenn ich helfen muss, fällt es mir leichter. Seit ich seine geliebte Bluejeans losgeworden bin, hatten wir auch weniger Missgeschicke. Er war sogar mit seiner «neuen Freiheit» so glücklich, dass er seine Jeans nicht einmal vermisste. *Norma*

Lockere Kleidung mit Gummizügen oder Klettverschlüssen statt Druckknöpfen, Knöpfen, Reißverschlüssen oder Bändern machen das An- und Auskleiden viel leichter oder überhaupt erst möglich. Verwenden Sie Vorlagen für Erwachsene, vor allem, wenn Sie außer Haus gehen.

> Zuerst hasste Mutti ihre Windeln. «Sie geben mir das Gefühl, ein Baby zu sein», sagte sie mir. Aber nachdem ich sie überzeugt hatte, sie zu tragen, stellte ich fest, dass sie sie bereitwilliger trug, vor allem, wenn sie ausging. Jetzt kann ich sie hin und wieder mitnehmen und brauche mir keine Sorgen über Missgeschicke zu machen, mit denen ich nicht zurechtkomme. *Marion, Tochter von Clara*

Wie Clara werden Personen mit LBD, wenn sie sich erst einmal an Inkontinenzvorlagen gewöhnt haben, wahrscheinlich eher bereit sein, an die Öffentlichkeit zu treten, weil sie wissen, dass es nicht zu einem peinlichen Zwischenfall kommen wird. Die mittlerweile im Handel erhältlichen Vorlagen für Erwachsene hemmen inzwischen größtenteils den Geruch und absorbieren sehr gut.

Tipp

Wenn Ihr/e Angehörige/r plötzlich stärker inkontinent wird als gewöhnlich, prüfen Sie auf körperliche Probleme, wie etwa eine Infektion oder eine verborgene Verletzung. So wie manche Menschen Verhaltensstörungen entwickeln, werden manche Menschen inkontinent, wenn etwas anderes nicht stimmt.

Harnverhalt

Wenn Ihr/e Angehörige/r ihre Blase nicht entleeren kann, obwohl sie es möchte, so nennt man dies *Harnverhalt*. Er tritt ein, wenn das geschädigte vegetative Nervensystem die Passage von Flüssigkeit von den Nieren in die

Blase verlangsamt und ist bei mehr als einem Drittel der Menschen mit LBD üblich. [1]

Aber auch eine Dehydratation infolge unzureichender Flüssigkeitszufuhr kann einen Harnverhalt auslösen, und zwar sogar bei Menschen mit gesundem vegetativem Nervensystem. Anique weigerte sich, zu trinken, um Inkontinenz zu verhindern. Andere Personen mit LBD weigern sich, zu trinken, weil sie wissen, dass dies einen Gang zur Toilette bedeutet, und weil es einfach zu ermüdend ist, aus dem Rollstuhl zur Toilette und wieder zurück zu gelangen. Manche weigern sich, zu trinken, aus der oft berechtigten Furcht heraus, sich beim Schlucken zu verschlucken, während andere einfach zu trinken aufhören, bevor sie genug haben, um ihr System mit Flüssigkeit zu versorgen, weil Trinken so anstrengend ist.

Behandlung

Wie bei den meisten Funktionsstörungen des vegetativen Nervensystems gibt es nur wenige medikamentöse Therapien des Harnverhalts. Zwar wird in der Allgemeinbevölkerung Bethanechol eingesetzt, es kann jedoch motorische Funktionsstörungen verstärken und sollte bei Lewy-Body-Krankheit nicht eingesetzt werden.

Wenn der Harnverhalt schmerzhaft wird, ist unter Umständen eine Katheterisierung nötig, bei der ein dünner Schlauch (Katheter) durch die Harnröhre in die Blase geschoben wird. Dies kann einmalig oder regelmäßig geschehen. In manchen Fällen kann ein Dauerkatheter mit einer Klemme am Schlauch erforderlich sein, damit es nicht ständig aus dem Katheter abfließt. Solch ein Katheter muss durch Ihren Arzt oder eine medizinische Fachkraft gelegt und sollte nur dann gewählt werden, wenn alle anderen Lösungsmöglichkeiten ausgeschöpft wurden. Wie bei jedem invasiven Verfahren besteht auch hier erhöhte Infektionsgefahr.

Eine ausreichende Flüssigkeitsversorgung aufrechtzuerhalten und einen Harnverhalt zu verhindern, liegt hauptsächlich in der Verantwortung der Betreuungsperson. Nachstehend einige Anregungen von Betreuungspersonen:

- Achten Sie auf kontinuierliche präventive Versorgung, vor allem auf ausreichend Flüssigkeit und körperliche Betätigung.
- Gute Körperpflege hilft, die Harnwege offen zu halten. Immer wenn der Urin bei Entspannung des Sphinkters nicht frei abfließen kann, staut sich die Flüssigkeit und kann einen Harnwegsinfekt verursachen. Achten Sie besonders darauf, keinen Stuhl in die Harnwege gelangen zu lassen, was wiederum die Infektionsgefahr enorm erhöht.

- Manchmal löst das Geräusch fließenden Wassers Harndrang aus. Versuchen Sie es mit fließendem Wasser in einem Waschbecken, einer Dusche oder einer Badewanne, während Ihr/e Angehörige/r versucht, Wasser zu lassen. Wenn das nicht wirkt, versuchen Sie, ihn in ein warmes Bad zu setzen oder, wenn dies nicht möglich ist, unter eine warme Dusche zu stellen.
- Manche Nahrungsmittel können helfen, die Harnwege offen zu halten. Betreuungspersonen haben Bananen, Petersilie oder Honig vorgeschlagen. Außerdem empfehlen sie, stark gewürzte Speisen zu meiden. Denken Sie daran, dass die Fähigkeit, Nahrungsmittel zu verdauen und zu assimilieren, bei Menschen mit LBD ebenso individuell ausgeprägt ist, wie ihre Reaktion auf Medikamente. Jeder wird auf verschiedene Nahrungsmittel anders reagieren. Die beste Lösung ist, zu experimentieren und zu schauen, was geschieht.

Harnwegsinfekt

Ein Harnwegsinfekt ist gewöhnlich Sekundärsymptom eines Harnverhalts, schlechter Körperpflege oder von beidem. Mit fortschreitender Erkrankung werden Harnwegsinfekte zu einem unangenehmen Bestandteil des Lebens von Menschen mit LBD und ihren Betreuungspersonen und es kann schwerfallen, eine spezifische Ursache herauszufinden. Unbehandelt steigern Harnwegsinfekte ausagierendes Verhalten und können zu erheblichen Gesundheitsproblemen werden.

Zu den Symptomen eines Harnwegsinfekts gehören:

- Schmerzen und Brennen beim Wasserlassen
- das wiederholte, aber erfolglose Bedürfnis, zu urinieren
- Übelkeit und Erbrechen.

Manchmal hat ein Harnwegsinfekt überhaupt keine Symptome. Und manchmal ist eine LBD-betroffene Person außerstande, vorhandene Symptome zu erkennen und mitzuteilen. In einem solchen Fall sehen Sie unter Umständen vermehrt ausagierendes Verhalten, Halluzinationen oder Agitiertheit – als Hilferuf des Körpers.

> Jake hat allmählich Schwierigkeiten beim Schlucken. Unsere Pflegehelferin und ich versuchen ständig, mehr Flüssigkeit in ihn hineinzubekommen. Manchmal wird er einfach zu müde, schiebt den Becher von sich und trinkt nichts mehr. Vergangene Woche war Jake schrecklich schwach und hatte erheblich mehr Halluzinationen als sonst. Ich wusste, dass er dehydrierte, also rief ich die Ambulanz. Man brachte ihn in die Notaufnahme, gab ihm intravenös Flüssigkeiten und machte Tests auf einen Harnwegsinfekt. Es überraschte mich nicht, dass sie auch einen ergaben. Deshalb hatte er so viele Halluzinationen. *Norma*

Das vorangehende Szenario findet sich in von LBD betroffenen Familien häufig. Eine eingeschränkte Flüssigkeitsaufnahme führt zu Dehydratation und Harnverhalt. Gemeinsam ergeben sie einen Harnwegsinfekt und als Reaktion auf diese Beschwerden reagiert die Person mit LBD auf irgendeine Weise aus. Die Betreuungspersonen rufen Hilfe herbei und die Person in ihrer Obhut endet in der Notaufnahme, wo sie wieder Flüssigkeit erhält, unter Antibiotika gesetzt und nachhause geschickt wird.

Behandlung

Ein Harnwegsinfekt ist eine der wenigen LBD-bedingten Erkrankungen, die sich genauso behandeln lassen, wie bei jedem anderen alten Menschen. Es ist aber auch eine Erkrankung, die professionell behandelt werden muss. Betreuungspersonen sollten nicht versuchen, ihn selbst zu behandeln. Sobald Sie einen Harnwegsinfekt vermuten, bringen Sie Ihre/n Angehörige/n zum Test zu einem Arzt, der Antibiotika verschreiben wird, wenn tatsächlich ein Infekt vorliegt. Stellen Sie sicher, dass das verordnete Medikament vollständig eingenommen wird. Es nur so lange einzusetzen, bis sich die Person besser fühlt, kann zur Resistenz gegen das Medikament führen, die es bei der nächsten Anwendung wirkungslos macht.

Prävention ist die primäre Abwehr gegen Harnwegsinfekte und natürlich fällt diese Aufgabe der Betreuungsperson zu. Hier einige Anregungen:

- Alle früheren Anregungen zur Verhinderung einer Dehydratation und eines Harnverhalts gelten auch hier, zusammen mit denen für das Reinhalten des Bereichs.
- Ein Glas Moosbeeren- bzw. Cranberry-Saft kann helfen, die Harnwege offenzuhalten.

> Ich gebe meinem Harry täglich ein Glas Cranberry-Saft und trinke selbst auch eins. Meine Enkelin hat uns darauf gebracht. Nach der Geburt ihres Kindes hatte sie Probleme mit wiederholten Harnwegsinfekten und ihr Arzt sagte ihr, sie möge Cranberry-Saft trinken. Bei ihr funktionierte es und als ich ihr sagte, mein Harry hätte einen Harnwegsinfekt nach dem anderen, meinte sie, ich sollte es versuchen. Ich kann nicht sagen, dass die Harnwegsinfekte nun völlig aufgehört hätten, bin aber sicher, dass es nicht mehr so viele sind. Und ich hatte überhaupt keine. Ich schenke den schönen, roten Cranberry-Saft in Weingläser und mache eine Party daraus. Wir stoßen an und trinken ihn gemeinsam aus. *Nell*

Cranberry-Saft kann eine leichte Resistenz gegen Bakterien mit sich bringen, die das Wiederauftreten von Harnwegsinfekten verringern könnte [2]. Cranberry-Saft hilft als Prophylaktikum, ist aber kein Heilmittel. Wenn erst einmal ein Infekt besteht, muss er ärztlich behandelt werden. Cranberry-Saft eignet sich nicht nur für alte Menschen. Nell und ihre Enkelin trinken ihn täglich als vorbeugende Maßnahme.

Auch hier gab Nell ihren Betreuungsaufgaben zusätzlich eine lustige Komponente, indem sie täglich beim Trinken des Cranberry-Safts anstieß.

> Mit fortschreitender Erkrankung lassen sich Harnwegsinfekte unter Umständen fast nicht mehr verhindern. Es wird dann zur Aufgabe der Betreuungsperson, sie rasch zu erkennen und behandeln zu lassen.

Auch wenn Harnwegsprobleme eine Menge Unannehmlichkeiten bereiten können, lässt sich das Leben, abgesehen davon, dennoch voll ausleben. Dies gilt vor allem, wenn Sie sich – soweit angemessen – durch Inkontinenzvorlagen für Erwachsene anpassen und die häufigen Harnwegsinfekte rasch behandeln lassen.

12 Wie bilde ich ein Gesundheitsversorgungsteam?

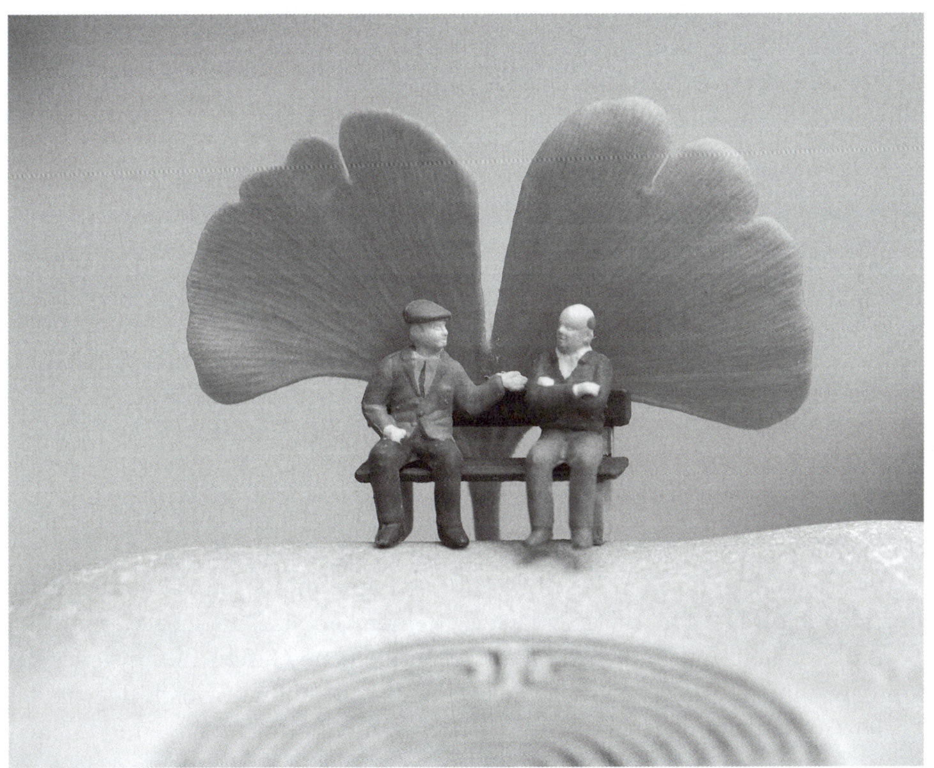

Betreuungsperson von jemandem mit Lewy-Body-Demenz (LBD) zu sein, bedeutet, Gefährte, Pflegeperson, Psychologe und Sozialarbeiter auf einmal zu sein. Die pflegebezogenen und psychologischen Aspekte sowie einige der Schulungsaspekte der Rolle einer Betreuungsperson haben wir bereits angesprochen. In den nächsten drei Kapiteln geht es darum, Ihr eigener privater Sozialarbeiter zu sein.

Ein Sozialarbeiter ist jemand, der Menschen hilft, gesundheitsversorgungsbezogene Ressourcen und unterstützende Dienste bzw. Dienstleistungen zu finden. Mit fortschreitender Krankheit wird Ihr/e Angehörige/r verschiedene Fachkräfte und Dienste bzw. Dienstleistungen benötigen und wahrscheinlich wird es an Ihnen sein, dafür zu sorgen. Außerdem müssen sich Betreuungspersonen mit finanziellen, rechtlichen und sozialen Fragen beschäftigen.

Wie Pflegende sind Sozialarbeiter auch Lehrende. Die Betreuungsperson von jemandem mit LBD wird sich in der Rolle finden, über die Krankheit zu unterrichten, wo immer sie hinkommt – zuhause bei ihrer Familie und gegenüber der Pflegehelferin, im Laden beim Einkaufen von Materialien, in der Arztpraxis, wenn sie feststellt, dass sie mehr darüber weiß, wie die LBD Ihre/n Angehörige/n beeinträchtigt, als der Arzt selbst, usw.

Sich selbst schulen

Ihre erste Aufgabe besteht darin, sich selbst zu schulen. Sie haben bereits damit begonnen, indem Sie dieses Buch lesen. Der leichteste Weg, mehr zu erfahren, führt über das Internet, weil die Informationen dort so leicht verfügbar sind. Gehen Sie als Erstes auf die Website der DAlzG www.deutsche-alzheimer.de, Lewy Body Dementia Association (LBDA, www.lbda.org,) und schauen Sie sich die dort angebotenen Ressourcen an: Artikel über alle Aspekte der LBD, Berichte über laufende klinische Studien, Bücher, die Sie erwerben können, und vieles mehr. Studieren Sie die Broschüre über LBD, die Sie auf der Website gratis erhalten, und gehen Sie in die LBDA-Foren und lesen Sie ein paar der dortigen Einträge. Oder noch besser: Melden Sie sich an und werden Sie Forumsmitglied, um Fragen stellen und Ihre eigene Geschichte mitteilen zu können. Finden Sie heraus, wie man Zugang zu Online-Selbsthilfegruppen findet (www.alzheimerforum.de und www.alzheimerforum.ch), und suchen Sie nach örtlichen Selbsthilfegruppen in Ihrer Gegend.

Nachdem Sie verarbeitet haben, was Ihnen die LBDA zu bieten hat, können Sie auf die in diesem Kapitel und im Kapitel «Online-Ressourcen» am Schluss des Buches empfohlenen Ressourcen-Seiten gehen. Wenn Sie noch weiter gehen möchten, schauen Sie die im Literaturverzeichnis genannten Artikel durch. Und schließlich können Sie einfach noch «Lewy-Body-Demenz» und welches Symptom auch immer, an dem Sie gerade interessiert sind, wie etwa «schlucken», in die Suchmaschine Google eingeben.

Tipp

Wenn Sie keinen Computer haben, sollte Ihre örtliche Bücherei einen vorhalten, oft sogar kostenlos. Wenn Sie jemanden mit einem Computer kennen, bitten Sie um Unterstützung. Beginnen Sie damit, indem Sie Ihren Helfer bitten, eine LBDA-Broschüre und etwas aus den Online-Ressourcen am Schluss des Buches herunterzuladen. Dies wird Ihnen eine gute Wissensgrundlage verschaffen.

Nehmen Sie sich Zeit – versuchen Sie nicht, alles auf einmal zu lernen. Das Beste ist, etwas zu lesen und dann mit jemandem – Freund, Verwandtem oder auch Ihrer Pflegehelferin – darüber zu sprechen. Nutzen Sie die neu erworbenen Informationen, um Neues auszuprobieren, und geben Sie dann Ihre Erfahrungen weiter. Lernen Sie, indem Sie lesen, sich mitteilen, dann handeln und sich wieder mitteilen.

An diesem Punkt setzt eine gute Selbsthilfegruppe an. Mitglieder von Selbsthilfegruppen sind großartig im Informationsaustausch. Selbsthilfegruppen in Ihrer Gegend können Sie über die LBDA finden oder indem Sie in den Basis-Ressourcen im folgenden Abschnitt und am Schluss des Buches nachschauen.

Einige Basis-Ressourcen

Im Folgenden findet sich eine Aufstellung einiger guter allgemeiner Online-Quellen, die Hilfe beim Auffinden lokaler Dienstleister, wie Einrichtungen der Gesundheitsversorgung, Wohneinrichtungen und sogar Ärzte, anbieten. Auch wenn keine dieser Websites speziell Betreuende von Personen mit LBD anspricht, sind sie dennoch wertvolle Informationsquellen. Viele Artikel enthalten beispielsweise Checklisten und Richtlinien für die Auswahl verschiedener Dienstleister. Diese Checklisten sind allgemein gehalten, daher möchten Sie unter Umständen einige LBD-spezifische Punkte hinzufügen. Auch hier sollten Sie langsam vorgehen, jeweils nur ein wenig auf einmal lesen und sich nicht von all den Informationen überwältigen lassen.

Wenn Sie keinen Computer verwenden, bitten Sie Ihren Computer-Helfer, Ihnen beim Durchsuchen dieser Seiten zu helfen und Kopien der von Ihnen am meisten benötigten Informationen auszudrucken. Setzen Sie sich beim Zugriff auf die Seiten, wenn möglich, neben Ihren Helfer, um entscheiden zu können, was Sie ausgedruckt haben möchten. Dazu ist unter Umständen mehr als eine Sitzung erforderlich. Da Sie verschiedene Dienstleister brauchen, werden Sie unter Umständen mehrfach auf diese Seiten zugreifen müssen. Für Informationen über den Online-Zugang zu Hilfsinstitutionen siehe das Kapitel «Online-Ressourcen» am Schluss des Buches.

Sie können die im Vorangehenden genannten Websites dazu verwenden, um örtliche Tagespflegezentren für Erwachsene, Einrichtungen der häuslichen Gesundheitsversorgung, Wohnheime, Ärzte, Kliniken, Hospizgruppen und sogar Ihre örtliche Schlichtungsstelle für Gesundheitsangelegenheiten zu finden. Außerdem können Sie folgende örtlichen Ressourcen nutzen:

- *Ihren Arzt:* Unter Umständen hat er eine Liste vertrauenswürdiger Einrichtungen.
- *die Gelben Seiten:* Dies kann ein wenig wie Russisches Roulette sein, da Sie nicht sicher sein können, ob das von Ihnen gewählte Zentrum auch gut ist. Die Gelben Seiten können jedoch hilfreich sein, um Telefonnummern und Adressen bereits empfohlener Einrichtungen zu finden.
- *das örtliche Seniorenberatungszentrum, häufig bei der Stadt- oder Kreisverwaltung:* Das Personal kann Ihnen helfen, herauszufinden, was Sie benötigen und wie Sie die Dienstleister finden.
- *Seniorenzentren in Ihrer Gegend:* Sie können Mitarbeiter oder ehrenamtlich Tätige haben, um Ihnen beim Auffinden der Dienstleister zu helfen.
- *den Sozialarbeiter der Klinik:* Wenn Sie Ihre Suche in der Klinik beginnen, können die in der Sozialarbeit tätigen Mitarbeiter eine große Hilfe sein.
- *andere Betreuende von Personen mit LBD:* Hier bekommen Sie unter Umständen die besten und spezifischsten Antworten. Möglicherweise kann Ihr Arzt Sie mit anderen Betreuenden von Personen mit LBD zusammenbringen oder es gibt eine LBD-Selbsthilfegruppe in Ihrer Gegend.

Ihr medizinisches Team

Da die LBD eine Krankheit mit vielen Facetten ist, werden Sie es wahrscheinlich mit mehreren Ärzten, Spezialisten und anderem medizinischem Personal zu tun bekommen:

- *Ärzte:* Ihr Arzt der Primärversorgung ist derjenige, den Sie am häufigsten sehen werden. Er sollte für Informationen über Lewy-Body-Demenz offen sein, wenn er sich nicht schon damit auskennt. Der Primärarzt wird Sie dann zu Spezialisten, wie etwa einem Internisten, Urologen, Neurologen oder Demenzspezialisten, überweisen. Wenn Ihr Angehöriger die Parkinson-Krankheit (PD) hat, haben Sie vielleicht schon einen Bewegungsspezialisten.
- *Apotheker:* Der Apotheker ist Ihre Anlaufstelle für Medikamente. Daher möchten Sie jemanden, der sich mit LBD auskennt, selbst wenn Sie dafür weiter fahren müssten, um Ihr Rezept einzulösen.
- *Therapeuten:* Der Arzt der Primärversorgung überweist Ihr/e Angehörige/n unter Umständen an einen Sprach- und Sprechtherapeuten zur Unterstützung des Schluckens oder an einen Physiotherapeuten, um zu lernen, wie man Muskeln entspannt. In Situationen wie diesen sind wahrscheinlich Sie der bzw. die Lernende, um Ihrem Angehörigen bei deren täglichen Übungen helfen zu können. Stellen Sie daher sicher, dass der Therapeut jemand ist, mit dem Sie arbeiten können.
- *Pflegende und anderes medizinisches Personal:* Wo Sie auch hingehen, in die Arztpraxis, zu einem Testzentrum, in die Praxis eines Therapeuten, die Notaufnahme einer Klinik, die Klinik selbst oder eine Wohneinrichtung, begegnen Ihnen Pflegende, Techniker und Hilfskräfte. Oft wissen diese Menschen wenig bis gar nichts über LBD.

Tipp

Machen Sie einen Kalender oder Terminkalender zu Ihrem ständigen Begleiter. Wenn Sie Ihre Termine eintragen, fügen Sie stets eine Telefonnummer hinzu. Dies hilft Ihnen beispielsweise, wenn Sie einen Termin verschieben müssen.

Aufbau eines LBD-kundigen Teams

In Kapitel 2 wurde besprochen, wie man ein LBD-kundiges oder zumindest bei LBD unterstützendes Team von Spezialisten und Ärzten findet. Allerdings ist Ihre Arbeit damit nicht beendet. Kontinuierlich werden Sie sicherstellen müssen, dass sich das medizinische Personal, das mit Ihr/e Angehörige/r in Berührung kommt, der einzigartigen Probleme bei LBD bewusst ist und unterstützend wirkt. Um herauszufinden, ob das medizinische Personal, das mit Ihrer geliebten Person arbeiten wird, LBD-kundig ist, sollten Sie folgendes tun:

- Stellen Sie dieselben Fragen, die Sie auch einem Arzt über LBD stellen würden (s. Kap. 2).
- Fragen Sie, welche Kurse über LBD absolviert wurden oder ob die Mitarbeiter eine der zertifizierten Schulungen absolviert haben, die den meisten Fachkräften auf ihrem Gebiet zugänglich sind.
- Seien Sie bereit, zu lehren. Halten Sie Ihre Ausweiskarte (s. Kap. 8) und die LBDA-Broschüre bereit. Es kann leichter sein, medizinisches Personal, das mit Ihrem Angehörigen in Kontakt kommt, zu schulen, als jemanden zu finden, der bereits LBD-kundig ist.
- Seien Sie bereit, zu einer Apotheke, einem Therapeuten oder einer Klinik zu gehen, der bzw. die etwas weiter entfernt liegt, wenn Sie den Eindruck haben, dort wisse man mehr über LBD.

Die Arbeit mit Ihrem Team

Wenn Sie dann ein Team haben, dem Sie vertrauen, lassen Sie dessen Mitglieder ihre Arbeit tun. Wenn Sie Ihre Fachkräfte gut ausgesucht haben, sollten selbst diejenigen, bei denen Sie zunächst den Eindruck hatten, sie schulen zu müssen, bald mehr über LBD und all ihre Nebengebiete wissen als Sie selbst. Schließlich haben sie, verglichen mit Ihnen, einen umfassenderen Hintergrund allgemeinen medizinischen Wissens, auf dem sie aufbauen können. Sie selbst werden jedoch immer der Spezialist für Ihre/n Angehörige/n und die einzigartige Weise sein, in der sie ihre Krankheit zum Ausdruck bringt. Sparen Sie daher Ihre Energie für die Aufgaben, die nur Sie erledigen können, etwa indem Sie die zentrale Person für ihre Unterstützung und ihr Fürsprecher sind, der den Spezialisten sagt, was gewirkt hat und was nicht.

Medizinische Behandlungseinrichtungen

Urgent Care[4] in den USA

Oft gibt es im Stadtviertel Miniambulanzen zur Bewältigung kleinerer Probleme oder Notfälle, wie etwa Schnittverletzungen, Kopfschmerzen oder Infektionen. Wenn Ihr/e Angehörige/r viele Harnwegsinfekte hat, kann man gut auf

4 Ambulanzen für kleinere Akutfälle, die keiner klinischen Notaufnahme bedürfen. Angenommen werden in den Öffnungszeiten Patienten jeden Alters mit einem breiten Spektrum an Erkrankungen und Verletzungen. Durchgeführt werden diagnostische Dienstleistungen inkl. Blutabnahmen und Röntgenuntersuchungen sowie ggf. kleinere Eingriffe. [A. d. Ü.]

Urgent Care zurückgreifen. Rechnen Sie nur nicht damit, dass das Personal LBD-kundig ist. Bringen Sie Ihre LBD-Ausweiskarte mit und stellen Sie sich darauf ein, Fürsprecher für jede Spezialversorgung zu sein, die Ihr/e Angehörige/r benötigt. Diese Ambulanzen werden nur selten in der Lage sein, mit den häufigsten LBD-bedingten Problemen, wie Dehydratation und extremem Ausagieren, zurechtzukommen.

In Deutschland ist die erste Anlaufstelle außer dem Arzt der Primärversorgung bzw. dem Unfallarzt die nächste Klinik für Akutversorgung oder Ambulanz der Klinik für Psychiatrie.

Kliniken und Notaufnahmen

Wie viele von uns auf harte Weise gelernt haben, hat nicht jede Klinik LBD-kundiges Personal. Dies gilt vor allem für die Notaufnahme – für Ihre/n Angehörige/n der Ort, an dem die Wahrscheinlichkeit am höchsten ist, bei LBD gefährliche Medikamente zu bekommen. Die LBD ist jedoch eine Krankheit, die oft körperlich – in Form von Harnwegsinfekten, Dehydratation, Stürzen und anderen Problemen, die der medizinischen Notfallversorgung bedürfen – zutage tritt. Daher findet sich Ihr/e Angehörige/r wahrscheinlich sehr oft in der Notaufnahme wieder und/oder wird mehrfach stationär eingewiesen, bevor ihr Weg mit dieser Krankheit zu Ende ist.

Ein Vorteil, zuerst in ein Urgent-Care-Zentrum zu gehen, liegt darin, dass man dort mehr darüber weiß, was die Kliniken in Ihrer Gegend bieten, und dass man Sie oft in die für Ihr Problem bestgeeignete überweisen kann. Dies gilt allerdings nicht unbedingt auch für Ihre/n Angehörige/n mit LBD. Die spezielle Versorgung, die sie/er benötigt, ist nicht offensichtlich. Bevor Sie sich allerdings in irgendeine Notaufnahme begeben, können Sie selbst herausfinden, welche örtlichen Kliniken sich mit LBD auskennen. Dann erhält Ihr/e Angehörige/r die beste Versorgung, die es in Ihrer Gegend gibt.

Sprechen Sie mit Ihrem Demenzspezialisten, um die beste Klinik zu finden. Im Idealfall haben Sie schon einen Spezialisten gefunden, der Ihnen gefällt. Fragen Sie ihn, mit welchen Kliniken er zusammenarbeitet, welche er für Patienten mit LBD bevorzugt und warum. In den meisten Fällen ist dies dann auch die Klinik, in die Sie gehen möchten, selbst wenn es nicht die nächstgelegene ist und wenn der Grund für die stationäre Einweisung nichts mit der LBD zu tun hat. Für die Person mit LBD hat alles mit dieser Krankheit zu tun, so wie Aniques Aufenthalt in der Notaufnahme rasch etwas mit LBD zu tun bekam, als sie Haloperidol erhielt.

Kliniken mit angeschlossenen Schulungs- und Forschungszentren sind oft ein guter Ort, um LBD-kundiges Personal zu finden. Diese Einrichtungen bieten tendenziell die aktuellsten Dienstleistungen und Personal, das in den «neuen» Krankheiten geschult ist. Finden Sie Schulungs- und Forschungszentren in Ihrer Gegend, indem Sie Ihren Facharzt oder den Primärarzt danach fragen.

Ihre/n Angehörige/n zuhause behalten

In den ersten Jahren der LBD sollten Sie in der Lage sein, Ihren Angehörigen zuhause zu behalten. Manche Betreuungspersonen können dies bis zum Schluss tun. Wenn Sie jedoch einige der verfügbaren Optionen häuslicher Pflege nutzen, können Sie bessere Betreuungsarbeit leisten und Isolation bekämpfen.

Tagespflegezentren für Erwachsene

Tagespflegezentren für Erwachsene bieten soziale, medizinische und emotionale Unterstützung für Menschen mit Demenz und Kurzzeitpflege für Betreuungspersonen. An einem solchen Ort können Sie unter Umständen die benötigte Hilfe bekommen, wenn Sie zu dem Schluss gelangt sind, dass Sie Ihre/n Angehörige/n nicht mehr allein lassen können, aber nicht bereit sind, die Einweisung in ein Wohnheim zu erwägen.

> Ich muss immer noch arbeiten. Vor Monaten begann ich, mir Sorgen zu machen, Jake allein zuhause zu lassen. Ich wusste nie, was er tun könnte. Einmal kam ich von der Arbeit nachhause und er hatte in der Küche ein schreckliches Durcheinander angerichtet. Er hätte Muffins machen wollen, sagte er mir. Noch bevor er mehr getan hatte, als die Küche mit Mehl einzustäuben, hatte er schon wieder aufgehört und sich eine Sendung im Fernsehen angeschaut. Der Ofen war an, aber zum Glück war nichts drin. Ich hatte Angst, er würde das nächste Mal etwas auf dem Herd kochen wollen und das Haus niederbrennen. *Norma*

Norma hatte die Wahl, eine Betreuungsperson einzubinden oder für Jake einen sicheren Ort zu finden, wo er blieb, solange sie bei der Arbeit war. Für eine Familie ist dies eine schwierige Zeit. Oft ist es irgendein beängstigendes Ereignis, wie Jakes Muffins, das die Familie zu der Erkenntnis bringt, sie könne Ihre/n Angehörige/n nicht mehr allein lassen. Denken Sie daran, dass sich die

Lewy-Body-Demenz (LBD) von der Alzheimer-Krankheit (AD) unterscheidet. Jake erschien die meiste Zeit völlig normal, konnte aber jederzeit anfallsweise in Verwirrtheit verfallen, urteilte dann schlecht und traf gefährliche Entscheidungen.

> Als ich Jake vorschlug, wir sollten jemanden kommen lassen, um ihm tagsüber Gesellschaft zu leisten, sagte er mir, er brauche keinen Babysitter. Statt mich nun auf diesen Kampf einzulassen, beschloss ich, nach Tagespflegezentren für Erwachsene zu suchen. Jake war damals immer noch die meiste Zeit klar, und so dachte ich, das sei für ihn ideal. Nach seinem Eintritt in den Ruhestand war er stets eine gesellige Person und ohnehin viel zu viel allein. *Norma*

Diese Programme sind eine gute Ressource für eine Betreuungsperson, die außer Haus arbeiten muss, oder für eine Betreuungsperson, die ein paar Stunden am Tag Erholung braucht. Sie bieten strukturierte Aktivitäten, soziale Interaktion und gute Ernährung für gut funktionierende Personen mit LBD. Ihr/e Angehörige/r sollte möglichst kontinent sein und gehen können, wobei auch jemand akzeptiert würde, der gut im Rollstuhl vorankommt.

> Eines der Dinge, über die sich mein Harry und ich schon früh im Laufe dieser Krankheit einigten, war, dass er mehrmals in der Woche in ein Pflegezentrum für Erwachsene gehen würde, damit ich regelmäßig Zeit außer Haus hätte. Er sagte, er täte lieber dies als dass jemand käme. Wir suchten beide nach einem Zentrum in unserem Bereich und Harry ging zunächst etwa einmal pro Woche hin. Wir fanden eines, das für den Transport sorgt, und so geht er nun jeden Tag in der Woche für ein paar Stunden hin. Er freut sich sogar darauf. *Nell*

Erstellen Sie eine Liste der speziellen Bedürfnisse Ihres Angehörigen, bevor Sie ein Pflegezentrum auswählen. Denken Sie über Dinge, wie einen eventuell erforderlichen Transport oder die Anzahl der Stunden nach, die Ihr/e Angehörige/r Ihrer Ansicht nach in dem Zentrum sein soll. Fordern Sie von den Zentren in Ihrer Gegend Informationsmaterial an und schauen Sie dort jeweils persönlich vorbei, nachdem Sie das Material gelesen haben. Scheuen Sie sich nicht, Fragen zu stellen, und achten Sie auf Folgendes:

- Ist die Einrichtung fröhlich, sauber und geruchsfrei? Ist das Mobiliar bequem, belastbar und hat es die richtige Höhe für einen leichten Zugang?

- Welche Krankheiten werden aufgenommen (z. B. Demenz, eingeschränkte Beweglichkeit, Inkontinenz)?
- Welche Dienstleistungen und Aktivitäten werden angeboten? Es sollte ein tägliches Übungsprogramm, einige Aktivitäten, die für geistige Anregung sorgen, und einige zu sozialer Interaktion ermutigende Aktivitäten geben.
- Wie hoch sind die Kosten? Achten Sie auf versteckte Gebühren, wie etwa Extrakosten für Transport oder Mahlzeiten.
- Wird finanzielle Unterstützung angeboten? Weiß man im Zentrum etwas über irgendeine Form finanzieller Unterstützung, die für Sie infrage käme?
- Welche Validierung hat die Einrichtung: Dauer des Bestehens, Empfehlungen für die Einrichtung und das Personal usw.? Achten Sie auf Stabilität und Kompetenz.
- Achten Sie ganz besonders auf das Personal:
  - Welches Zahlenverhältnis besteht zwischen Personal und Teilnehmenden?
  - Macht das Personal einen gequälten Eindruck?
  - Ist das Personal freundlich?
  - Behandelt das Personal Menschen mit Demenz respektvoll?
  - Hat das Personal Zeit, sich hinzusetzen und mit Teilnehmenden zu plaudern oder Spiele mit ihnen zu spielen?
  - Zeigt das Personal Mitgefühl und Geduld im Umgang mit Teilnehmenden?
  - Scheint das Personal sich mit den Teilnehmenden und ihrer Versorgung auszukennen?
- Was wird von Ihnen erwartet?
  - Dürfen Sie Ihre/n Angehörige/n nur zu einer bestimmten Zeit hinbringen?
  - Ist es im Zentrum willkommen, wenn man jemanden unangemeldet vorbeibringt?
  - Erwartet man von Ihnen ehrenamtliche Tätigkeit? Können Sie ehrenamtliche Tätigkeit leisten, wenn Sie dies wünschen?
  - Ist es im Zentrum willkommen, wenn Sie unangemeldet vorbeischauen?
  - Erwartet man von Ihnen, Ihrem Angehörigen Essen oder andere Dinge mitzugeben?
- Wird Transfer angeboten?
  - Geht der Transfer auch in Ihre Gegend? Erfolgt er von Tür zu Tür? Findet er nur zu bestimmten Zeiten statt?

- Welches sind die Öffnungszeiten?
  - Entsprechen sie Ihren Bedürfnissen?
  - Gibt es eine Verfahrensregel für den Fall, dass Sie zu spät kommen und die Einrichtung erst nach deren Schließen erreichen?
  - Gibt es eine Verfahrensregel für den Fall, dass Sie Ihre/n Angehörige/n schon vorzeitig hinbringen müssen?
- Gibt es ein System, um Teilnehmenden beim Übergang in das Einrichtungsprogramm zu helfen?
- Sind Mahlzeiten und Zwischenmahlzeiten inbegriffen? Schauen Sie sich das Menü an. Entspricht es den besonderen Bedürfnissen Ihres Angehörigen? Hat man Sie gebeten, zum Mittagessen zu bleiben (ein gutes Zeichen)?

Stellen Sie der Personalleitung darüber hinaus Fragen zur LBD:

- Wie viele Ihrer Patienten haben LBD? Je mehr es dort gibt, desto höher ist die Wahrscheinlichkeit, dass dies ein guter Ort für Ihre/n Angehörige/n ist.
- Hatten Ihre Mitarbeiter eine LBD-spezifische Ausbildung? Nur wenige Mitarbeiter in Tagespflegezentren für Erwachsene haben das, aber stellen Sie fest, ob das Zentrum bereit ist, eine LBD-Schulung anzubieten oder man zumindest das Personal auffordert, Ihnen zuzuhören, und ob Verhaltensmanagement eingesetzt wird.
- Wie geht man im Zentrum mit ausagierendem Verhalten um? Sie möchten eine Einrichtung mit Personal, das Verhaltensmanagement versteht und anwendet.
- Was weiß das Personal über fluktuierende Kognition? Sie möchten Personal, dem bewusst ist, dass Ihr/e Angehörige/r in einer Phase der Verwirrtheit nicht simuliert.

Überprüfen Sie Referenzen, indem Sie mit Personen sprechen, die das Zentrum in Anspruch genommen haben. Versuchen Sie, mit mindestens einer anderen Betreuungsperson zu sprechen.

Wenn Sie dann ein Tagespflegezentrum für Erwachsene gefunden haben, das Ihnen gefällt, sprechen Sie mit Ihrer geliebten Person darüber und bringen Sie sie zu einem Besuch dorthin.

> Ich denke, ein Teil von Jake wusste, dass es für ihn nicht mehr sicher war, zuhause zu bleiben. Aber wir sprachen nicht darüber. Stattdessen sprachen wir darüber, dass es für ihn doch viel schöner wäre, täglich zu

> Mittag eine schöne, warme Mahlzeit und Menschen zu haben, mit denen er sprechen könnte. *Norma*

Norma konzentrierte sich auf die Dinge, die Jake mochte – Essen und die Möglichkeit, mit Menschen zu plaudern – statt zu versuchen, gegen eventuelle Widerstände seinerseits anzugehen.

> Ich bat Jake, das Zentrum zusammen mit mir zu besuchen. Wir gingen ein paar Mal hin und ich ließ ihn sogar dort, während ich einkaufen ging. Das war leicht. Jake war durchaus bereit, an diesem netten, komfortablen Ort zu warten und mit den freundlichen Leuten dort zu plaudern, während ich einkaufte – er mochte nie mit mir einkaufen gehen. Und nachdem er dann festgestellt hatte, dass es gar nicht so schlecht war, brachte ich ihn dazu, zu versuchen, während der Arbeitszeit «eine Zeit lang» dort zu sein. *Norma*

Norma ging schrittweise vor: einige kurze Besuche in ihrer Begleitung, ein paar Stunden ohne sie und schließlich ein Gespräch darüber, dorthin zu gehen, während sie arbeitete.

> Nach einem Monat hatte sich Jake angepasst. Ich denke, er mochte es, täglich irgendwo hinzugehen, als ginge auch er zur Arbeit, wissen Sie. Und genau so nannte er es. Das Personal des Zentrums war wunderbar. Gleich zu Anfang baten Sie ihn, zu helfen und gaben ihm tatsächlich Aufgaben. Und dann sagten sie ihm, man bräuchte auch am nächsten Tag Hilfe, und fragten ihn, ob er nicht wiederkommen könnte. Er wurde regelrecht hineingezogen! Jetzt mag er nicht einen einzigen Tag auslassen. Es ist ein Segen für uns beide. Jake gibt es das Gefühl, nützlich zu sein, und ich mache mir keine Sorgen mehr darüber, ihn allein zuhause zu lassen. *Norma*

Denken Sie daran, dass es unter Umständen mehrerer Besuche bedarf, bis Ihr/e Angehörige/r sich angepasst hat. Betreuungspersonen sagen jedoch immer wieder, dass ihre Lieben von der Tagespflege ebenso viel haben wie die jeweilige Betreuungsperson, und dass sie, wie Jake, gerne dorthin gehen, wenn sie sich erst einmal an den Zeitplan gewöhnt haben.

Tipp

Sie können Ihrem Angehörigen helfen, sich an den Aufenthalt in einem Tagespflegezentrum zu gewöhnen, indem Sie Folgendes tun:

- Gehen Sie mit Ihren Angehörigen mehrmals dorthin und bleiben Sie jedes Mal ein wenig länger.
- Schauen Sie nach Dingen, die sich loben lassen, wie etwa gutes Essen oder eine besonders unterhaltsame Aktivität.
- Bitten Sie Ihre/n Angehörige/n, eine Weile dort zu bleiben, während Sie ein paar Dinge erledigen.
- Loben Sie die Fähigkeit Ihres Angehörigen, anderen Teilnehmenden oder dem Personal zu helfen.

Häusliche Gesundheitsversorgung

Ein Mitarbeiter der häuslichen Gesundheitsversorgung, des ambulanten Dienstes, kommt zu Ihnen nachhause und hilft Ihnen, sich um Ihre/n Angehörige/n zu kümmern. Je nach Ihren Wünschen können Unternehmen Voll- oder Teilzeitkräfte zur Verfügung stellen. Zum Personal der häuslichen Gesundheitsversorgung können nicht nur Hilfskräfte, sondern auch Pflegende, Physiotherapeuten, Sprech- und Sprachtherapeuten, Betreuungskräfte und Sozialarbeiter gehören. Unter Umständen steht auch ein Sozialarbeiter zur Verfügung, der Ihnen helfen kann, weitere Ressourcen, wie Anleitung in finanziellen Angelegenheiten oder juristische Unterstützung, zu finden. Es gibt auch freiberufliche Personen, die dies leisten, aber unter Umständen nicht so leicht zu finden sind, wie eine Firma, und sich gegebenenfalls schwieriger überprüfen lassen.

> Als Anique aus der Klinik nachhause kam, brauchten wir rund um die Uhr Heimpflegehelferinnen. Das dauerte nur kurze Zeit, bis Anique sich etwas besser fühlte und ich mit dieser Aufgabe zurechtkam. Dann verkürzte ich deren Zeit auf nur noch vier Stunden, dreimal pro Woche.
>
> *Jim*

Oft kann sich eine Pflegeperson wie Jim nicht vorstellen, wie es ist, die Ehefrau zu pflegen. Die Gesundheitshilfen sorgten für die Pflege und Versorgung, die Anique brauchte, während er lernte. Als er sich der Aufgabe gewachsen fühlte, baute er die Hilfskräfte wieder ab, ließ sie aber dennoch weiterhin kommen. Die wenigen Stunden pro Woche, die die Hilfskräfte kamen, ermöglichten Anique, sich beim Baden von einer Frau helfen zu lassen, und gaben Jim Gelegenheit, einkaufen zu gehen und einfach mal für eine Weile aus dem Haus zu kommen. Erholung ist ein sehr wichtiger Aspekt des Betreuens, wird aber oft übersehen.

Häusliche Gesundheitsversorgung hat mehrere Vorteile:

- Ihr/e Angehörige/r kann weiterhin bei sich zuhause leben.
- Pflege und Versorgung erfolgen eins zu eins, es gibt keine Wartezeiten.
- Sie ist gewöhnlich kostengünstiger als Heimpflege (sofern nicht 24-Stunden-Versorgung erforderlich ist).

Hospizdienst

Der Hospizdienst bzw. ambulante Palliativdienst ist ein kostenloser Service für jedes Medicare-Mitglied bzw. Versicherten, das die Hospizkriterien erfüllt. Im Hospiz und durch den Hospizdienst erfolgen palliative (schmerzlindernde) Pflege und Versorgung, was Krankenpflege, Assistenz bei der persönlichen Pflege und Versorgung, einige Medikamente, Pflegebetten, Gehhilfen und andere Materialien einschließt, die Ihr/e Angehörige/r benötigen mag. Die Dienstleistungen im Hospiz bzw. durch den Hospizdienst ermöglichen Ihnen gewöhnlich, Ihre/n Angehörige/n viel länger zuhause zu behalten, als Sie es normalerweise könnten. Die Hospizdienste einschließlich der Anforderungen für einen Menschen mit Demenz, um diese kostenlose Versorgung zu erhalten, werden in Kapitel 14 eingehender erörtert.

Die Entscheidung treffen

Die Entscheidung, mit häuslicher Gesundheitsversorgung zu beginnen, kann durch eine Krise initiiert werden, welche die Selbstversorgungsfähigkeit der Person verändert, wie etwa eine Operation oder ein schwerer Sturz. Menschen mit Demenz unter häuslicher Gesundheitsversorgung können körperlich und/oder kognitiv viel schlechter funktionieren als diejenigen, welche in Tagespflegezentren für Erwachsene gehen.

> Wir hatten uns mehrere Pflegehelferinnen kommen lassen, bevor wir eine fanden, die uns beiden gefiel. Nachdem wir Rosalie gefunden hatten, fragten wir regelmäßig nach ihr. *Howard*

Vielleicht hat Howard den Hilfsbedarf abgewehrt, indem er sagte, Emma möge die Pflegehelferinnen nicht. Es fällt nicht leicht, zu akzeptieren, dass es unmöglich ist, alles allein zu tun. Die Pflegehelferin wird für die Zeit ihrer Anwesenheit zum Teil der Familie. Es muss jemand sein, der nicht nur zu Ihrem Angehörigen, sondern auch zu Ihnen passt.

> Mein Vater lebt etwa zwei Kilometer entfernt. Ich wünschte, ich könnte einfach bei ihm einziehen, aber ich muss auch meine eigene Familie berücksichtigen. Wir dachten daran, ihn bei uns leben zu lassen, haben aber nicht genug Platz, und er hat sich ohnehin darauf versteift, bei sich zuhause zu wohnen. Wir haben es so organisiert, dass die meiste Zeit jemand von uns bei ihm ist. Ich bin die meisten Tage dort, aber Leon, unser Sohn, schläft dort, und Bernice, unsere Tochter, verbringt die Sonntage mit ihrem Großvater. Wir wissen, dass es wichtig ist, sich nicht zu verausgaben, daher haben wir jeden Abend für vier Stunden und jeden Samstag ganztags eine Pflegehelferin. An ihren freien Tagen geht entweder mein Mann rüber und hat einen «Männerabend» mit Vati oder Vati kommt zu uns. Das funktioniert jetzt, aber wir wissen, dass der Zeitpunkt kommen wird, ab dem wir mehr Hilfe brauchen werden. *Kyla, Tochter von Ed*

Viele Familien teilen sich Verantwortlichkeiten, wie Kyla und ihre Familie. Dies ist jedoch gewöhnlich nur eine kurzfristige Lösung. Wie Kyla sagte, werden sie vielleicht letztlich eine Heimpflege erwägen müssen.

Als meine Schwester, Lucille, an Krebs erkrankte, war ich gerade in Rente gegangen und konnte bei ihr einziehen und ihre Vollzeitbetreuende sein. Ich hatte mein gesamtes Berufsleben im Gesundheitsbereich verbracht, daher wusste ich, wie wichtig Erholung für jemanden ist, der sowohl Betreuungsperson als auch geliebte Person ist. Daher einigten wir uns gleich zu Beginn darauf, dass Lucille alle zwei Wochen eine Ersatzbetreuungsperson engagieren würde, damit ich ein paar Tage frei hätte. Lucille und ich gingen nicht über eine Agentur, sondern fanden jemanden, der uns von einem Freund, dem ich vertraute, empfohlen worden war. Individuelle Betreuungspersonen können Sie finden, indem Sie Folgendes tun:

- Fragen Sie andere Menschen, vor allem Familien mit Bedarf an Betreuungspersonen. Dies ist oft am besten, weil es zugleich eine Referenz liefert.

- Fragen Sie Ärzte oder andere Fachkräfte, wie die Pflegenden und Sozialarbeiter.
- Suchen Sie in der Zeitung nach Angeboten.

Ganz gleich, wie Sie Ihre Betreuungsperson finden: Fragen Sie auf jeden Fall nach Referenzen und überprüfen Sie sie.

Rosa, die Betreuende meiner Schwester, war kompetent und angenehm und ihre religiösen Überzeugungen glichen denen Lucilles. Eben dieser letzte Punkt war wichtig, weil meine Schwester Missionarin gewesen war. Wie die meisten Invaliden war auch meine einst so gesellige Schwester mit fortschreitender Krankheit immer einsamer geworden. Rosa war ein neues Gesicht und sie und meine Schwester begannen mit etwas Gemeinsamem, das ihnen beiden wichtig war.

Solche kulturellen Aspekte können sehr wichtig sein. Eine zuhause gepflegte und versorgte Person ist unter Umständen isolierter als in einem Pflegeheim, wo den ganzen Tag über Menschen kommen und gehen. Die meisten Menschen, die diese Person zuhause trifft, haben mehr oder weniger mit ihrer Krankheit zu tun: Die Betreuungskräfte bei Tag, Hauspflegepersonen, Sozialarbeiter und sogar der Geistliche, der Krankenbesuche macht. Dies gilt vor allem, wenn die primär betreuende Person nicht Autofahren oder Ihr/e Angehörige/r nicht sicher ins Auto und wieder herausbekommen kann. Wenn Ihr/e Angehörige/r etwas hat, dem sie sehr verbunden ist, wie Lucille ihre Religion, wird es sofort einen Bereich des Einvernehmens schaffen, wenn man eine häusliche Pflegekraft mit ähnlichen Überzeugungen oder Hobbys wählt. Vielleicht interessiert sich Ihr/e Angehörige/r leidenschaftlich für Sport oder Politik. Je mehr Bereiche kultureller Übereinstimmung Sie finden können, desto leichter wird es Ihrem Angehörigen fallen, diese neue Person zu akzeptieren und zu mögen.

Tipp

Benennen Sie bei der Auswahl eines Helfers die Aufgaben, die Sie ihm übertragen möchten. Sobald eine davon eine fachpflegerische Versorgung beinhaltet, werden Sie eine Krankenschwester/Krankenpfleger[5] oder eine staatlich geprüfte Pflegeperson benötigen. Ansonsten können Sie einen erfahrenen Helfer engagieren, was wesentlich billiger kommt.

---

5 Im Original «licensed practical nurse»: Krankenschwester – US-Schwester mit dreijähriger Ausbildung; älteres Ausbildungssystem, qualitativ etwas unter der «registered nurse» (RN), der staatlich geprüften Pflegeperson (s. o.) [A. d. Ü.]

Für Ihren Angehörigen ist es wichtig, das Gefühl zu haben, dass sie bei der abschließenden Entscheidung ein Wort mitzureden hat. Die Teilnahme an den Interviews wäre indessen zu belastend. Führen Sie sie selbst durch und engen Sie das Feld auf ein paar Auswahlmöglichkeiten ein. Engagieren Sie dann diejenige, die Ihnen am besten gefällt, für ein paar Arbeitsstunden und fragen Sie Ihren Angehörigen, was sie von dieser Person hält. Ist Ihr/e Angehörige/r unentschlossen oder mag sie die betreffende Person nicht, bitten Sie die Hilfskraft Ihrer zweiten Wahl, zu kommen. Auf diese Weise kann Ihr/e Angehörige/r wählen, wer ihr am besten gefällt.

Während Ihrer Interviews möchten Sie vielleicht folgende Fragen stellen:

- Bieten Sie die Dienstleistungen an, die wir brauchen, wie etwa:
    - persönliche Pflege und Versorgung, die Hilfe bei Transfers vom Bett zum Stuhl, Baden, An- und Auskleiden und Ausscheiden beinhalten könnte? Können Sie das erforderliche Anheben und Umlagern leisten?
    - Legen eines intravenösen Zugangs, Katheterisieren, Wundpflege usw. (nur für Pflegende)?
    - Arbeiten im Haushalt, wie Kochen, Putzen und Wäsche waschen? Es ist gut, sich im Vorhinein darauf zu einigen, welche nicht unmittelbar patientenbezogenen Aufgaben die betreffende Person erledigen soll.
    - Transfer, etwa zum Einkaufen oder zum Arzt? Wer stellt das Fahrzeug?
- Können Sie unsere speziellen Bedürfnisse, wie Sprache und religiöse oder kulturelle Präferenzen, befriedigen? (Klären Sie vorab, welches diese besonderen Bedürfnisse sind und fragen Sie entsprechend spezifisch nach.)
- Zu welchen Zeiten stehen Sie zur Verfügung? Können Sie zu den Zeiten arbeiten, wenn wir Hilfe brauchen? Können Sie bleiben, wenn ich über Nacht fortbleiben möchte?
- Wie viel wissen Sie über Lewy-Body-Demenz? Sind Sie bereit, sich hinsichtlich der besonderen Aspekte im Umgang mit einer Person mit dieser Krankheit kundig zu machen? (Sich nicht mit LBD auszukennen, sollte nicht gegen eine Einigung sprechen, sofern die Person bereit ist, zu lernen.)
- Setzen Sie Techniken des Verhaltensmanagements ein? (Tut die Person dies nicht, wird es wahrscheinlich zu mehr Verhaltensstörungen kommen. Anders als das Vermitteln von Informationen über LBD über-

schreitet es die Bereitschaft des durchschnittlichen betreuenden Familienmitglieds, einen Helfer in Verhaltensmanagement zu unterweisen.)
- Haben Sie Referenzen? (Stellen Sie sicher, dass mindestens eine der Referenzen von einer Familie stammt, die eine/n Angehörige/n mit Demenz, wenn nicht gar LBD hat.)

Wenn Sie eine Einrichtung in Anspruch nehmen möchten, hier ein paar Möglichkeiten, wie Sie in Ihrer Gegend eine finden können:

- Besuchen Sie die Website von Medicare (siehe Kapitel «Online-Ressourcen»).
- Fragen Sie Ihren Arzt, die Entlassungsplanende in der Klinik oder Freunde und die Familie.
- Nutzen Sie einen Vermittlungsdienst für Senioren.
- Sprechen Sie bei Pflegestützpunkt ihres Wohnortes vor.
- Benutzen Sie die Webseiten Ihrer Krankenversicherung zur Bewertung der Pflegeeinrichtungen im Internet (www.pflegenoten.de).
- Nutzen Sie die Informationen der Alzheimergesellschaft.
- Schauen Sie in den Gelben Seiten unter «häusliche Pflege» oder «häusliche Gesundheitsversorgung» nach.

Stellen Sie Fragen ähnlich denen, die sie einer freiberuflich tätigen Betreuungsperson stellen würden. Fragen Sie darüber hinaus Folgendes:

- Wird uns jedes Mal dieselbe Person zugewiesen? Können wir um einen Wechsel bitten, wenn mein/e Angehörige/r mit der Ersten, die Sie schicken, nicht gut zurechtkommt? (Dies könnte den Handel zum Platzen bringen, wenn es nicht möglich ist. Es ist für Ihre/n Angehörige/n schon schwierig genug, sich an eine neue Person und erst recht an mehrere zu gewöhnen.)
- Bietet die Einrichtung extra Dienstleistungen für Sprech- und Sprachbzw. für Physiotherapie an? Kommen die Therapeuten zu uns nachhause oder gehen wir zu ihnen?
- Verfügen Sie über Personal, um die Art der Pflege und Versorgung sowie die Anzahl der von uns benötigten Stunden zu leisten?
- Verfügen Sie über Personal, das nachts und an Wochenenden für Notfälle zur Verfügung steht?
- Haben Sie ein Zertifikat von Medicare? Was wird durch Medicare und/oder meine Versicherung abgedeckt, und was müssen wir selbst bezahlen?

- Werden bei allen Mitarbeitern Zuverlässigkeitsüberprüfungen durchgeführt?
- Haben Sie Referenzen, die belegen, dass Ihr Personal eine gute Pflege und Versorgung leistet?

Zusätzlich müssen Sie noch ein paar LBD-spezifische Fragen stellen:

- Wie viel Schulung in Lewy-Body-Demenz lassen Sie Ihrem Personal zukommen? (Wenn es keine Schulungen gibt, bitten Sie darum, dass jeder Mitarbeiter, der Ihrer/m Angehörigen zugewiesen wird, anhand von Literatur geschult wird, die Sie zur Verfügung stellen.)
- Wie gehen Sie mit Verhaltensstörungen und Ausagieren um? Sind Ihre Mitarbeiter in Techniken des Verhaltensmanagements geschult?
- Was weiß das Personal über fluktuierende Kognition? (Sie möchten wissen, ob die Mitarbeiter die *guten Zeiten* nutzen und in *schlechten Zeiten* nicht denken, Ihr/e Angehörige/r würde dabei simulieren.
- Was wissen Ihre Mitarbeiter über LBD-bedingte Arzneimittelüberempfindlichkeiten und die Symptome, auf die zu achten ist? (Je rascher negative Symptome erkannt werden, desto besser.)

Wie bei den freiberuflichen Betreuungspersonen sollten Sie auch jeweils nur eine Einrichtung auswählen, der Ihre/n Angehörige/n dann eventuell zustimmt.

Tipp

Lassen Sie einen Helfer kommen, wenn Ihr/e Angehörige/r am bewusstseinsklarsten ist (während einer *guten Zeit*). Sie/er wird dann am besten mit einer Umstellung umgehen können. Selbst wenn Ihr/e Angehörige/r den neuen Mitarbeiter beim nächsten Mal nicht zu erkennen scheint, wird ein Teil von ihr/ihm dies tun, was ihre Akzeptanz erhöht.

Es kann eine Weile dauern, bis Ihr/e Angehörige/r einen Mitarbeiter bei sich zuhause in einem Maße akzeptiert, dass sie sich auch ohne Ihre Anwesenheit sicher fühlt. Planen Sie ein, die ersten Male, die jemand kommt, zuhause zu bleiben. Dies wird Ihnen auch Gelegenheit geben, das fachliche Können des neuen Mitarbeiters zu beurteilen.

Bisweilen müssen Sie sich zwischen häuslicher Gesundheitsversorgung und der Pflege in einem Heim entscheiden.

> Ich kann einfach nicht mehr für Emma sorgen. Mein Arzt sagte mir, ich könne wegen meines Herzens nicht mehr heben. Er sagte, wenn ich niemanden finden könnte, um mir zu helfen, müsste ich Emma in ein Pflegeheim geben.
>
> *Howard*

Ein enormer Vorteil der häuslichen Pflege ist, dass Howard und Emma zusammen bei sich zuhause bleiben können, was beide vorziehen. Häusliche Pflege funktioniert oft recht gut, wenn sie nur für ein paar Stunden pro Woche erforderlich ist. Bei diesem Paar ist sie jedoch eventuell nicht umsetzbar, da wahrscheinlich eine 24-stündige Abdeckung nötig ist. Die mehrfachen Schichten und die Verschiedenartigkeit der Personen bei sich zuhause wären für Emma verwirrend und könnten für Howard zu viel werden. Unter Umständen ist es besser, wenn er irgendeine Form der Heimpflege erwägt.

Betreuende einer Person mit Demenz mit Lewy-Bodys (DLB), das heißt mit Demenz ohne Bewegungsstörungen, mögen glauben, Ihr/e Angehörige/r unbegrenzt zuhause behalten zu können, weil es weniger Probleme mit der Mobilität gibt. Das ist nicht unbedingt so. Es gibt andere Dinge, die die häusliche Pflege und Versorgung unpraktisch oder gar unsicher machen können.

> Schon früh im Laufe ihrer Krankheit bat Anique mich, sie niemals in ein Pflegeheim zu bringen. Damals zögerte ich nicht, solch ein Versprechen zu geben. Sie hatte mentale Probleme, aber körperlich ging es ihr gut und ich sah nicht, warum das nicht auch so weiterginge. In den letzten Monaten ihrer Krankheit hatte Anique dann so starke Wahnvorstellungen und ein solch herausforderndes Verhalten, dass ich sie auch bei 24-stündiger Hilfe nicht zuhause behalten konnte. Diese Entscheidung fiel mir sehr schwer und es war sogar noch schlimmer, weil Anique nicht verstehen konnte, warum ich mein Versprechen ihr gegenüber nicht einhielt. Aber ich hatte keine Wahl. Es war einfach nicht sicher.
>
> *Jim*

Unwissentlich hatte Jim einen bei Betreuungspersonen häufigen Fehler gemacht: Er gab ein Versprechen, das er nicht halten konnte, und dann fühlte sich Anique betrogen. Sie verzieh ihm nie. Es ist verständlich, dass unsere Angehörigen uns zu dem Versprechen zu bewegen versuchen, sie zuhause zu behalten. Für sie ist es schon schlimm genug, die Kontrolle über ihr Leben zu verlieren. Dann auch noch sein Zuhause zu verlieren, muss unerträglich erscheinen. Sie tun jedoch Ihrem Angehörigen – und sich selbst – keinen Gefallen, dieses oft unmöglich einzulösende Versprechen zu geben.

Menschen sind verschieden. Unser Freund Bill ging besser mit der Zukunft um, als er wusste, was zu erwarten stand. Wenn Ihr/e Angehörige/r so ist, erkennen Sie dies hoffentlich schon frühzeitig in ihrem Krankheitsverlauf. Setzen Sie sich nach der Diagnose, wenn Ihr/e Angehörige/r noch logisch denken kann, so bald wie möglich zusammen und sprechen Sie über die Zukunft. Sprechen Sie darüber, dass möglicherweise die Zeit kommt, da Sie nicht mehr sicher für sie sorgen können. Erörtern Sie alternative Pflege- und Versorgungspläne. Lassen Sie Ihre/n Angehörige/n an der Wahl einer Pflegeeinrichtung teilhaben oder, wenn das nicht möglich ist, sprechen Sie darüber, warum eine Pflegeeinrichtung für ihre Gesundheit und Sicherheit höchst wichtig ist. Steht beispielsweise ein Außenbereich hoch auf ihrer Prioritätenliste oder ist er einfach nur nett zu haben? Betreuungspersonen berichten später, dass ihre Lieben, wenn schwierige Entscheidungen anstehen, diejenigen besser akzeptieren, die sie einmal besprochen haben, selbst wenn sie sich nicht mehr daran erinnern.

Andere, wie Anique, betrachten das Erörtern der Zukunft und ihrer Herausforderungen als Akzeptanz des Inakzeptablen. Es mag sein, dass sie Sie bitten, sie um jeden Preis zuhause zu behalten. Setzen Sie Ihren Angehörigen und sich selbst nicht zukünftigem Schmerz aus. Eine Entscheidung zur Heimpflege wird noch schwer genug fallen, selbst wenn sie durchaus notwendig ist. Ihre Lieben werden diese Entscheidung aber besser akzeptieren, wenn sie nicht an einem Versprechen festhalten, das sich unmöglich halten ließ, und Sie werden sich weniger schuldig fühlen. Dieses Schuldgefühl schädigt nicht nur Sie selbst, sondern auch Ihre Lieben. Die können es spüren und werden sich aufgrund Ihres «Betrugs» in ihrer Wut auf Sie nur umso mehr bestätigt fühlen.

Hätte Anique die Alzheimer-Krankheit (AD) gehabt, hätte sie sich niemals an dieses Versprechen erinnert. Bei LBD bleiben jedoch einige Erinnerungen erhalten – und bei Anique war dieses Versprechen eines, das sie nie vergaß. Was nicht erhalten blieb, war ihre Fähigkeit, rational zu urteilen.

Tipp

Versprechen Sie nie etwas, das Sie nicht halten können. «Ich werde dich so lange zuhause behalten, wie ich das auf sichere Weise tun kann», ist das Höchste, was Sie versprechen sollten. Ganz gleich, wie Ihre eigene Gesundheit oder der Zustand Ihrer/s Angehörigen aktuell sein mag: Es kann sich sehr rasch eine Situation ergeben, in der es unter Umständen nicht mehr sicher ist, Ihre/n Angehörige/n zuhause zu pflegen.

Die Finanzen können ein weiterer entscheidender Aspekt sein. Auch wenn ein paar Stunden häuslicher Pflege pro Woche gewöhnlich viel kostengünstiger sind als eine Heimpflege, kann häusliche Pflege rund um die Uhr viel teurer sein. Dieses Thema kann aufkommen, wenn sich mehrere Familienmitglieder die Ausgaben teilen.

> Unsere Söhne finanzieren eine Pflegehelferin, die ein paar Stunden pro Woche kommt und bei Harry bleibt, damit ich einkaufen gehen kann und so. Ich denke, mehr brauchen wir im Augenblick nicht. Aber die Kinder sagen, wir brauchen mehr, und möchten, dass er in ein Demenzpflegezentrum geht. Sie sagen, es sei billiger, als für die Pflegehelferin zu zahlen, wir könnten unser Haus verkaufen und die Heimpflege aus dem Erlös bezahlen. Vielleicht haben sie Recht und wir könnten das letztlich tun. Aber zu einer so großen Veränderung sind wir noch nicht bereit.
>
> *Nell*

Nell braucht möglicherweise einen Experten, vielleicht einen Sozialarbeiter der Einrichtung, die ihre Pflegehelferin stellt, um ihre Situation zu evaluieren. Wenn Nell Recht hat und es für sie sicher ist, die Pflege zu leisten, wenn niemand anderes da ist, könnte sie erwägen, eine Umkehrhypothek[6] abzuschließen, um eine monatliche Zahlung zur Unterstützung der Ausgaben zu erhalten. Dies würde es ihnen ermöglichen, weiter zuhause zu wohnen und dennoch zusätzliche finanzielle Mittel verfügbar zu haben (s. Kap. 13).

Wohneinrichtungen

Wohnarrangements reichen von einer selbstständigen Lebenssituation, in der die Bewohner sehr gut selbst zurechtkommen, bis hin zum Pflegeheim, wo die Bewohner unter Umständen nur sehr wenig für sich tun können. Viele Einrichtungen haben mehrere Ebenen, das heißt, sie bieten je nach den Bedürfnissen des Bewohners Unterbringung auf mehreren Ebenen der Assistenz. Dies ist sehr attraktiv für ein Paar, das zwar noch selbst zurechtkommt, aber weiß, dass es schließlich mehr Hilfe benötigen wird. In einer Einrichtung mit mehreren Ebenen zu leben, ermöglicht es, auf eine Ebene mit mehr Assistenz zu wechseln, ohne die Freunde zu verlassen oder Aktivitäten einzustellen.

---

6 Auch Immobilienrente genannt. Kredit auf eine Immobilie, der in Monatsraten ausbezahlt wird. Als Sicherung dient die Immobilie, der Kreditnehmer bleibt Eigentümer und kann die Immobilie weiter nutzen. Rückzahlung bei Auszug des Kreditnehmers oder nach dessen Tod durch die Erben. [A. d. Ü.]

Einrichtungen für selbstständiges Leben

Um sich für diese Ebene zu qualifizieren, muss eine Person oder ein Paar sehr autark sein. Sehr attraktiv bei dieser Art des Lebens ist die geringere Isolation. Viele organisierte Aktivitäten, wie Bingo, Malen oder Kartenspielen, machen es leicht, gesellig beisammen zu sein. Gewöhnlich befinden sich im selben Gebäude auch Speiseräume und Einrichtungen der Gesundheitsförderung. Wenn Sie als ersten Schritt zu einer späterhin vermehrten Pflege über ein Apartment in einer Einrichtung mit mehreren Versorgungsebenen nachdenken, prüfen Sie auf jeden Fall, was die übrigen Versorgungsebenen bieten und welche Unterstützung sie bei LBD leisten.

Einrichtungen für betreutes Wohnen

Um in einem Apartment des betreuten Wohnens zu wohnen, müssen Bewohner ohne Dauerpflege und -versorgung sicher leben können. Es besteht kein großer Unterschied zu einem Mitarbeiter der häuslichen Gesundheitsversorgung, der täglich für ein paar Stunden kommt, mit der Ausnahme, dass sich die Hilfe über den ganzen Tag verteilen lässt, statt dass alles auf einmal durchgeführt wird. Das Personal steht zur Unterstützung beim Schlafengehen und Aufstehen sowie möglicherweise für den Gang zur Toilette zur Verfügung. Von den Bewohnern wird erwartet, sich zu bestimmten Mahlzeiten – bei Bedarf mit Assistenz – in den Speiseraum zu begeben, sie können aber andere Mahlzeiten in ihren Zimmern selbst zubereiten und zu sich nehmen, wenn sie dies vorziehen. Menschen im betreuten Wohnen und selbstständig Lebenden werden dieselben Aktivitäten und Exkursionen angeboten.

Betreuende Ehepartner entscheiden sich oft für verschiedene Formen des betreuten Wohnens mit ihren Lieben, wenn sie nicht mehr in der Lage sind, die schweren Pflegeaufgaben wahrzunehmen. So kann das Paar zusammenbleiben, aber es gibt Personal, das beim Ausscheiden und Sonstigem hilft, bei dem Heben erforderlich ist. Die größten Apartments beim betreuten Wohnen können zwei Schlafzimmer haben, häufiger ist jedoch ein Schlafzimmer und viele sind Studios. Hausarbeit wird damit deutlich weniger anstrengend. Als Ausgleich für den geringen Lebensraum und damit sich Bewohner nicht isolieren bieten diese Einrichtungen große Gemeinschaftsbereiche für geselliges Beisammensein und zum Essen. Sie bieten auch organisierte Aktivitäten vom Kirchgang über Kartenspiel bis zu Hobbys, wie Malen, sowie gut ausgestattete Bibliotheken zum Lesen.

Einrichtungen für Demenzpflege

Beim Konzipieren eines gesonderten Bereiches für Demenzpflege in einer Wohneinrichtung hat man gewöhnlich die Sicherheit stärker im Blick als den Lebensstandard [8]. Oft ist es ein abgeschlossener Flügel mit zentralem, offenem Innenhof, sodass Bewohner ins Freie gehen können, ohne Gefahr zu laufen, den Komplex zu verlassen. Zwar ist ruheloses Umhergehen bei LBD weniger ein Problem als bei AD, kann jedoch vorkommen und es müssen Vorkehrungen dafür getroffen werden. Da Menschen mit Demenz leicht die Orientierung verlieren, wird der Grundriss wahrscheinlich recht einfach sein. Alle Mahlzeiten werden vom Personal der Einrichtung zubereitet, weil Kochen zu viele Gefahrenquellen birgt. Das Personal auf dieser Versorgungsebene sollte gut in Verhaltensmanagement geschult sein.

Pflegeheime

Wenn Menschen derart behindert werden, dass sie nicht mehr sehr viel für sich selbst tun können, kann ein Pflegeheim eine Option darstellen. Ein Pflegeheim wird oft plötzlich, nach einer Krise erforderlich, welche die Funktionsfähigkeit Ihres Angehörigen erheblich verringert. Bei einer Person mit Demenz ist dies oft eine Entscheidung am Ende des Lebens und unter Umständen nicht nötig, wenn es in Ihrer Gemeinde ein gutes Hospizprogramm gibt. Sollte diese Versorgungsebene jedoch erforderlich sein, gewinnen die Qualifikationen des Personals ganz erheblich an Bedeutung.

> **Tipp**
>
> Wählen Sie eine Einrichtung, die Sie leicht besuchen können. Selbst in hervorragenden Einrichtungen sind die Bewohner mit den meisten Besuchern auch diejenigen, welche die beste Pflege und Versorgung erhalten.

Die Suche nach einer Wohneinrichtung

Sie können Ihre Suche weit im Voraus beginnen, indem Sie sich an den kommunalen Ombudsmann für Langzeitpflege [9], bzw. den Pflegeberatungsstützpunkt Ihres Wohnortes wenden und ihn nach den Gesetzen, Regularien und Zulassungsvoraussetzungen für Wohneinrichtungen in Ihrem Bundesland fragen. Selbst wenn Sie gegenwärtig nur an Pflege bei betreutem Wohnen interessiert sind, fragen Sie trotzdem auch nach den Anforderungen an Demenzpflegeeinrichtungen und Pflegeheime. Vielleicht brauchen Sie sie nie, aber wenn doch, möchten Sie die Informationen sicher rasch zur Hand haben. Diese Anforderungen vermitteln Ihnen die Basisdienstleistungen, die jede Art von Einrichtung stellen, sowie die Qualifikationen, die sie nachweisen muss. Die Qualifikationen unterscheiden sich je nach der Versorgungsebene, die eine Einrichtung erfordert. In jeder Einrichtung sollten die Zulassungen an deutlich sichtbarer Stelle aushängen.

Wohneinrichtungen sollten Sie auf ähnliche Weise erkunden, wie sie im Abschnitt über Tagespflegezentren besprochen wurde. Es hilft, wenn Sie eine Liste von Fragen erstellen, bevor Sie hingehen, um nichts zu vergessen. Beginnen Sie mit der Liste über Pflegezentren für Erwachsene und fügen Sie dann ein paar der folgenden Fragen hinzu.

Fragen an eine Einrichtung für betreutes Wohnen

- Hat das Personal gegenüber Medikamenten die gleiche Einstellung wie ich? Mit steigender Pflegeebene nimmt auch die Kontrolle des Personals über die Medikamente des Bewohners zu. Viele Medikamente werden «nach Bedarf» verabreicht. Stellen Sie sicher, dass sich dic Einstellung des Personals gegenüber der Gabe von Medikamenten zur Verhaltenskontrolle mit Ihrer eigenen deckt, und dass keine bei LBD bekanntermaßen unsichere Medikamente eingesetzt werden (s. Kap. 8).
- Verfügt die Einrichtung über ein Gedächtnispflegeprogramm zur Verlangsamung des Demenzprozesses? Es sollte körperliche Betätigung, Geselligkeit und geistige Anregung beinhalten.
- Verfügt die Einrichtung über eine Abteilung für Ernährung bzw. Zentralküche, die für das Gehirn gesunde Nahrung auf attraktive Weise serviert?
- Gehört es zu den Schwerpunkten, den Bewohnern größtmögliche Unabhängigkeit zu erlauben? Berücksichtigt das Personal, dass die Funktionsfähigkeit Ihres Angehörigen aufgrund der fluktuierenden Kognition von Tag zu Tag schwankt?
- Lassen Sie sich die Rechte der Bewohner zeigen. Legt das Personal den Aufnahmepapieren eine Kopie davon bei, wenn eine Person Bewohner der Einrichtung wird?
- Welche Art von Sicherheitsvorrichtungen und -vorkehrungen sehen Sie? Gibt es in Badebereichen und Fluren Handläufe? Sind Flure und Türen breit? Sind die Böden weder rutschig noch mit dickem Teppichboden belegt? Sind Ausgänge klar gekennzeichnet?

Fragen an ein Demenzpflegezentrum

Beachten Sie, dass notwendige Sicherheitsaspekte bei den allgemeinen Fragen zu etwas anderen Antworten führen können.

- Was tut die Einrichtung, um Missbrauch zu verhindern? Es sollte einen etablierten Prozess geben, wie etwa regelmäßige Supervision des Personals, sowie ein formelles Meldeverfahren, das Familien bei Bedarf nutzen können.
- Wie schafft das Personal ein ausgewogenes Verhältnis zwischen der Notwendigkeit, Bewohner in Sicherheit und unter Kontrolle zu halten, und Aspekten der Lebensqualität, wie Behaglichkeit und Selbstrespekt? Gibt es beispielsweise einen umschlossenen Außenbereich?
- Wie wird die Familie in die Behandlung eingebunden? Es sollte regelmäßige, mindestens monatliche Treffen zwischen Familienangehörigen und dem Personal geben, um die Behandlung zu planen.
- Gibt es Dinge, die Sie tun können, und Dinge, die Sie nicht tun können? So verhindern beispielsweise Versicherungsfragen oft, dass außer dem Personal noch jemand Hebearbeiten ausführen darf. Oder Sie dürfen keine zusätzliche Nahrung mitbringen, wenn Ihr/e Angehörige/r unter einer bestimmten Diät steht. Sollten Sie mit einer dieser Regeln nicht einverstanden sein, hinterfragen Sie sie am besten, bevor Ihr/e Angehörige/r einzieht.

Fragen an ein Pflegeheim [10]

- Welche Art von Schulung erhält das Personal? Versichern Sie sich, dass bei dieser Schulung zumindest teilweise auch die Arbeit mit Menschen angesprochen wird, die Lewy-Body-Demenz haben, oder dass das Personal offen dafür ist, das Sie es darin schulen, mit Ihrer/m Angehörigen zu arbeiten.
- Wie viele der Mitarbeiter sind voll ausgebildete Pflegepersonen und wie viele sind PflegehelferInnen?
- Gibt es in der Belegschaft einen Sozialarbeiter? Einen Arzt? Wie gut sind beide für die Bewohner und deren Familien zugänglich?
- Wie viele voll ausgebildete Pflegepersonen sind jederzeit im Dienst? Gibt es eine Zeit, in der die voll ausgebildete Pflegeperson nicht anwesend ist, sondern nur Rufbereitschaft hat?

- Gibt es Hebevorrichtungen, damit das Personal die Bewohner nicht mit eigener Kraft heben muss?
- Ist der Grundriss so gestaltet, dass gehfähige Bewohner nur kurze Wege zum Essen und zu Aktivitäten haben?

Alltag im Wohnheim

Nachdem Sie eine Einrichtung ausgesucht haben, sollten Sie mit den Mitarbeitern über Ihre eigenen und deren Erwartungen sprechen.

> Bevor wir Mutti in ein Demenzpflegezentrum brachten, sprach ich mit der Pflegeleitung. Wir einigten uns auf einen Zeitplan, der für Mutti funktionierte und in die Abläufe der Einrichtung passte. Mutti konnte nicht alles genauso haben, wie zuhause, aber ich wusste bei der Aufnahme, dass sie die wichtigen Dinge haben würde, etwa die Medikamente, die sie braucht, und zwar zu Zeiten, in denen sie bei ihr am besten wirken. Ich überzeugte mich davon, dass ich auch weiterhin bei Muttis Pflege helfen konnte. Die Pflegeleitung erklärte, dass ich bestimmte Dinge, etwa sie auf die Toilette und wieder herunterzuheben, aus Versicherungsgründen nicht tun dürfte, dass aber die Pflegehelferinnen meine Unterstützung in anderen Dingen begrüßen würden. Im Voraus zu wissen, was ich tun konnte und was nicht, ersparte mir später eine Menge Frustration. Und die Pflegehelferinnen gleich zu Anfang wissen zu lassen, dass ich zum Behandlungsteam gehören wollte, half ebenfalls.
>
> *Marion, Tochter von Clara*

Indem sie sich vor der Unterbringung die Unterstützung der Pflegeleitung sicherte und dafür sorgte, dass diese die besonderen Bedürfnisse ihrer Mutter kannte, fühlte sich Marion von Anfang an als Teil des Pflegeteams. Unter der Führung der Pflegeleitung wussten auch die Pflegenden, was von Marion zu erwarten war, und arbeiteten von Beginn an mit ihr zusammen.

Fragen des Missbrauchs

Mit abnehmender Kommunikationsfähigkeit von Bewohnern nimmt auch die Gefahr des Missbrauchs zu. Ihr/e Angehörige/r erinnert sich unter Umständen nicht daran, sich bei Ihnen zu beschweren oder ist paranoid und klagt über alles, wodurch sich nur schwer feststellen lässt, ob tatsächlich Missbrauch vorliegt. Gut in Verhaltensmanagement geschultes Personal wirkt abschreckend gegen Missbrauch, ist aber keine Garantie dafür, dass er nicht dennoch auftritt. Auch in Pflegeheimen, wo behinderte Bewohner dem Personal sowohl körperlich wie seelisch ausgeliefert sind, ist Missbrauch ein Problem. Häufige Besuche werden daher sehr wichtig. Angesichts dieser Aspekte ist eine Einrichtung in der Nähe Ihres Wohnsitzes unter Umständen eine bessere Wahl als eine schönere, aber weiter entfernte.

Sich einleben

Wenn Sie möchten, dass Ihr/e Angehörige/r in der neuen Situation zufrieden ist, werden auch Sie sich der neuen Situation anpassen müssen. Solange Sie dies nicht tun, wird auch Ihr/e Angehörige/r weiterhin Ihre Gefühle widerspiegeln und sich ebenfalls nicht anpassen können. Niemand sagt, dass es leicht ist, aber es ist zwingend notwendig, dass Sie einen Weg finden, um diese Veränderungen zu akzeptieren.

Betreuungspersonen fühlen sich oft schuldig, wenn sie ihr/e Angehörige/r in ein Wohnheim jedweder Art bringen müssen. Vielleicht haben sie auch das Gefühl, nutzlos zu sein und nicht mehr gebraucht zu werden, wo doch jetzt jemand anderes körperlich für Ihre/n Angehörige/n sorgt.

> Mir graust es, daran zu denken, wie herrisch ich zunächst war, als Peter in die Sektion für Demenzpflege gebracht wurde. Alles musste ich den Pflegehelfern sagen. Ich mochte es nicht, wie sie die Betten machten, ich hasste die Art, wie Mahlzeiten serviert wurden … Als ich aber die Pflegenden als Teil unseres Teams, statt als Gegner zu sehen begann, bekam Peter eine wesentlich bessere Pflege. Ich lernte, sie ihre Arbeit machen zu lassen und mich nur darauf zu konzentrieren, wie ich Peter helfen konnte. Nur ich wusste beispielsweise, dass Peter seine Medikamente besser mit Pudding, statt mit Apfelmus einnahm. Er mag keine Äpfel, aber er liebt Schokolade! *Jenny*

In jeder Art von Wohnheim ist Ihre Rolle als Betreuungsperson die des Fürsprechers, des Unterstützers und des Experten für die ganz individuelle Form, in der sich die Krankheit bei Ihrem Angehörigen äußert. Niemand kann diese Aufgaben so gut bewältigen wie Sie. Lassen Sie die Schuldgefühle los und sehen Sie ein, dass Sie Ihre Aufgabe noch immer nach besten Kräften erledigen, indem Sie Ihr/en Angehörige/n in ein Wohnheim bringen. Sie haben sie nicht im Stich gelassen und sind noch immer von großem Wert für sie und auch für diejenigen, die jetzt deren physische Pflege vornehmen.

Isolation

Einer erst seit kurzem untergebrachten Person, vor allem jemandem mit Demenz, fällt es unter Umständen sehr schwer, all die neuen Menschen und Aktivitäten zu verstehen. Solange da nicht die Familie ist, um sie zu ermutigen, ist es erheblich leichter, für sich zu bleiben. Daher werden Sie zu Anfang wahrscheinlich viel Zeit damit verbringen, Ihre/n Angehörige/n aus ihrem Zimmer zu holen, damit sie dort sein kann, wo auch andere Menschen sind, sie zu Aktivitäten mitzunehmen, damit sie teilnehmen kann, mit ihr zu essen und ihr ganz allgemein zu helfen, sich an die Einrichtung zu gewöhnen. Auch das Personal ist da, um dabei zu helfen, aber das ist, vor allem zunächst, nicht dasselbe. Mit Ihnen an ihrer Seite hat Ihr/e Angehörige/r eine gewisse Kontinuität und wird besser mit all den neuen und verwirrenden Routinen, Menschen und Aktivitäten umgehen können.

Sie können das Leben in einem Wohnheim sowohl für Sie selbst als auch für Ihre/n Angehörige/n auf verschiedene Weise zu einer besseren Erfahrung machen:

- Verbringen Sie möglichst viel Zeit in der Einrichtung und variieren Sie Ihre Besuchszeiten. Denken Sie über eine ehrenamtliche Tätigkeit nach, um wirklich Teil des Personals zu werden. Verbringen Sie jedoch nicht all Ihre Zeit dort. Nehmen Sie sich auch Zeit für sich selbst.
- Bringen Sie ein paar persönliche Gegenstände für das Zimmer Ihrer geliebten Person mit, die es mehr nach einem Zuhause aussehen lassen.
- Führen Sie auch weiterhin Tagebuch. Zwar stimmt es, dass auch die Wohneinrichtung eine Dokumentation über Ihre/n Angehörige/n führt, rechnen Sie jedoch nicht damit, dass diese in Bezug auf LBD-Aspekte, wie Fluktuationen, ebenso gründlich und themenzentriert ist wie Ihre.
- Helfen Sie dem Personal, Ihre/n Angehörige/n besser kennenzulernen, indem Sie ihm Einzelheiten der persönlichen Geschichte, Vorlieben und Abneigungen sowie bevorzugte Routinen mitteilen. Zeigen Sie den Mitarbeitern, wie bestimmte Techniken des Verhaltensmanagements bei Ihrem Angehörigen besser funktionieren als andere.
- Sprechen Sie Ihre Sorgen und Bedenken offen aus. Nutzen Sie Ihr Tagebuch zur Unterstützung bei späteren Untersuchungen, um Probleme zu dokumentieren, die Sie beobachten (Datum, Uhrzeit, beteiligte Mitarbeiter und alle sonstigen Zeugen). Dies wird Ihren Beschwerden mehr Aussagekraft verleihen und der Einrichtung helfen, notwendige Änderungen vorzunehmen. Sorgen und Bedenken sollten zunächst dem

direkten Vorgesetzten und nicht dem unmittelbar involvierten Personal gegenüber formuliert werden. Bleibt eine Verbesserung aus, gehen Sie erneut zum Vorgesetzten und fordern Sie eine Änderung, wie etwa andere Mitarbeiter oder ein anderes Zimmer. Tritt ein ähnliches Problem zum dritten Mal auf, sollten Sie erwägen, sich an die Pflegeleitung oder an die regionale Beratungsstelle zu wenden.

- Nehmen Sie an allen angebotenen Angehörigenbesprechungen, Bewohnerbesprechungen, Fallbesprechungen und Pflegeplanbesprechungen teil, und halten Sie dann nach, um zu schauen, ob der Plan eingehalten wird. Wenn nicht, bitten Sie um einen Termin beim Vorgesetzten.
- Schulen Sie das Personal in Lewy-Body-Demenz. Bieten Sie an, Bücher und Zeitschriftenartikel zu verteilen und empfehlen Sie Websites im Internet, wie etwa die der LBDA.
- Begleiten Sie Ihren Angehörigen zu Aktivitäten und Mahlzeiten. Sie/er wird es genießen, wenn Sie dabei sind, und je mehr Sie über ihren Zeitplan wissen, desto besser. Besonders wichtig ist, dass Sie Ihre/n Angehörige/n zu den Terminen bei Therapeuten und ähnlichem begleiten. Da die Kunst des Lernens für Ihre/n Angehörige/n verloren ist, wird sie bei den täglichen Übungen Hilfe und Anleitung brauchen. Natürlich wird dies auch zu den Aufgaben des Personals gehören, aber es kann auch helfen, wenn Sie selbst die Übungen erlernen.
- Loben Sie das Personal bei jeder Gelegenheit und berichten Sie exzellente Pflege dem Vorgesetzten. Dies macht die Tätigkeit für das Personal angenehmer und die Mitarbeiter setzen sich mehr für Ihre/n Angehörige/n ein.

Und schließlich sollten Sie sich so gut wie möglich mit der Einrichtung vertraut machen. Finden Sie heraus, was Sie tun können und was nicht, und welche Annehmlichkeiten es gibt. Gibt es einen kleinen Küchenbereich, wo Sie Kaffee bekommen und etwas in der Mikrowelle erwärmen können? Einen Raum mit einem großen Tisch, an dem Sie und Ihr/e Angehörige/r ein Notizbuch führen können? Gibt es eine optimale Zeit, zu der Sie und Ihr/e Angehörige einen Spaziergang machen können? Lernen Sie die Mitarbeiter kennen, die Ihren Angehörigen pflegen und versorgen. Es sind Ihre «Kollegen» bei der Fürsorge für dieselbe Person. Diese Menschen werden auf vielfältige Weise zur Familie Ihres Angehörigen. Unterstützen Sie sie und helfen Sie ihnen, die beste ihnen mögliche Pflege zu leisten.

13 Umgang mit rechtlichen und finanziellen Angelegenheiten

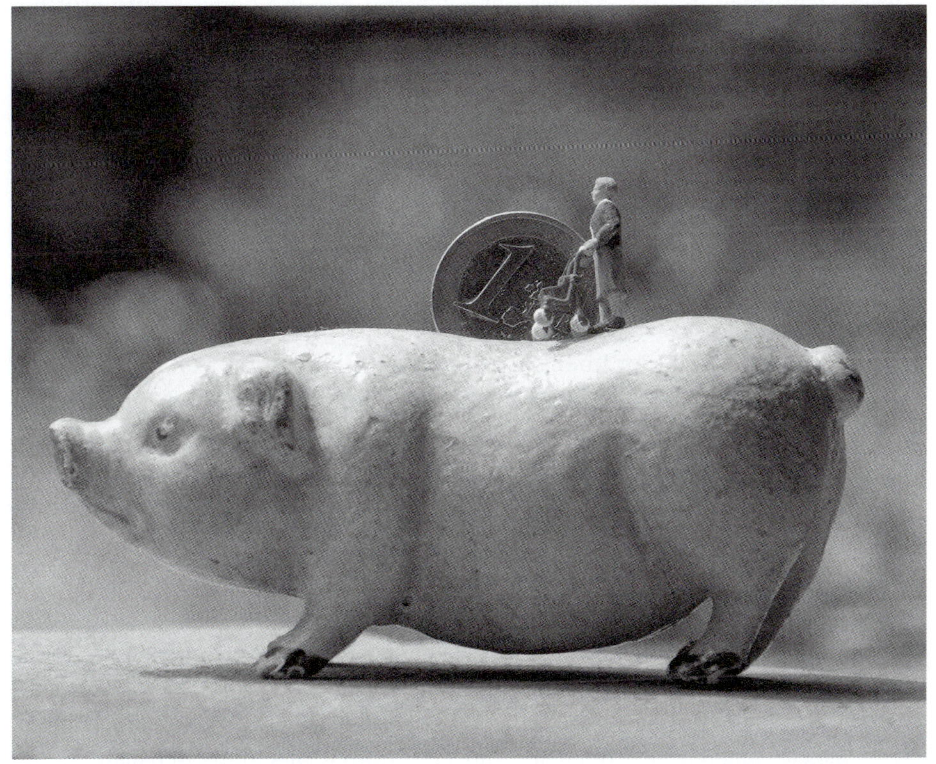

Wenn bei jemandem die Diagnose Lewy-Body-Demenz (LBD) gestellt wird, gewinnen rechtliche Angelegenheiten Bedeutung. Ist die Person ein Ehepartner, der für die Finanzen und rechtliche Angelegenheiten der Familie verantwortlich ist, wird sich dies ändern müssen. Im Idealfall wird das Paar diese Fragen erörtern, solange die Person mit LBD noch am Planungsprozess beteiligt sein kann. Ebendies taten Nell und ihr Mann, Harry.

> Wir beschlossen, dafür zu sorgen, dass sich alles in gemeinsamem Eigentum befand. Damit würde ich bei Bedarf Schecks und rechtliche Dokumente unterzeichnen können. *Nell*

Gemeinschaftliches Eigentum ist ein guter Anfang. Stellen Sie sicher, dass beim Bankkonto der Name der Betreuungsperson an erster Stelle genannt wird, damit sie Zugang zu allen wichtigen Informationen hat. Je nach den Verfahrensrichtlinien der Bank muss unter Umständen ein neues Konto eröffnet werden. Wenn Sie Online-Banking machen, schreiben Sie sich die PIN-Nummern und Passwörter auf und verwahren Sie sie an einem sicheren Ort.

> Wir waren nicht sicher, was sonst noch zu tun wäre, und beschlossen stattdessen, zu einem Anwalt zu gehen, der uns helfen sollte. *Nell*

Ein Anwalt ist eine ausgezeichnete Idee; finanzielle und rechtliche Entscheidungen können für die meisten Familien mit LBD-Betroffenen ziemlich verwirrend sein. Die beste Wahl ist ein auf rechtliche Belange alter Menschen spezialisierter Anwalt, der über die rechtlichen Bedürfnisse von Familien mit LBD-Betroffenen besser Bescheid wissen wird. Sollten die Kosten ein Problem sein, bieten kommunale Seniorenzentren oft kostenlose Rechtsberatung an. Wenden Sie sich für mehr Informationen an Ihre Rechtsberatung im örtlichen Amtsgericht oder die Rechtsberatung für Senioren (Seniorenstützpunkt Ihrer Stadt/Region).

> Unser Budget ist so knapp; ich sah keine Möglichkeit, wie wir uns einen Anwalt hätten leisten können. Ich wollte einfach versuchen, irgendwie alles selbst zu erledigen. Im Internet gibt es Formulare, wissen Sie? Aber als ich das in meiner Selbsthilfegruppe erwähnte, bestanden alle darauf, dass ich einen Anwalt bräuchte. Eine Frau, die das alles hinter sich hatte, sagte mir: «Selbst wenn Sie etwas entbehren müssen oder mit der Miete in Rückstand geraten, Sie *müssen* einen Anwalt haben. Es kann zu viel geschehen, woran Sie vielleicht nicht einmal denken.» Also ging ich zum Seniorenzentrum und sprach dort mit jemandem, einem Anwalt

> im Ruhestand, der einmal pro Woche ehrenamtlich zur Verfügung stand. Er empfahl einen auf Pflege und Versorgung alter Menschen spezialisierten Anwalt, der Honorar nahm. *Howard*

Betreuungspersonen empfehlen dringend einen Anwalt, um Sie zu den richtigen Entscheidungen zu lenken und die richtigen Dokumente geregelt zu bekommen. Gewöhnlich genügen ein bis zwei Konsultationen.

Vorausverfügungen

Außer gemeinsamen Bankkonten gilt es noch mehrere andere finanzielle und rechtliche Dokumente zu betrachten, solange Ihr/e Angehörige/r noch imstande ist, Entscheidungen zu treffen. Ein Anwalt kann dies eingehender erläutern, hier jedoch eine kurze Übersicht [1]:

- *Handlungsvollmacht:* Es gibt verschiedene Arten der Handlungsvollmacht und alle geben Ihnen die Möglichkeit, im Namen Ihrer geliebten Person zu handeln.
    - *einfache Handlungsvollmacht:* Diese wird einer von LBD betroffenen Familie nichts nützen, da sie nur gültig ist, solange Ihr/e Angehörige/r noch die geistigen Fähigkeiten hat, Entscheidungen zu treffen.
    - *Vorsorgevollmacht:* Auch wenn sie eine attraktive Option für jemanden ist, der die Kontrolle über finanzielle Angelegenheiten nicht aufgeben möchte, eignet sie sich nicht besonders für Familien mit LBD-Betroffenen. Damit diese Vollmacht wirksam wird, muss Ihr/e Angehörige/r erwiesenermaßen außerstande sein, eigene Entscheidungen zu fällen. Die Diagnose Demenz allein ist häufig unzureichend, es muss auch *Geschäftsunfähigkeit* nachgewiesen sein. Untersuchende Ärzte, die nichts über die fluktuierende Kognition bei LBD wissen, finden unter Umständen nicht genügend Belege für ein solch einschneidende Beurteilung, vor allem, wenn Ihr/e Angehörige/r bei der Untersuchung ihr bestes *Showtime*-Verhalten zeigt.
    - *Dauervollmacht:* Diese Vollmacht wird sofort wirksam und gilt bis zum Tod, kann jedoch von Ihrem Angehörigen widerrufen werden, solange diese noch imstande ist, Entscheidungen zu treffen. Eine Dauervollmacht ist gewöhnlich die beste Form für LBD-betroffene Familien. Mit ihr kann eine Betreuungsperson nach und nach finanzielle und rechtliche Aufgaben übernehmen.

  - *Generalvollmacht und Gesundheitsvollmacht:* Diese Vollmachten können jeweils als einfache Vollmacht, als Vorsorgevollmacht oder als Dauervollmacht erteilt werden, decken jedoch nur bestimmte Bereiche der Angelegenheiten Ihrer geliebten Person ab. Eine Generalvollmacht deckt alle finanziellen und rechtlichen Belange ab und eine Gesundheitsvollmacht dreht sich um medizinische Fragen. Ihr Anwalt wird unter Umständen empfehlen, General- und Gesundheitsvollmacht zu trennen.
- *Patientenverfügung:* Die Patientenverfügung liefert Informationen zu Entscheidungen am Ende des Lebens. Dieses Dokument ist eine enorme Hilfe, da es die Wünsche Ihrer geliebten Person für jeden offensichtlich macht. Inzwischen fragen Kliniken bei allen Patienten nach einer Verfügung über die Gesundheitsversorgung, die auch eine Patientenverfügung enthält.
- *Testament:* In diesem Dokument wird festgelegt, wie die weltlichen Güter einer Person nach deren Tod zu verteilen sind. Sowohl Sie als auch Ihr/e Angehörige/r sollten gleich nach der Diagnose LBD Ihr Testament machen oder ein vorhandenes überprüfen. Besprechen Sie, wen Ihr/e Angehörige/r als Betreuungsperson wünscht, falls Ihnen etwas zustößt, und nehmen Sie diese Wünsche in Ihr eigenes Testament auf. Damit werden sie auch dann noch eingehalten, wenn Ihr/e Angehörige/r seine Präferenzen nicht mehr mitteilen kann. «Wer wird sich um ihn/sie kümmern, wenn ich es nicht mehr kann?» ist ein Problem, das Betreuungspersonen ständig quält. Viele dieser Sorgen lassen sich beseitigen, indem man vorausplant.
- *Living Trust*[7]: In den USA ist dies in etwa eine Kombination aus Dauervollmacht und Testament, und zwar ausschließlich für finanzielle und rechtliche Angelegenheiten. Dabei wird ein treuhänderischer Verwalter – die Betreuungsperson oder jemand anderes – benannt, um das Trust-Vermögen sorgsam zu investieren und zu managen. Ihr/e Angehörige/r muss bei Erstellung des Dokuments selbstständig finanzielle Entscheidungen fällen können, es bleibt aber auch nach Einsetzen der Demenz und nach dem Tod in Kraft. Dies macht es zu einer attraktiven Wahl für jemanden in den Frühstadien der Demenz.
- *Aufstellung aller Vermögenswerte und Ausgaben:* Wenn Sie dies schon frühzeitig im Laufe der Erkrankung Ihres Angehörigen erledigen kön-

7 In Deutschland unbekannte Rechtskonstruktion. Eine übersichtliche Beschreibung findet sich unter http://www.siegwart-law.com/Sgal-de/artikel/erbschaft-erbrecht-usa-rechtsanwalt-living%20trust.html. [A.d.Ü.]

nen, wird es Ihnen später leichter fallen, die Aufgabe zu übernehmen, sich um deren Verpflichtungen zu kümmern. Es wird auch sicherstellen, dass Ihr Anwalt über die erforderlichen Informationen verfügt, um nötige Dokumente vorzubereiten, wie etwa:

- *Bankkonten, Wertpapierdepots und Sparkonten:* Wenn die Konten und Depots Ihnen beiden gehören, weisen Sie dies nach. Legen Sie auch die letzten Auszüge vor.
- *Grundbesitz:* Legen Sie möglichst eine Kopie der notariellen Urkunden bei. Weisen Sie weitere Eigentümer aus. Was gehört zum Eigentum? Wie hoch ist das Eigenkapital?
- *Weitere Besitztümer:* Dazu gehören Wertgegenstände wie Gemälde oder Schmuck.
- *Liste der Einkommensquellen:* Dazu gehören Umfang und Häufigkeit der Zahlungen.
- *Liste der Versicherungen:* Nennen Sie Kfz-, Lebens- und Krankenversicherungen und legen Sie die Verträge bei.
- *Liste gültiger Kreditkarten mit jeweiligem Kontostand:* Wer ist Haupteigner der Karte und wer ist verfügungsberechtigt? Wie bei Bankkonten sollten auch diese umgestellt werden, sodass die Betreuungsperson Karteneigner ist.
- *Liste regelmäßiger Zahlungen:* Sollte diejenigen Rechnungen beinhalten, die regelmäßig beglichen werden müssen.
- *Liste unregelmäßiger Zahlungen:* Rechnungen, die unregelmäßig eingehen können, wie etwa Versicherungen oder Steuern, kommen auf diese Liste.
- *Jede sonstige finanzielle oder rechtliche Verpflichtung*
- *Liste wichtiger Familienmitglieder:* Dies umfasst jede Person, die Ihr/e Angehörige/r in einem Dokument sehen möchte, sowie deren Verhältnis zu ihr.
- *Gesundheitszeugnis:* eine Bescheinigung des Arztes Ihres Angehörigen, die besagt, dass sie noch imstande ist, Entscheidungen zu treffen.

- *Präferenzliste:* Diese gleicht einer Patientenverfügung, erstreckt sich jedoch auf Dinge, die nichts mit Entscheidungen am Lebensende zu tun haben. Nehmen Sie darin alles auf, was für Ihre/n Angehörige/n und dessen Pflege und Versorgung wichtig ist. Wenn Sie eine Wohneinrichtung ausgesucht haben, nennen Sie sie. Wenn Ihr/e Angehörige/r zuhause bleiben möchte, halten Sie dies fest – unter dem Vorbehalt: «solange es sicher ist». Diese Liste kann auch Dinge enthalten, die in einem Testament stehen, aber nicht rechtzeitig bekannt werden könnten, um von Nutzen zu sein, wie etwa die Art der Bestattung, die Ihr/e Angehörige/r gerne hätte. Manche fügen auch eine Liste persönlicher Gegenstände bei, die verschiedene Personen erhalten sollen. Diese Präferenzliste ist rechtlich nicht bindend, sie gibt der Betreuungsperson nur eine zusätzliche Orientierung bei Entscheidungen. Und wie eine Patientenverfügung können auch solche Direktiven zum jetzigen Zeitpunkt später zu weniger Ärger unter Verwandten führen.

Betreuung

Wenn Sie der Ansicht sind, Ihr/e Angehörige/r sei nicht mehr imstande, rechtliche Entscheidungen zu treffen, kann es an der Zeit sein, gerichtlich eine Betreuung einzurichten. Als Betreuer können Sie in allen Bereichen des Lebens für sie/ihn entscheiden. Vorangehend in diesem Buch sprach Barney über die Unterzeichnung einer Verfügung gegenüber der Klinik mit einer genauen Auflistung der Medikamente, von denen er wusste, dass sie für Hilda gefährlich sind. Er hätte dies auch mit einer Dauervollmacht tun können, aber als Betreuer war diese Erklärung sogar noch gewichtiger.

Um Betreuer zu werden, müssen Sie nachweisen, dass Ihr/e Angehörige/r geschäftsunfähig ist. Dies erfordert erstens das Zeugnis eines amtlich bestellten Gutachters, der Ihre/n Angehörige/n untersucht und feststellt, dass er/sie außerstande ist, eigene Entscheidungen zu fällen und zweitens, die Entscheidung eines Richters zur Bestellung eines Betreuers. *Showtime*-Aspekte können dies erschweren, sofern die Untersuchenden nicht LBD-kundig sind (s. Kap. 4). Wenn Sie bereits eine Dauervollmacht haben, sollten Sie sich demnach nicht mit diesem weiterführenden Schritt belasten. Ihr Anwalt kann Sie bei der Entscheidung darüber beraten.

Nun ist es also für Sie und Ihren Anwalt an der Zeit, die Vorkehrungen für eine mögliche Autopsie des Gehirns zu besprechen. Ohne Hirnspenden früherer Familien mit LBD-Betroffenen wüsste die Medizin viel weniger über Lewy-Body-Demenz als sie es jetzt tut. Ihr Beitrag kann also für zukünftige Familien mit LBD-Betroffenen Enormes bewirken. Die Vorkehrungen müssen schon einige Zeit vor dem Tod getroffen werden.

> Ich war so froh, Vorkehrungen für die Spende von Vatis Gehirn getroffen zu haben. Seine Symptome deckten sich dermaßen mit den Definitionen für Lewy-Body-Demenz, dass ich nicht daran zweifelte, dass er sie hatte. Was ich jedoch nicht wusste, war, dass er auch die Alzheimer-Krankheit und, in gewissem Umfang, eine vaskuläre Demenz hatte. Ich

> hatte schon gehört, dass Demenzen nur selten in reiner Form auftreten, hatte mir aber nie viel Gedanken darum gemacht. Ich glaube nicht, dass es etwas geändert hätte, wenn ich es früher gewusst hätte, aber es war interessant und hilft vielleicht jemand anderem. *Eleanor*

Mehr über die Möglichkeit der Autopsie des Gehirns und Anlaufstellen für eine Spende können Sie auf den Webseiten der Universitätskliniken nachlesen, die sich mit dieser Forschung beschäftigen, z. B. der Charitè Berlin.

Die den USA geltende Gesetzgebung zur Organspende zugunsten der Forschung unterscheidet sich sehr von der in Deutschland und der Schweiz. (Anm. d. Hrsg.)

Bringen Sie zu dem Treffen mit dem Anwalt Finanzinformationen und einen Entwurf dessen mit, was Sie und Ihr/e Angehörige/r beschlossen haben. Bringen Sie auch eine Liste von Fragen mit, wie zum Beispiel:

- Wie wandeln wir individuelle Bankkonten und andere Vermögenswerte (z. B. Kreditkarten) in gemeinsames Eigentum um? Was sollten wir sonst noch tun?
- Was ist für unsere Situation am besten: eine Vollmacht oder eine Betreuung? Wenn sich eine Vollmacht am besten eignet, ist es dann die Dauervollmacht?
- Was sollte ich tun, um sicherzustellen, dass mein/e Angehörige/r versorgt ist, wenn mir etwas zustößt?
- Welche Vorkehrungen müssen für eine Spende des Gehirns getroffen werden?

Vollzug des Übergangs

Vorausplanen kann diesen Wandel viel weniger schmerzhaft machen. Die notwendigen Dokumente unterzeichnen zu lassen, solange Ihr/e Angehörige/r noch über gesundes Urteilsvermögen verfügt, ebnet den Weg für den letztlich erforderlichen Übergang der Verantwortlichkeiten. Manchmal kann dies recht glatt verlaufen, vor allem, wenn der Betreuer nicht der Ehepartner ist.

Als ich begann, bei meiner Schwester, Lucille, zu leben, kam sie noch recht gut zurecht. Wir gingen zur Bank und sie ließ mich als Zeichnungsberechtigte für ihr Konto eintragen. Ab da konnte ich für sie Schecks ausstellen. Da sie die Parkinson-Krankheit (PD) und nicht die Parkinson-Krankheit mit Demenz (PDD) hatte, war das alles, was wir auf finanziellem Gebiet zu tun hatten.

Hätte sie deutliche Zeichen von Demenz gezeigt, wäre es für sie an der Zeit gewesen, auch eine Dauervollmacht zu unterzeichnen und andere eventuell erforderliche rechtliche Vorkehrungen zu treffen, damit ich an ihrer Stelle hätte handeln können.

In manchen Fällen ist leicht zu erkennen, wann solche Umstellungen notwendig sind, etwa als Clara bei ihrer Tochter Marion einzog oder in der oben geschilderten Situation, als ich bei Lucille einzog. Bisweilen sind die Veränderungen jedoch subtiler.

> Vati blieb bei sich zuhause, aber wir verbrachten einen Großteil der Zeit bei ihm. Als wir erkannten, dass er immer häufiger verwirrt war, fragte ich ihn, ob er bereit wäre, auch mich seine Schecks unterzeichnen zu lassen. Er war einverstanden und bat mich sogar, seine Rechnungen gleich mit zu übernehmen. Da schlug ich vor, dass es vielleicht einfacher wäre, wenn er mir auch eine Vollmacht gäbe. Ich bin so froh, dass wir das gemacht haben, denn wenn nicht, müsste ich jetzt vor Gericht gehen und um eine Betreuung nachsuchen. Wie es bis jetzt aussieht, werde ich das wohl nie tun müssen. *Kyla, Tochter von Ed*

Ed wehrte sich nicht dagegen, dass Kyla sich um seine steuerlichen Angelegenheiten kümmerte, daher fiel dieser Übergang leicht. Die frühzeitige Übertragung von Verantwortlichkeiten verhinderte auch, dass Kyla später den gesamten Prozess durchlaufen musste, um Eds Betreuerin zu werden. Da Ed seine finanziellen und rechtlichen Angelegenheiten sofort übergab, mussten sie sich keine Gedanken darüber machen, wann dies geschehen müsse. Es ist aber nicht immer so leicht.

> Ich lebe in einer anderen Stadt als Mutti und kann nur hin und wieder vorbeikommen. Als ich sie das letzte Mal besuchte, überzeugte ich sie davon, zum Arzt zu gehen, der LBD diagnostizierte. Ich bot ihr an, zu mir zu ziehen, wo sie ein eigenes Zimmer und ein eigenes Bad hätte, aber sie würde böse und hielt daran fest, ich wolle nur ihr Geld. Das ist lächerlich […], alles, was sie hat, ist eine kleine Rente von Vati und eine kleine Zahlung von der Sozialversicherung. Ich zahle schon jetzt einiges von ihren Nebenkosten. Sie kommt immer noch gut zurecht, pflegt sich aber nicht mehr, und ich mache mir Sorgen, sie allein zu lassen. Mutti wollte keine Vollmacht unterzeichnen, stimmte jedoch zu, dass ich eine «Begleiterin» engagiere. Nach weniger als einem Monat entließ sie sie wieder. Ich weiß nicht, was ich tun soll. *Edward*

Edwards Geschichte ist leider nicht selten, es gibt jedoch keine einfachen Antworten. Er kann versuchen, eine Betreuung zu bekommen, obwohl dies schwerfallen mag, weil seine Mutter noch immer eher bei Bewusstsein als verwirrt ist. Oder er kann abwarten, bis seine Mutter verwirrter wird, und hoffen, dass sie sich in der Zwischenzeit nicht selbst schadet. Er kann auch einfach weiter versuchen, sie davon zu überzeugen, dass er sie bei guter Gesundheit wünscht und nicht ihr Geld haben möchte, aber, wie es eine Betreuungsperson formulierte: «Es ist gewöhnlich hoffnungslos, mit jemandem logisch argumentieren zu wollen, dessen ‹logischer Argumentierer› defekt ist.»

Bei Paaren wird die Entscheidungsfindung Ihrer geliebten Person schließlich so belastend, dass gewöhnlich außer Frage steht, dass sie die Verantwortung abgibt. Wenn es dann soweit ist, haben Sie unter Umständen schon gemerkt, dass Sie etwas zu lange gewartet haben.

> Hilda hat stets unsere Rechnungen bezahlt, aber dann stellte ich fest, dass wir mit der Zahlung für das Haus zwei Monate im Rückstand waren. Sie stritt nicht, als ich anbot, das Bezahlen zu übernehmen. Dabei entdeckte ich auch, dass unser Bankkonto überzogen war, weil Hilda das Geld für Spielzeug ausgegeben hatte, das sie den Enkeln schickte. Ich schaffte es, Scheckbuch und Kreditkarten zu «verlieren» und steckte ihr stattdessen einen begrenzten Betrag ins Portemonnaie. Jetzt versuche ich, unser Online-Banking nicht in ihrer Anwesenheit zu erledigen. Ich habe festgestellt, dass es ihr gutgeht, solange sie nicht an ihren Verlust erinnert wird. *Barney*

Oft werden Verantwortlichkeiten erst übertragen, nachdem ein größeres Problem aufgetreten ist, etwa, wenn wichtige Rechnungen nicht bezahlt wurden. Jemand mit LBD wird sich oft dagegen wehren, diese Verantwortlichkeiten abzugeben, ebenso, wie sie/er sich dagegen wehrt, ihren Führerschein zurückzugeben. Da jemand mit LBD eine verkürzte Aufmerksamkeitsspanne hat, wird Barneys Überlegung «Aus den Augen, aus dem Sinn» wahrscheinlich aufgehen. Beachten Sie, dass Barney auch sorgfältig darauf achtete, den Übergang der Verantwortlichkeiten auf eine für Hilda akzeptable Weise zu gestalten.

Nachdem Barney die Finanzen übernommen hatte, wollte Hilda nichts mehr damit zu tun haben. Manche Menschen mit LBD reagieren darauf wie Hilda, indem sie jedes Interesse an Kontrolle aufgeben. Andere geben die physische Kontrolle auf, möchten aber den Prozess überwachen.

> Ich bin mit meinem Latein am Ende. Wir hatten immer gemeinsame Bankkonten und David hat meine Ausgaben nie kritisiert. Aber jetzt, wo ich allein Schecks ausstelle, möchte er, dass ich ihm über alles berichte, was ich gekauft habe, und dann sagt er mir, dass wir es nicht brauchen, dass ich das Falsche gekauft habe oder macht sonst eine abfällige Bemerkung über meine Art, Geld auszugeben. *Marie*

In einer Situation wie dieser ist Geduld eine wunderbare Tugend, weil es für Maries Dilemma keine reale Lösung gibt. David übt Kontrolle in der einzigen, ihm seiner Ansicht nach verbliebenen Art und Weise aus, indem er sich darüber beklagt, wie seine Frau eine Aufgabe erledigt, die früher seine war. Betreuungspersonen sagen, sie müssten sich ständig selbst einreden: «Da spricht die Krankheit, nicht meine geliebte Person.»

Zumindest begann Marie mit einem gemeinsamen Konto, bei Jenny war das nicht so.

> Nach dem Sturz von Peter versuchte ich, ihn dazu zu bewegen, zu unterzeichnen, dass ich die Bankgeschäfte und all das übernahm, aber er weigerte sich. Er war im Demenzpflegezentrum und ganz offensichtlich außerstande, unsere Finanzen weiterzuführen, also sprach ich mit der Sozialarbeiterin der Einrichtung und die sagte mir, wie ich Peters Betreuerin würde. Jetzt habe ich volle Kontrolle über all unsere Finanzen und den Grundbesitz und kann Entscheidungen hinsichtlich seiner Pflege und Versorgung treffen. *Jenny*

In Jennys Situation, bei der sich Peters Zustand nach seinem Sturz rasch verschlechterte, ist eine Betreuung die einzige Lösung. Selbst wenn Peter bereit gewesen wäre, Jenny als Zeichnungsberechtigte für sein Konto einzusetzen, wäre dies unter Umständen nicht legal gewesen, weil sein Zustand eher verwirrt als bewusstseinsklar geworden war. Manchmal ist es nicht nötig, etwas so Drastisches zu tun. Norma machte es so:

> Ich schlug Jake vor, wir beide würden uns wechselseitig rechtliche, finanzielle und medizinische Vollmacht erteilen, damit, wenn einem von uns etwas geschähe, der andere leichter entscheiden könnte. Er zog mit und dann nahm ich den ganzen Papierkram und «legte ihn weg, an einen sicheren Ort». Ich weiß, dass er, wenn es nicht mehr im Blickfeld ist, vielleicht alles vergisst, was ich unterzeichnet habe. Sollte er nachfragen, werde ich ihn ablenken, indem ich sage, ich müsse es von der Bank holen. *Norma*

Viele Betreuungspersonen haben sich erfolgreich Normas gesichtswahrender Idee des «Lass-es-uns-beide-Tuns» bedient und sich dann auf den Aspekt «Aus den Augen, aus dem Sinn» verlassen, um sich vor Missbrauch der Dokumente zu schützen. Nell wählte einen anderen Ansatz:

> Gleich als mein Harry Symptome zu haben begann, gingen wir zu dem kostenlosen Anwalt, den unser örtliches Seniorenzentrum zur Verfügung stellt, und der schlug vor, wir sollten dafür sorgen, dass alle unsere Bankkonten, Kreditkarten und rechtlichen Dokumente auf unser beider Namen lauten, wobei ich an erster Stelle genannt sein sollte. Er schlug auch vor, Harry sollte mir finanzielle, rechtliche und medizinische Vollmachten erteilen, mit Klauseln, wann sie wirksam würden, etwa: «... wenn ich nach Beschluss von mindestens zwei Ärzten nicht länger gute Entscheidungen treffen kann». All das taten wir und ich bin so froh. Ich glaube nicht, dass mein Harry die Kontrolle jetzt so leicht aufgäbe. Er musste so viel aufgeben, dass er gegenüber den verbliebenen Zeichen seines «Mannseins» sehr protektiv geworden ist. *Nell*

Nell und Harry taten, was Betreuungspersonen jedermann ernsthaft empfehlen. Schieben Sie es nicht auf die lange Bank. Ihr/e Angehörige/r wird nur selten bereitwilliger sein, diese Entscheidungen zu treffen, da die Krankheit fortschreitet und sie/er schließlich außerstande ist, sie noch zu treffen. Wenn Ihre Lieben zu Beginn ihrer Demenz bereit sind, Pläne für die Zukunft zu machen, dann tun Sie das auch. Es gibt ihnen eine Möglichkeit, in den Entscheidungsprozess eingebunden zu sein, und Sie werden eine viel bessere Vorstellung von ihren Wünschen bekommen. Außerdem ist Ihr/e Angehörige/r bei zunehmender Demenz wahrscheinlich weniger bereit, sich von Aufgaben in Zusammenhang mit dem Erwachsensein zu trennen.

Beachten Sie, dass Harry eine Vorsorgevollmacht unterzeichnet hat. Es kann sein, dass Nell Schwierigkeiten hat, sie wirksam werden zu lassen. Wenn Ihr Anwalt diese Option vorschlägt, sollten Sie ihm das *Showtime*-Phänomen erklären und ihn fragen, ob eine Dauervollmacht nicht besser wäre.

Wenn Ihr/e Angehörige/r eher Anique ähnlich ist, müssen Sie sich unter Umständen an das Gericht wenden und beantragen, gesetzlicher Betreuer zu werden, wie Jenny es bei Peter tat. Mit zunehmender Demenz möchten Sie dies vielleicht ohnehin tun, da jemand mit Demenz eine Vollmacht jederzeit widerrufen kann, solange er nicht für geschäftsunfähig erklärt wurde. Er hat auch dasselbe Recht, seine Angelegenheiten selbst zu erledigen, auch wenn Sie mit seinen Beurteilungen nicht einverstanden sind.

Finanzielle Aspekte

Demenz ist eine teure Krankheit. Die Medikamente sind teuer und der Bedarf an physischer Unterstützung beim Betreuen kann sich bei zunehmend schlechterem Zustand von ein paar Stunden pro Woche zur Vollzeitheimpflege ausweiten. Die Ausgaben steigen mit den körperlichen Beschwerden und ihren Komplikationen, die zusätzliche Medikamente, Ärzte und Klinikeinweisungen erfordern können.

Finanzielle Probleme können sich aus einem verringerten Einkommen ergeben. LBD ist nicht nur eine Krankheit alter Menschen. Wenn die LBD jemanden noch im erwerbstätigen Alter trifft, wie dies bei dem 52-jährigen David der Fall war, wird der Betreffende unter Umständen arbeitsunfähig und verliert sein geregeltes Einkommen genau in dem Augenblick, da medizinische Ausgaben steigen. Desgleichen haben viele Betreuungspersonen ihren Arbeitsplatz aufgegeben, um für die Pflege und Versorgung Ihrer/s Angehörigen zuhause zu bleiben.

> Als wir die Farm verkauften und in die Stadt zogen, bekam ich einen Job in einer Getreidemühle in der Nähe unseres Apartments, sodass ich meine Sozialversicherung aufbauen konnte. Nach etwa einem Jahr wurde deutlich, dass Emma alleine nicht sicher war. Da gab ich meinen Job auf, auch wenn das bedeutete, dass ich erheblich weniger Sozialversicherung bekäme. Emmas Sicherheit ist wichtiger. *Howard*

Im Folgenden finden Sie einige Anregungen, wie Ihr Geld ein wenig länger reichen könnte.

Pensionen, Versicherungen und staatliche Leistungen:

- Wenn Personen im erwerbstätigen Alter Gefahr laufen, aufgrund von Verhaltensproblemen, die nicht ihrem früheren Verhalten entsprechen, oder aufgrund des Unvermögens, Aufgaben durchzuführen, die ihnen früher möglich waren, den Arbeitsplatz zu verlieren, bestehen Sie auf einer Untersuchung durch einen LBD-kundigen Arzt, *bevor* die Arbeit endet. Stellt der Arzt die Diagnose LBD, kann Ihr/e Angehörige/r mit einer Rente in den Ruhestand gehen.
- Für jemanden unter 65 Jahren mit der Diagnose einer degenerierenden Demenz ist die Beantragung einer Schwerbehinderung beim Versorgungsamt bzw. Integrationsamt zu prüfen.
- Im deutschen Krankenversicherungssystem kann eine erkrankte Person bis zu 18 Monaten Krankengeld erhalten. Auch die Zuzahlungskosten

zu Medikamenten sind bei einer chronischen Erkrankung begrenzt, Ihre Krankenkasse gibt Ihnen dazu Auskunft und die nötigen Antragsformulare.

- Personen über 65 Jahre erhalten wahrscheinlich schon Leistungen aus ihrer Rentenversicherung.
- Auch die Sozialhilfe kann in der Not Unterstützungen leisten, erkundigen Sie sich bei Ihrer regionalen Sozialhilfestelle.
- Für Veteranen (ehemalige Angehörige der US-Armee) gibt es verschiedene finanzielle Vorteile, die zu prüfen sich lohnt [4].

Medikamente und Gesundheitsversorgung:

- Verwenden Sie, wenn Sie die Kosten selbst tragen, wann immer möglich, Generika, statt Markenpräparate.
- Fragen Sie den Arzt nach kostengünstigeren Präparaten einer Substanz. So kann beispielsweise die freiverkäufliche Substanz Ibuprofen ebenso wirksam sein, wie ein teureres rezeptpflichtiges Präparat.
- Manche Arzneimittelhersteller vergeben kostenlos Medikamente an Personen, die ihren Anforderungen an niedrige Einkommen entsprechen. Fragen Sie Ihren Apotheker nach Einzelheiten.

Tipp

Körperliche Betätigung ist viel kostengünstiger als Medikamente und verlangsamt die Demenz «besser als jedes Medikament». Je mehr sich Ihr/e Angehörige/r körperlich betätigt, desto weniger Medikamente sind unter Umständen erforderlich.

Finanzen im Allgemeinen:

- Wenn Ihr Wohneigentum abbezahlt ist, sollten Sie eine Umkehrhypothek erwägen, die Ihnen ermöglicht, weiter bei sich zuhause zu wohnen und monatliche Zahlungen zu erhalten (Informationen erhalten Sie bei Ihrem Kreditinstiut).
- Wenn jemand aus der Familie nicht bei der Betreuung mithelfen kann, aber auf andere Weise helfen möchte, schlagen Sie vor, die bzw. der Betreffende möge sich an den monatlichen Ausgaben beteiligen.
- Viele alte Menschen möchten ihren Kindern möglichst viel ihrer Ersparnisse hinterlassen und verwehren sich daher die Dinge, die sie brauchen und aus ihrem Ersparten bezahlen könnten. In den meisten Fällen würden es die Kinder jedoch vorziehen, wenn die Eltern diese Mittel *jetzt*

dazu nutzen würden, ihr eigenes Leben angenehmer zu machen – und möglicherweise zu verlängern. Erwachsene Kinder müssen dies ihren Eltern klarmachen und ihnen die Freiheit geben, ihre Ersparnisse dazu zu verwenden, ihre letzten Tage angenehmer zu machen.

- Sollte die Betreuungsperson außerstande sein, mit den Finanzen umzugehen, suchen Sie dazu jemand anderen: ein anderes Familienmitglied, einen Freund des Vertrauens oder einen Finanzberater auf Honorarbasis beispielsweise. Korrekt behandelte Finanzen, rechtzeitig bezahlte Rechnungen sowie sonstige Verpflichtungen, denen entsprechend nachgekommen wird, sparen langfristig Zeit.

Ausgaben am Lebensende:

- Eine Einäscherung ist kostengünstiger als die Erdbestattung. Sofern nicht jemand in Ihrer Familie ernsthaft eine Erdbestattung vorzieht, können Sie viel Geld sparen, indem Sie die Einäscherung wählen.
- Sollten Sie nach dem Tod Ihrer/s Angehörigen noch offene Rechnungen haben, gewähren die meisten Kliniken deutliche Abschläge, wenn diese auf einmal beglichen werden. Wenn dies nicht möglich ist, wird man auch gemeinsam mit Ihnen realistische Monatsraten vereinbaren.

14 Angelegenheiten am Lebensende

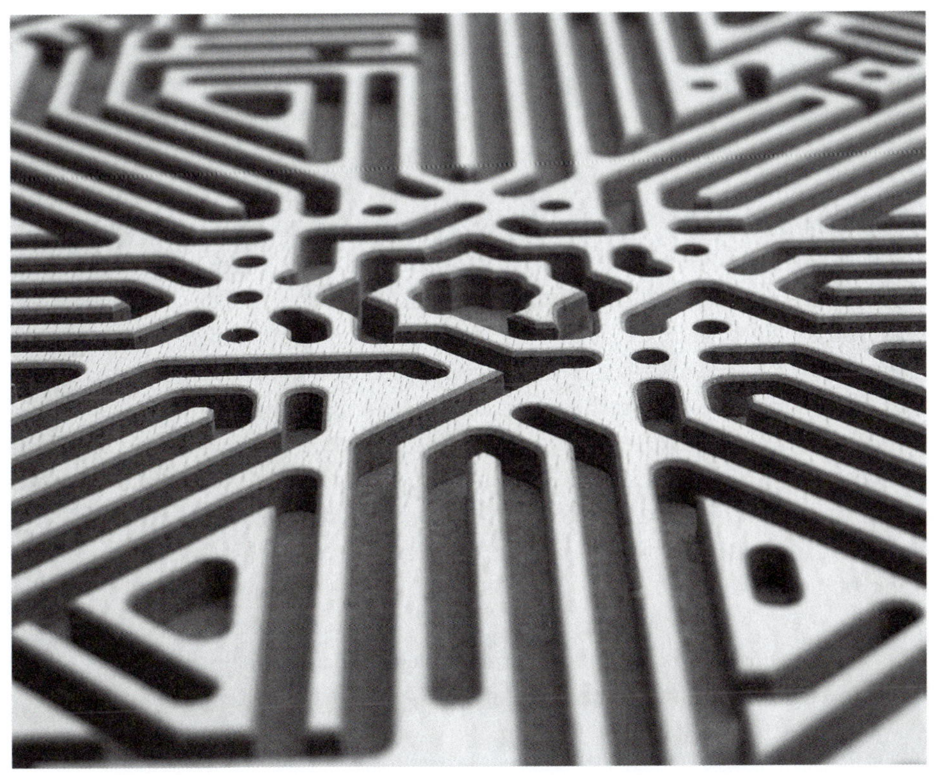

Die Lewy-Body-Demenz (LBD) ist eine progrediente Erkrankung. Eine Betreuungsperson formulierte es so: «Lewy kann man nur durch den Tod besiegen.» Daher müssen sich die meisten LBD-betroffenen Familien irgendwann mit Angelegenheiten des Lebensendes beschäftigen. Zu diesem Zeitpunkt haben die meisten Betreuungspersonen den Verlust ihrer Lieben, wie sie sie einst kannten, bereits verspürt. Jetzt muss die Betreuungsperson dem Verlust der Person entgegensehen, die von ihr ebenso abhängig geworden ist, wie früher ihre Kinder. Und schließlich steht eine Betreuungsperson, deren Leben sich um Pflege und Versorgung ihrer/s Angehörigen drehte, auch dem Verlust ihrer Aufgabe und anderen bedeutenden Veränderungen gegenüber, wenn Ihr/e Angehörige/r erst einmal fort ist.

Wie lange hat mein/e Angehörige/r noch zu leben?

Dies ist eine häufige Frage und wie bei den meisten Dingen rund um die LBD gibt es auch darauf keine einfache Antwort. Die durchschnittliche Lebenserwartung von der Diagnose bis zum Tod beträgt zwei bis sieben Jahre, etwas weniger als die drei bis neun Jahre bei Alzheimer-Krankheit (AD). Es ist unüblich, dass jemand mit LBD zehn Jahre nach der Diagnose noch am Leben ist, während jemand mit AD noch weitere 20 Jahre leben kann.

Die Alzheimer-Krankheit ist im Wesentlichen eine kognitive Erkrankung und ein Betroffener ist im Krankheitsverlauf oft die meiste Zeit bei guter Gesundheit. Die LBD hingegen ist eine Krankheit mit vielen Facetten und jemand mit LBD ist anderen Belastungen ausgesetzt, die tendenziell die Mobilität, die allgemeine Gesundheit und die Lebenserwartung senken.

Sind diese sonstigen Belastungen darüber hinaus schwer, können sie auch schwere, bei LBD einzigartige Fluktuationsepisoden auslösen. Dabei kommt es zu drastischen Rückgängen der Kognition bei jeweils nur geringfügiger Erholung, die jemanden seinem Ende rascher entgegenbringen als das allmähliche Abgleiten bei AD.

> Das auslösende Ereignis bei Anique war eine Operation, die sie vornehmen lassen musste. Danach stürzte ihr Geisteszustand ab und ein paar Monate später starb sie. *Jim*

Das auslösende Ereignis muss nicht unbedingt eine Operation sein.

> Mein Harry hatte letztes Jahr eine wirklich schwere Kolitis. Danach war er nie wieder der Alte. *Nell*

Jede Krankheit bedeutet zusätzlichen Stress, zu dessen Bewältigung jemand mit LBD keine Reserven hat. Andere Betreuungspersonen sprechen von Arzneimittelüberempfindlichkeiten, von denen sich ihre Lieben nie mehr völlig erholen. Auslösende Ereignisse können auf mehr als eine Belastung zurückzuführen sein. So kann beispielsweise eine schwere Arzneimittelüberempfindlichkeit infolge der Medikamente auftreten, die zur Behandlung einer schweren Krankheit dienen. Gewöhnlich gibt es mehr als ein auslösendes Ereignis, wobei die kognitive Funktion nach jedem Ereignis abnimmt, bis schließlich das Ende kommt.

Wie kann ich mich vorbereiten?

Nachdem die finanziellen und rechtlichen Angelegenheiten geklärt sind, besteht Ihre Vorbereitung hauptsächlich darin, zu lernen, was zu erwarten steht und wie Sie sich von aktiver auf palliative Betreuung umstellen. Das bedeutet, zu lernen, nicht mehr aktiv Ihr Möglichstes zu tun, damit Ihr/e Angehörige/r eine gute Lebensqualität hat, sondern zu einem eher passiven Stadium überzugehen, in dem Sie ihr/ihm helfen, das Ende des Lebens friedlich und schmerzfrei zu erleben. Dazu gehört auch, schon lange bevor Sie sie benötigen, nach Hospizoptionen zu suchen.

In den Endstadien des LBD-Verlaufs wandelt sich die Aufgabe einer Betreuungsperson und es geht nicht mehr darum, zu versuchen, das Leben Ihrer/s Angehörigen zu verlängern, sondern zu helfen, es behaglich zu haben und im Frieden zu sein.

Woran erkenne ich das nahe Ende?

Zum Ende hin ist Ihr/e Angehörige/r möglicherweise nicht mehr imstande, direkt zu kommunizieren, wird für die Körperpflege vollkommen von Ihnen oder jemand anderem abhängig und bettlägerig sein. Wahrscheinlich schläft sie die meiste Zeit und isst, wenn überhaupt, dann nur sehr wenig.

> Als Peter etwa 20 Stunden am Tag zu schlafen begann, sagte mir die Schwester, das sei normal für jemanden mit Demenz im Endstadium. Und eines Tages, etwa drei Wochen nachdem sie mir das gesagt hatte, wachte er einfach nicht mehr auf. Ich war so froh, dass er am Ende so leicht fortging. *Jenny*

Lange, etwa 15 Stunden täglich zu schlafen, ist für jemanden mit LBD normal, aber wenn diese Zeit näher an die 20 Stunden rückt, ist möglicherweise das Ende nahe.

> Als Anique das letzte Mal in der Klinik war, blieb ich, bis sie eingeschlafen war. Dann warnte ich das Personal, dass sie immer gleich nach dem Aufwachen aufstehen und ins Bad gehen wollte und hinfallen würde, wenn sie es täte. Sie hatte orthostatische Hypotonie. Ich brachte die Mitarbeiter dazu, dass sie mir versprachen, sie nicht alleine zu lassen und ging nachhause, um selbst ein wenig Schlaf zu bekommen. Als ich am nächsten Morgen wiederkam, stellte ich fest, dass man sie doch alleine gelassen hatte. Die Bettgitter waren hochgestellt und die Mitarbeiter, die von fluktuierender Kognition keine Ahnung hatten, konnten sich nicht vorstellen, dass sie in der Lage wäre, herauszufinden, wie man da rauskam, oder gar körperlich imstande wäre, es zu tun. Sie wachte auf, krabbelte ans Fußende des Bettes, wo es keine Bettgitter gab, und kletterte raus. Natürlich fiel sie nach zwei oder drei Schritten hin. Eine gebrochene Rippe durchstieß ihre Lunge und sie starb zwei Monate später an verschiedenen Komplikationen einschließlich Pneumonie. *Jim*

Zwar mag Ihr/e Angehörige/r einfach dahinscheiden, die Geschichte von Anique ist jedoch häufiger. Man stirbt gewöhnlich nicht an der LBD, sondern an Komplikationen, wie etwa einer Pneumonie. Die Demenz der Betroffenen ist bis zu diesem Zeitpunkt jedoch gewöhnlich so weit fortgeschritten, dass die letzte Phase in einem sanften Dahinschwinden bei geringen Schmerzen und wenig Agitiertheit besteht. So war es bei Anique nach deren Sturz. Ihre Kognition brach abermals deutlich ein und in jenen letzten Monaten schlief sie meist, kommunizierte mit Ausnahme des letzten Abends nicht und erschien nicht agitiert.

Zum Ende hin wird Ihr/e Angehörige/r nicht mehr so gern etwas essen [1]. Schlucken ist zu einer oft gefährlichen Aufgabe geworden und zusammen mit dem Verlust des Geschmacks- und Geruchssinnes, der eine LBD begleitet, lohnt es auch nicht mehr. Sie können die Bücher mit den Vorschriften, was Ihr/e Angehörige/r essen sollte und was nicht, über Bord werfen und ihr einfach geben, was sie am liebsten mag. Gehen Sie davon aus, dass sie nur ein oder zwei Löffel isst, daher zählt jede Kalorie.

Tipp

Achten Sie auf «Hamstern», das Sammeln von Nahrung in den Wangentaschen. Es ist eine Hauptursache des Verschluckens und der Aspiration, die wiederum zur Pneumonie führen können.

Schließlich wird sich Ihr/e Angehörige/r möglicherweise weigern, zu essen oder gar zu trinken. Dies ist ein normaler Bestandteil des Prozesses. Da der Körper seine Funktionen allmählich einstellt, braucht Sie/er auch keinen Brennstoff mehr. Manche Betreuungspersonen machen sich dann Sorgen darüber, dass ihr/e Angehörige/r verhungern könnte und möchten auf Sondenernährung umstellen. In diesem Stadium ist es jedoch weniger beschwerlich, zu «verhungern» als zu versuchen, nicht mehr benötigte Nahrung zu verdauen.

Auch wenn Ihr/e Angehörige/r keine großen kognitiven Fähigkeiten geblieben sein mögen, kann sie/er Gefühle spüren. Und auch wenn sie/er vielleicht nicht mehr kommunizieren kann, so kann sie/er möglicherweise hören und immer noch zumindest etwas von dem verstehen, was Sie sagen, vor allem, wenn Sie und jemand anderes in der Nähe des Bettes sprechen. Unter Umständen hört sie/er eine völlig harmlose Formulierung, macht sie zu etwas Beängstigendem und wird agitiert.

Ihr/e Angehörige/r kann auch Schmerzen spüren und die Umstellung ist auch weiterhin belastend, vor allem, wenn sie nicht länger auch nur ansatzweise darüber nachdenken kann, warum Sie und andere sie so behandeln. Nahrungssonden sind sowohl schmerzhaft als auch unbequem. Plötzliche Fahrten in die Notaufnahme zur Behandlung einer Dehydratation oder Infektion können belastender sein als sich lohnen. An diesem Punkt müssen Sie alles, was Sie tun, eher daraufhin evaluieren, wie es die Behaglichkeit Ihres Angehörigen beeinträchtigt, als daraufhin, wie es ihr Leben verlängert.

Seien Sie beim Berühren ganz sanft, da die Haut ziemlich empfindlich und sensibel wird. Wahrscheinlich wird sie/er sich nicht mehr aus eigener Kraft bewegen können, lassen Sie sie/ihn daher nicht zu lange in ein und derselben Stellung liegen, weil es dann zu Hautschäden kommt, die zu schmerzhaften Druckulzera führen, welche sich wiederum entzünden können.

Zwar werden die *guten Zeiten* der fluktuierenden Kognition selten, jedoch berichten Betreuungspersonen viele ergreifende Geschichten über Bewusstseinsfenster, die zum Ende hin auftreten. Jim berichtete bereits darüber, wie Anique ihn am Abend ihres Todes erkennen und zwischen ihren beiden Töchtern unterscheiden konnte. Die folgende Anekdote ist jedoch unsere liebste:

> Immer wenn ich mich mutlos fühlte, sprach ich darüber normalerweise mit Jerry, meinem Mann und bestem Freund seit 40 Jahren. Er hörte mir zu, nahm mich in den Arm und ich fühlte mich dann besser. Aber den Jerry, der mein Fels in so vielen Stürmen gewesen war, gab es nicht mehr, und da war nur diese Hülle von einem Mann auf dem Bett. Eines Tages, kurz nach dem Tod meiner lieben Freundin Julie, war ich besonders niedergeschlagen und brauchte zumindest die Erinnerung an Jerrys Trost. So schickte ich die Betreuungsperson fort, setzte mich an Jerrys Bett und lehnte meinen Kopf an seinen Arm. Ich erzählte ihm meine Probleme, Tränen kamen und ich ließ sie fließen. Ich erwartete nichts von Jerry, aber es fühlte sich gut an, einfach nur bei ihm zu sein. Und dann spürte ich, wie etwas mein Haar berührte. Mein lieber Ehemann, der seit Monaten nicht gesprochen hatte, der mich gewöhnlich gar nicht erkannte, versuchte, langsam und ungeschickt meinen Kopf zu tätscheln. Einen Monat darauf verlor ich auch Jerry, aber ich werde mich immer an diesen besonderen Augenblick erinnern, den wir kurz vor dem Ende hatten. *Camille*

Andere Betreuungspersonen berichten darüber, wie Ihr/e Angehörige/r noch auf ein letztes Familienmitglied wartete, bevor sie/er das Leben losließ.

> Darla war es seit langem immer schlechter gegangen, als das Personal mich darauf hinwies, sie hätte nur noch ein paar Tage zu leben. Sie reagierte selbst auf mich nur noch selten und schien überhaupt nicht zu spüren, ob noch andere im Zimmer waren. Trotzdem rief ich die Kinder an, ich wusste, sie würden sich von ihrer Mutter ein letztes Mal verabschieden wollen. Die beiden Mädchen konnten sofort kommen, aber unser Sohn, Brandon, lebt mehrere Bundesstaaten entfernt. Und dann gab es da noch einen Sturm, die Flugzeuge blieben am Boden und er brauchte zwei Tage länger, um es zu schaffen. Als ich Darla erzählte, Brandon käme und warum er noch nicht hier wäre, schien sie kaum zu reagieren. Aber als Brandon schließlich kam und seiner Mutter einen Kuss gab, seufzte sie und starb innerhalb einer Stunde. *John*

Sie mögen denken, Ihr/e Angehörige/r könne nicht mehr wissen, was geschieht, oder ihre Familienangehörigen nicht mehr erkennen, aber verlassen Sie sich nicht darauf. Denken Sie daran, dass Hören und Verstehen noch lange nach dem Erlöschen der Kommunikationsfähigkeit fortbestehen. Ermutigen Sie also die Familie, vorbeizukommen und sich zu verabschieden, und lassen Sie es Ihre/n Angehörige/n wissen, wenn jemand zurückgehalten wird, wie

Brandon. Wenn jemand Wichtiges überhaupt nicht kommen kann, erwägen Sie ein letztes Telefonat.

Selbst wenn nur noch wenig Kognition geblieben zu sein scheint, kann jemand mit LBD eine kurze Phase der Bewusstheit haben, in der Sie sich verabschieden können. Auch können Personen, die ihre Kommunikationsfähigkeit verloren haben, wacher sein als sie scheinen.

Wie ist es mit einem Hospiz?

Das Hospiz leistet medizinische, psychologische und spirituelle Unterstützung am Lebensende. Ziel ist es, Schmerzen und andere Symptome zu beherrschen, damit Ihr/e Angehörige/r möglichst wach bleiben kann und es behaglich hat. Hospizprogramme stellen auch Dienstleistungen zur Unterstützung der Familien ihrer Patienten zur Verfügung. [2]

Wer kommt für ein Hospiz infrage?

Menschen, die an einer schweren, unheilbaren und weit fortgeschrittenen Erkrankung leiden, können in einem stationären Hospiz aufgenommen werden, wenn

- kein Bedarf an kurativer Krankenhausbehandlung vorliegt

und

- keine Möglichkeit zur ambulanten Versorgung im Haushalt oder der Familie des Erkrankten besteht, z. B. durch eine Einrichtung der ambulanten Hospize/des ambulanten Hospizdienstes.

Voraussetzung für die Aufnahme in einem Hospiz ist eine ärztliche Verordnung des behandelnden Arztes. Diese beinhaltet die Diagnose und eine Aussage zur Notwendigkeit der Pflege in einem Hospiz. Aufgrund dieser Verordnung wird dann ein entsprechender Antrag bei der Kranken- oder Pflegekasse gestellt. Antragsformulare sind beim Hospiz oder bei der Krankenkasse erhältlich. In der Regel sollte vor Aufnahme eine Kostenübernahmeerklärung der Kasse vorliegen.

Warum manche Familien das Hospiz nicht voll nutzen

Missverstehen der Kriterien

Manche Familien glauben, das Hospiz sei nur für bereits Sterbende, seine Dienstleistungen seien nur für die letzten paar Lebenswochen oder -tage nötig, wenn ein Mensch ziemlich geschwächt ist. Jemand mit einem degenerativen Leiden wie der Lewy-Body-Demenz ist wenige Monate vor seinem Tod eine ganz andere Person als einige Wochen davor. Wahrscheinlich ist er immer noch imstande, das Leben zu genießen und zu kommunizieren. Möglicherweise hat er noch immer *gute Zeiten*, die länger als nur ein paar Minuten dauern. Die Betreuung wird jedoch schwieriger sein und die Dienstleistungen eines Hospizes wären sehr nützlich.

Die Überzeugung, das Hospiz bedeute, aufzugeben

Die meisten Familien haben jahrelang gegen die Krankheit angekämpft und jede Anstrengung unternommen, um das Leben ihrer Lieben zu verlängern und zu verbessern. Die Entscheidung, Pflege und Versorgung in einem Hospiz in Anspruch zu nehmen, erfordert jedoch einen Wechsel der Ziele, der manchen schwerfällt. Dabei bedeutet es nicht, aufzugeben, wenn man erkennt, dass die Krankheit in ein Stadium vorgerückt ist, in dem Behaglichkeit wichtiger ist als Lebensverlängerung. Es bedeutet lediglich, die wahren Bedürfnisse Ihrer/s Angehörigen zu erkennen und bereit zu sein, diese an erste Stelle zu setzen. Lebensverlängerung mag immer noch das Bedürfnis der Familie sein, aber ist es auch das Bedürfnis Ihrer/s Angehörigen? Oft ist das beste und vielleicht schwierigste Geschenk die Erlaubnis, loszulassen. Eine Betreuungsperson formulierte es so: «Ich tue mein Bestes, um ihm das Sterben zu erleichtern, während ich zugleich aus vollem Herzen wünsche, er könnte weiterleben.»

Nicht zugeben wollen, dass das Ende naht

Nicht nur Familien, sondern auch Ihre Angehörigen können so fühlen und sich gegen das Hospiz wehren. Es kann helfen, das Hospiz als wertvolle Unterstützung und die Voraussetzung des Lebensendes als eine zu bewältigende Herausforderung umzudeuten.

> Meine Großmutter hatte eine leichte LBD zusammen mit einem schweren Herzproblem. Als Ihr Arzt das Hospiz vorschlug, wurde sie wütend und klagte: «Der Arzt sagte mir, ich müsse in sechs Monaten sterben, wenn ich Hospizpflege akzeptiere! Ich bin aber noch nicht bereit, zu

> sterben!» Ich versicherte ihr, dies sei nur eine Schätzung, keine Bedingung, und damit akzeptierte sie. Großmutter lebte noch 18 Monate im Hospiz. Wir waren froh über diesen Service. Er gab Mutti die vielbenötigte Hilfe und Großmutter mochte all die zusätzliche Aufmerksamkeit. Vor allem gefiel uns die fürsorgliche Haltung der Mitarbeiter. *Lee*

Wie Lee ihrer Großmutter sagte, ist das bald zu erwartende Lebensende nur eine vermutete Erwartung. Man wird Ihre/n Angehörige/n nicht entlassen, wenn sie länger lebt, sofern nicht eine Besserung einzutreten scheint und sie/er die Kriterien nicht länger erfüllt. Manche Menschen sind von mehreren Monaten bis zu vier Jahren im Hospiz gewesen.

Furcht vor dem Absetzen der Medikamente

Es stimmt, dass Hospizpflege und -versorgung definitionsgemäß palliativ sind. In manchen Programmen gelten jedoch die bei Demenz und Ausagieren eingesetzten Medikamente als palliativ, weil sie das Leben angenehmer machen. In anderen Programmen mag dies nicht so sein und unter Umständen müssen zumindest die Antidementiva abgesetzt werden. Da dies von Programm zu Programm schwankt, fragen Sie auf jeden Fall bezüglich der individuellen Medikamente Ihrer/s Angehörigen nach, wenn Sie infrage kommende Hospize interviewen.

Zögern des Arztes

Manche Ärzte zögern, ein Hospiz zu empfehlen, solange jemand nicht tatsächlich im Sterben liegt. Manche Ärzte mögen darlegen, sie könnten nicht genau sagen, wie es einer bestimmten Person ergehen werde. Besser ist es, wenn der Arzt sich selbst fragt: «Wäre ich überrascht, wenn dieser Patient innerhalb von wenigen Monaten tot wäre?» Lautet die Antwort: «Nein», dann ist dieser Patient ein Fall für die Hospizpflege. [3]

Wie finde ich einen Hospizdienst, ein ambulantes Palliativteam?

In jeder Gemeinde gibt es zahlreiche Anbieter von Hospizdiensten. Das Problem liegt im Allgemeinen nicht darin, ein Hospizdienst oder Hospiz zu finden, sondern den oder das richtige zu finden. Von denen, die Patienten mit Demenz aufnehmen, verfügen einige über Personal, das in der Arbeit mit Patienten mit Demenz geschult ist, andere wiederum nicht. Von denen, die in der

Arbeit mit Demenz geschult sind, wurden einige in den Unterschieden zwischen AD und LBD trainiert, andere nicht.

Befragen Sie anstehende Hospize und Hospizdienste genauso, wie Sie es mit einem Tagespflegezentrum oder einem Wohnheim tun würden. Beginnen Sie mit ein paar allgemeinen Fragen, welche Dienstleistungen angeboten werden, wer sie durchführt und wo sie erbracht werden. Stellen Sie dann einige LBD-spezifische Fragen:

- Inwieweit sind Sie mit der Empfindlichkeit von Patienten mit LBD gegenüber bestimmten Medikamenten, darunter vielen Analgetika, vertraut?
- Welche der Medikamente meiner/s Angehörigen gelten als palliativ und welche gegebenenfalls nicht?
- Was geschieht, wenn mein/e Angehörige/r krank wird und stationär eingewiesen werden muss?
- Was wissen Sie über LBD und deren Fluktuationen einschließlich *Showtime*?

Was leistet ein Hospizdienst, ein ambulantes Palliativteam?

Je nach den Bedürfnissen Ihrer/s Angehörigen lassen sich in dem Hospizdienst/in der Hospizgruppe verschiedene Arrangements treffen. Zum Grundangebot gehören aber unbedingt:

- *Medizinische Ausrüstung:* Bestimmte medizinische Vorrichtungen und Gerätschaften werden helfen, es Ihrer/m Angehörigen angenehmer zu machen. So erleichtert beispielsweise ein Pflegebett die Pflege und Versorgung einer bettlägerigen Person ganz erheblich. Die Hospizdienste unterstützen Sie bei der Besorgung der Hilfsmittel, wie etwa Toiletten- und Rollstühle.
- *Palliative Medikamente:* Medikamente zur Linderung von Schmerzen und Agitiertheit werden vom Hospizdienst vorgeschlagen und vom Arzt verordnet. Medikamente gegen Ausagieren, wie etwa Quetiapin, können dazugehören oder auch nicht, Opiate und andere starke Analgetika gehören in jedem Fall dazu. Versichern Sie sich, dass die Pflegepersonen und der Arzt des Hospizes/Hospizdienstes darüber Bescheid weiß, dass die LBD eine Person gegenüber diesen Medikamenten sehr empfindlich macht.
- *Trauerbegleitung:* Sie kann schon vor dem Tod Ihrer/s Angehörigen beginnen und Monate danach andauern. Geistliche und Sozialarbeiter

bieten Einzel- und Gruppentrauerbegleitung für Familienangehörige in einer schwierigen Zeit an. Nutzen Sie diesen Service, wenn es soweit ist, weil er Ihnen hilft, mit den vielen anstehenden Veränderungen umzugehen.

Wann sollte ein Hospizdienst einsetzen?

Die grundlegende Antwort auf diese Frage lautet: «Möglichst, sobald Ihr/e Angehörige/r infrage kommt.» Einer der häufigen Fehler, die Betreuende von Personen mit LBD machen, ist, nicht früh genug mit der Hospizbegleitung zu beginnen. Hospizpflege und -versorgung zu erhalten, sobald Ihr/e Angehörige/r die entsprechenden Kriterien erfüllt, hat enorme Vorteile. Alle Dienstleistungen des Hospizdienstes erleichtern Ihnen die Last und ermöglichen Ihnen, Ihre/n Angehörige/n bis zum Schluss zuhause zu behalten.

Menschen in Hospizpflege und -versorgung leben tendenziell länger als ohne diesen Service. Das durch Hospizdienste geförderte friedliche und stressfreie Leben, die gute Pflege und all die Aufmerksamkeit, die eine Person unter Hospizpflege und -versorgung erhält, haben einen positiven und lebensverlängernden Effekt. Schließlich ist Stressabbau eines der wichtigsten Dinge, die Sie tun können, um Ihrer/m Angehörigen zu bestmöglichem Funktionieren zu verhelfen. Untersuchen Sie daher Hospize und Hospizdienste schon einige Zeit bevor Sie sie wirklich benötigen, machen Sie sich klar, was genau erforderlich ist, um sich dafür zu qualifizieren, und stellen Sie Ihren Antrag, sobald Sie glauben, Ihr/e Angehörige/r könne infrage kommen. Zwar wird der Hospizdienst zuhause geleistet, gelegentlich verfügt er auch über ein Hospiz oder vermittelt eine Wohneinrichtung (stationäres Hospiz), in die Ihre Lieben gehen können, wenn

- die/der Angehörige krank wird und Pflege und Versorgung rund um die Uhr braucht.
- die Betreuungsperson aus der Familie mehr als ein paar Stunden Freizeit für sich braucht. Sie kann mehrere Tage fortgehen und weiß, dass Ihr/e Angehörige/r sicher und gut versorgt ist.

Wer bezahlt das stationäre Hospiz?

Grundsätzlich wird der Aufenthalt in einem stationären Hospiz von der Krankenkasse, der Pflegekasse und dem Hospizträger finanziert. *Die Krankenkasse* zahlt den größten Anteil der Kosten. Dieser beträgt unter Anrechnung der Leistungen der Pflegekasse 90 % der Gesamtkosten. Der Anteil der *Pflegekasse* richtet sich nach der Pflegestufe des Versicherten und wird in gleicher Höhe wie die Leistung bei vollstationärer Pflege gezahlt. Der *Hospizträger* leistet einen Anteil von 10 % des Tagessatzes.

Was leistet ein Hospiz?

Die Hospizmitarbeiter gehen *ganzheitlich* auf die Bedürfnisse des Schwerkranken/Sterbenden und seiner Angehörigen ein – immer im Sinne des Kranken. Das Angebot umfasse die pallitiv-pflegerische, soziale, psychologische und spirituelle Betreuung:

- Symptome der Erkrankung überwachen.
- Beschwerden lindern, der Schwerpunkt liegt meist auf der Schmerztherapie.
- Unterstützung der Angehörigen bei der Begleitung
- Sterbebegleitung
- Unterstützung der Trauernden in Einzelgesprächen und Trauergruppen.

Dies geschieht durch Palliative Pflegeexperten, Pflegende und Pflegehelfer und ehrenamtlich Tätige, die eine Fortbildung in Hospizbetreuung absolviert haben. Geistliche und Seelsorger bieten emotionale und spirituelle Unterstützung an.

Die ärztliche Betreuung wird meist von niedergelassenen Ärzten (Hausärzte, Palliativmediziner) übernommen. Großer Wert wird auf eine qualifizierte Versorgung und kompetente Betreuung rund um die Uhr gelegt.

Meine erste Erfahrung mit einem Hospiz hatte ich, als ich meine Schwester, Lucille, pflegte. Sie bekam Hospizleistungen und man kümmerte sich wundervoll um sie. Und man sagte mir: «Sie sind in dieser Familie zu zweit, wir sind auch für Sie da.» Tausende von Kilometern von meinen Freunden entfernt und eingeklemmt in dem winzigen Apartment meiner Schwester hatte ich niemanden, um mich auszusprechen, und bekam nicht genügend Bewegung. Als ich der Sozialarbeiterin des Hospizes meine Sorgen mitteilte, lud sie mich ein, einmal in der Woche einen Spaziergang mit ihr zu machen. So bekamen wir beide etwas Bewegung, während sie sich meine Klagen anhörte. Ich ging mit dem Gefühl nachhause, für meine Schwester nun mit der ihr gebührenden Geduld sorgen zu können. So beeindruckt war ich von der Art, wie das Hospiz meiner Schwester und mir half, dass ich schließlich selbst ehrenamtlich in einem Hospiz tätig wurde.

Was geschieht, wenn es meiner/m Angehörigen besser geht?

Damit eine Person auf Dauer Hospizleistungen erhält, muss sich ihr Zustand kontinuierlich verschlechtern oder gleich bleiben. Wenn der körperliche Zustand sich zu bessern scheint, ist es möglich, den Einsatz der Hospizdienste zu beenden, bis ein Arzt erneut bescheinigt, dass die Kriterien zur Wiederaufnahme erfüllt sind. Gleiches gilt, wenn die Hilflosigkeit einer Person mit Demenz abzunehmen scheint. Und genau darin liegt für eine LBD-betroffene Familie ein potenzielles Problem.

> Wir waren so froh, als wir für Larry Hospizdienste bekommen konnten. Er war bettlägerig und hatte nicht mehr viele *gute Zeiten* – nie länger als ein paar Minuten. Nachdem Larry dann einige Monate in dem Programm war, kam der Sozialarbeiter zu einer Visite und Larry legte einen *Showtime*-Genesungsakt hin. Er sprach sogar mit dem Sozialarbeiter – und er hatte wochenlang nicht gesprochen. Der Sozialarbeiter berichtete über Larrys «gebesserten» Zustand und das Personal sagte uns, er erfülle die Kriterien nicht mehr. *Judy*

Dies hört man von Betreuungspersonen von Patienten mit LBD oft. Wenn das Personal Ihres Hospizes/Hospizdienstes nicht in fluktuierender Kognition und *Showtime* geschult ist, könnte es Ihrer Familie ähnlich ergehen. Stellen Sie während Ihres Gesprächs zunächst Fragen zur LBD und versichern Sie sich anschließend, dass jeder Mitarbeiter, vom Hospizarzt bis zu den Hilfskräften, über *Showtime* Bescheid weiß.

Weitere Angebote der Hospizbetreuung in Deutschland und der Schweiz

In einigen Städten werden von Kliniken oder Hospizvereinen und anderen Trägern auch Tageshospize unterhalten. Sie können Ihre/n Angehörige/n tagsüber, z. B. während Sie arbeiten, in das Tageshospiz bringen. Dort wird eine adäquate Versorgung und Betreuung, ähnlich wie im stationären Hospiz, innerhalb bestimmter Tageszeiten angeboten.

Die Übernahme der Kosten ist mit der Krankenkasse in gleichem Verfahren wie beim stationären Hospiz abzuklären.

Die meisten großen Kliniken des Landes unterhalten eine Palliativstation, in der Ihr/e Angehörige/r zur Linderung der Symptome neue Gesichtspunkte erfahren und eine Änderung der bisherigen Therapie erhalten kann. Es ist möglich, die Palliativstation bei Besserung des Zustandes wieder zu verlassen und bei Bedarf erneut aufzusuchen.

Die Einweisung in die Palliativstation kann von Ihrem Arzt und/oder vom betreuenden Ambulanten Palliativteam veranlasst werden, auch in einem Fall, in dem Ihnen die häusliche Betreuung vorübergehend nicht mehr möglich ist.

Palliativmediziner einiger Kliniken übernehmen auch Konsiliardienste, indem die dort angestellten Ärzte den sterbenden Menschen untersuchen und Empfehlungen geben.

Hospizpflege und -versorgung …

- … erleichtern Ihre Arbeitslast und bieten Ihrer/m Angehörigen medizinische Unterstützung.
- … sorgen für emotionale und spirituelle Unterstützung für Sie beide.
- … können Ihrer/m Angehörigen helfen, länger zu leben.
- … ermöglichen Ihrer/m Angehörigen, ihre letzten Tage zuhause zu erleben.
- … helfen Ihnen nach dem Tod Ihrer/s Angehörigen bei der Trauerarbeit.

Diese Phase gegen Ende des Lebens ist für die Betreuungsperson gewöhnlich eine Zeit des Wartens. Die Hoffnung auf mehr Zeit ist zur Hoffnung auf ein friedvolles Ende geworden. Auch wenn Sie sehr betroffen sind, bewahren Sie Ihre Tränen jedoch für die Zeit, die Sie nicht mit Ihrer/m Angehörigen zusammen sind, oder für später auf. Was sie/er jetzt braucht, sind Ihre ruhige Präsenz, Ihre Fürsorge und Ihre Akzeptanz.

15 Wie kümmere ich mich um mich selbst?

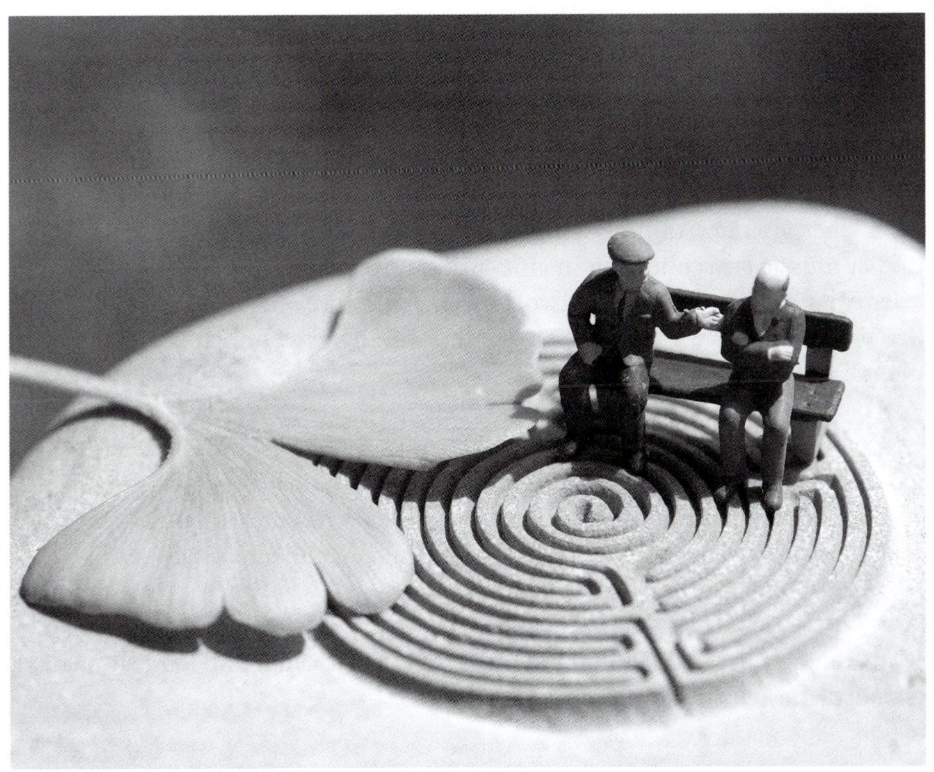

Sie sind die wichtigste Person im Leben Ihrer/s Angehörigen. Sie sind die Rettungsleine, die Verbindung zur Kontinuität und die Person, welche sie/ihn am besten kennt. Für sich selbst zu sorgen, ist daher zentraler Bestandteil des Daseins als Betreuungsperson – etwas, das oft vernachlässigt wird. Dies sollte nicht überraschen, da die Rolle der Betreuungsperson gewöhnlich aus Liebe zu der Person und nicht aus einem Verlangen nach der Aufgabe selbst übernommen wird, einer Aufgabe, über die die Betreuungsperson nur wenig wusste, bevor sie zum Lernen gezwungen wurde.

> So hatte ich mir das nicht vorgestellt. Das war nicht die Art, wie ich meine Jahre als Rentnerin geplant hatte. Aber ich liebe meinen Mann und möchte für ihn da sein. *Jenny*

«Betreuungspersonen sind Menschen, die, wenn es nötig wird, vortreten und die Aufgabe mit Liebe und nach besten Kräften wahrnehmen.» *Anonym*

Bevor die Lewy-Body-Demenz (LBD) in sein Leben trat, wusste Jim nur sehr wenig über das Betreuen. Als ihm klar wurde, was ihn da erwartete, fühlte er sich überwältigt. Er konnte sich leisten, Hilfskräfte zu nehmen, und tat es auch, aber als sich Aniques Zustand verschlechterte, genügte auch das nicht und er musste sie schließlich in eine Wohneinrichtung geben.

Jennys unerwünschte Verantwortung machte ihre Aufgabe noch isolierender, weil die Person, auf die sie zur Unterstützung gewöhnlich zurückgriff, sie nicht länger unterstützen konnte.

> Mehr als alles andere vermisste ich den Partner, den ich früher hatte. Peter war mein bester Freund. Wir taten alles gemeinsam. Als es ihm aber dann so schlecht ging, musste ich die Entscheidungen treffen, und ihm meine Sorgen zu erzählen, regte ihn nur auf. Er konnte mich nicht mehr unterstützen. *Jenny*

Jenny musste ein neues Unterstützungssystem entwickeln und fand zum Glück eine örtliche Selbsthilfegruppe.

> Meine Selbsthilfegruppe war meine Rettungsleine. Dort sagte man mir, wo man einen guten Anwalt findet, gab mir viele Betreuungstipps, war da, wenn ich eine Schulter brauchte, um mich auszuweinen, und so vieles mehr. *Jenny*

Marie gehört zur «Sandwich-Generation», das heißt zu denen, die gleichzeitig für alte Eltern oder, wie in ihrem Fall, für einen demenzkranken Ehemann, *und* für Kinder sorgen.

> Nachdem David wegen der Probleme infolge seiner Demenz den Beruf aufgeben musste, bin ich es nun, die die Familie ernährt. Ich fühle mich in so viele Richtungen gezogen! Ich bin Innendekorateurin in Teilzeit und liebe meine Arbeit, aber sie ist anstrengend. Selbst als ich mich noch nicht um David kümmern musste, nahm sie mir schon viel von meiner Energie. Und dann sind da noch die Kinder. Ich möchte, dass sie eine gute Kindheit haben, aber manchmal habe ich das Gefühl, als hätte ich nicht genug Energie, um für sie da zu sein. David tut, was er kann, aber ich weiß nie, wann er mal einen schlechten Tag hat. Ich möchte sie mit ihm nicht allein lassen – er regt sich so schrecklich auf wegen nichts.
>
> *Marie*

Marie steht erst am Anfang ihres Weges mit LBD. Einer der größten Fehler betreuender Familienmitglieder ist, alles selbst tun zu wollen. Marie muss jetzt, noch am Anfang ihres Weges, lernen, um Hilfe zu bitten und sie zu akzeptieren, wenn sie angeboten wird. Vor allem später, wenn es noch schwieriger wird, kann dies ein fester Rettungsanker sein.

> Karls LBD hat sich in den vergangenen vier Jahren kontinuierlich verschlechtert, aber ich dachte, ich käme – gerade so eben – zurecht. Meine Lebensmittel und sogar die Medikamente ließ ich liefern. Ich kam nur außer Haus, wenn ich Karl zu einem Arzttermin brachte. Ich wusste, dass ich mich nicht sehr gut um mich kümmerte, aber wenn ich dann alles für Karl Nötige erledigt hatte, schien einfach nicht mehr genügend Zeit und Energie für mich übrig zu sein.
>
> Dann stürzte ich und alles wurde anders. Ich habe Diabetes und schätze, dass ich meinen Blutzucker zu weit ansteigen ließ und dann ohnmächtig wurde. Ich kroch zum Telefon und rief den Notarzt. Ich wusste nicht, wen ich sonst hätte anrufen können. Freunde habe ich nicht mehr, wo ich doch Karl nicht allein lassen konnte und er so unausstehlich wird, wenn Besuch da ist – ich vermute, er ist eifersüchtig. Jedenfalls brachte man uns beide in die Klinik. Der Arzt sagte, ich müsse bleiben, bis mein Diabetes sich stabilisiert habe, und man behielt Karl über Nacht da. Ich rief meine Tochter, Janey, an, die einflog, Karl wieder nachhause brachte und dort bei ihm blieb, bis ich wieder heimkommen konnte. Aber sie hat Beruf und Familie und konnte daher nicht lange bleiben. Vor ihrer

> Abreise sorgte sie dafür, dass dreimal in der Woche eine Betreuungsperson kommt, um mir bei Karl zu helfen. Das hätte ich schon vor langer Zeit tun sollen.
>
> *Paula*

Paulas Geschichte ist ein gutes Beispiel dafür, wie man sich *nicht* um seine/n Angehörige/n kümmern sollte. Sie war so stark darauf ausgerichtet, ihren Mann zu pflegen und zu versorgen, dass sie sich nicht um ihre eigene Gesundheit kümmerte. Sie nahm sich keine Zeit für sich selbst. Sie ließ ihre Freundschaften verkümmern und ging nicht einmal mehr zum Einkaufen, geschweige denn in die Kirche oder zu anderen Aktivitäten. Sie versuchte, ohne Hilfe einen 24-Stunden-Job zu erledigen, und das erschöpfte sie. Schließlich rebellierte ihr Körper.

Vor einem Flug weist uns die Stewardess darauf hin, dass wir bei einem Druckabfall im Flugzeug erst uns selbst die Atemmaske aufsetzen sollen, bevor wir sie jemand anderem aufsetzen. Das Herz pumpt zunächst einmal Blut in sich selbst hinein, bevor es Blut in den übrigen Körper pumpt. Genauso müssen auch Betreuungspersonen sorgsam auf sich selbst achten, um sich um ihre Lieben kümmern zu können. Dazu gehört auch, emotional und spirituell bei guter Gesundheit zu bleiben, um ihren Lieben eine ruhige Umgebung bieten zu können. Wenn eine Betreuungsperson irgendwie – durch Krankheit, Ermüdung, Frustration oder was auch immer – belastet ist, wird die/der Angehörige dies durch ausagierendes Verhalten widerspiegeln, was beide dann wahrscheinlich noch mehr belastet.

Care for the Family Caregiver [1] ist ein Büchlein in den USA, in dem dieses Thema gründlich abgehandelt wird. Sie können es gratis aus dem Internet herunterladen oder bei der National Alliance for Caregiving bestellen [2]. Sie können bei der Deutschen Alzheimergesellschaft einige gute Broschüren herunterladen und auch einen Zugang für E-Mail-Fragen erhalten. Für den Anfang folgen hier jedoch ein paar Anregungen, wie Sie für Ihren Körper und Geist sorgen können.

Kümmern Sie sich um Ihre Gesundheit

- *Machen Sie auch für sich Termine beim Arzt und halten Sie sie ein.* Angesichts all der Zeit, die Sie mit Ihrer/m Angehörigen beim Arzt verbringen, Rezepte holen etc. sehen Sie sich unter Umständen außerstande zu noch mehr medizinischen Szenarien. Wenn Sie jedoch Ihre eigene Gesundheit vernachlässigen, könnte es Ihnen schließlich ergehen wie Paula: Sie können sich nicht um Ihre/n Angehörige/n kümmern und haben niemanden, den Sie im Notfall anrufen können. Gehen Sie auch regelmäßig zum Zahnarzt, weil Zahnpflege eng mit dem Wohlbefinden insgesamt zusammenhängt.

- *Betätigen Sie sich körperlich.* Körperliche Betätigung ist für die Betreuungsperson so wichtig, weil sie für deren Angehörige/n erfolgt. «Ich habe weder Zeit noch Energie» ist keine gute Entschuldigung. Selbst wenn Sie morgens früher aufstehen müssen, lohnen sich die Vorteile eines 15-minütigen oder vorzugsweise auch längeren Spaziergangs. Nehmen Sie einen Heimtrainer oder machen Sie Aerobic, wenn es für Sie schwierig ist, aus dem Haus zu kommen. Sie werden sich energiegeladen fühlen und dem Tag besser entgegensehen können. Noch besser ist, wenn Sie jemanden haben, der mitmacht.
- *Essen Sie gesund:* Es lässt sich so leicht von Fast Food und Snacks leben, vor allem, wenn Sie für Ihre/n Angehörigen und sich selbst getrennte Mahlzeiten zubereiten. Wie die körperliche Betätigung ist auch Ihre Ernährungsgesundheit ebenso wichtig wie die Ihrer/s Angehörigen. Fügen Sie Ihrer Ernährung für mehr Energie viel frisches Gemüse hinzu und senken Sie die Menge an Stärke und Zucker.

Versuchen Sie, nicht alles selbst zu tun

- *Bitten Sie um Hilfe.* Immer wieder sagen Betreuungspersonen, dies zu lernen sei ihnen am schwersten gefallen. Nicht um Hilfe zu bitten, führt jedoch in den Burnout. Beginnen Sie mit der Suche nach Hilfseinrichtungen noch bevor Sie sie brauchen und nehmen Sie dann bei Bedarf deren Dienste in Anspruch.
- *Nehmen Sie stundenweise Betreuung in Anspruch.* Selbst bei begrenztem Budget ist dies kein Luxus, sondern eine Notwendigkeit. Planen Sie eine Unternehmung für Sie selbst, solange der Helfer da ist. Bleiben Sie nach dem ersten Mal *nicht* bei Ihrer/m Angehörigen, während der Helfer da ist. Bis Sie die beiden beruhigt alleinlassen können, sollten Sie in einen anderen Teil des Hauses gehen und z. B. an einem Handarbeitsprojekt weitermachen, ein Nickerchen machen oder Ihr Lieblingsprogramm im Fernsehen anschauen. Nach den ersten ein oder zwei Malen sollten Sie in der Lage sein, die beiden alleinzulassen. Gehen Sie aus. Tun Sie etwas für sich selbst. Rufen Sie eine Freundin oder einen Freund an und essen Sie zu Mittag oder gehen Sie ins Kino.

- *Akzeptieren Sie Hilfe von anderen Familienmitgliedern und engen Freunden.* Vergessen Sie nicht, es ist auch deren Angehörige/r und sie werden vermutlich gerne helfen.

Mein Sohn, Jonathan, lässt mich immer wissen, wann er Mutti besucht, daher kann ich Vorkehrungen treffen, um auszugehen und mir das Haar richten zu lassen oder mit einer Freundin zu Mittag zu essen. Ich schätze seine Hilfe sehr und Mutti mag es, seine volle Aufmerksamkeit zu haben. *Marion, Tochter von Clara*

Freunde, die vorbeischauen, und Verwandte, die von sich aus ihre Hilfe anbieten, sind wunderbar und Sie können auch dabei ausgehen, aber zu planen, wie Jonathan und Marion dies tun, gibt der Betreuungsperson die Möglichkeit, Verabredungen zu treffen und Dinge zu tun, die sie ansonsten nicht tun könnte.

- *Akzeptieren Sie finanzielle Unterstützung von Familienangehörigen, die helfen möchten, dies aber nicht persönlich tun können.* Nutzen Sie das Geld zum Anmieten von Kurzzeitbetreuenden, die ein paar Stunden pro Woche regelmäßig häusliche Gesundheitsversorgung leisten oder gar über Nacht bleiben. Familienmitglieder und Freunde, die helfen möchten, es aber nicht persönlich können, sollten dies dem betreuenden Familienangehörigen vorschlagen. Letzterer sollte es auch selbst ansprechen und um notwendige finanzielle Unterstützung bitten. Finanziell auszuhelfen ist eine wichtige Form der Beteiligung an der Pflege und Versorgung.
- *Halten Sie eine Liste mit Dingen bereit, die Dritte tun können, um zu helfen.* Oft fragen Freunde oder Verwandte, was sie tun können. Die leichteste – und am wenigsten hilfreiche – Antwort lautet: «Weiß ich nicht.» Wenn Sie noch nicht darüber nachgedacht haben, wissen Sie es wahrscheinlich *nicht*. Nehmen Sie sich also etwas Zeit, um eine Liste der Aufgaben zu erstellen, die Dritte übernehmen könnten: Einkaufen, Geschirrspülen, Staubsaugen, eine Stunde bei Ihrer/m Angehörigen sitzen, mit Ihnen spazieren gehen oder sonst etwas. Denken Sie einfach nach. Sie werden überrascht sein, was Ihnen alles einfallen kann. Und wenn dann jemand fragt, holen Sie Ihre Liste hervor.

Schlafen Sie ausreichend

Wenn Ihr/e Angehörige/r aktive Träume hat, nachts ruhelos umherwandert oder sonstige Probleme hat, die Sie vom Schlaf oder Tiefschlaf abhalten, ermüden Sie leicht und es laugt Sie aus.

- Betreuungspersonen schlagen «Power-Naps» bzw. Kraftnickerchen vor. Machen Sie für 15 Minuten ein Nickerchen, während Ihr/e Angehörige/r schläft.
- Nutzen Sie die Zeit für ein Nickerchen, wenn ein Mitarbeiter der häuslichen Gesundheitsversorgung, ein Freund oder ein Familienmitglied da ist.

Bewahren Sie sich Ihr persönliches Unterstützungssystem

- *Halten Sie Kontakt zu Ihren Freunden.* Es lohnt sich.

Ich hatte ein paar sehr gute Freundinnen. Wir trafen uns hin und wieder zum Mittagessen, kicherten vor uns hin und verhielten uns wie Mädchen. Es machte Spaß und jedes Mal ging es mir beim Heimkommen besser. Das ist nun vorbei. Oh ja, sie rufen noch ab und zu an, aber ich melde mich nicht mehr bei ihnen. Es gibt hier so viel zu tun, dass ich mich schuldig fühle, mir Zeit für mich selbst zu nehmen. Wenn ich anrufe, während Jake wach ist, wird er eifersüchtig. Und wenn sie dann auch noch zu Besuch kommen! Das letzte Mal, als eine meiner Freundinnen vorbeikam, fragte er rundheraus, wann sie wieder ginge. Ich war dankbar, dass er sie nicht gleich zur Tür brachte!
Und überhaupt scheinen meine Freundinnen und ich nicht mehr viel Gesprächsstoff zu haben. Unser jeweiliges Leben ist jetzt so verschieden. Natürlich versuchen sie, zu verstehen, aber es ist nicht dasselbe – und lohnt die Mühe nicht. Ich bin so froh, dass ich diese Online-Selbsthilfegruppe fand. Ich kann sogar mitten in der Nacht online gehen, etwa nachdem Jake aus einem schlechten Traum erwacht ist. Wenn ich ihn dann beruhigt habe und er wieder schläft, bin ich gewöhnlich hellwach. Aber dann setze ich mich an den Computer, schaue, was in der Gruppe los ist, und schreibe selbst etwas. Die Menschen dort verstehen. Sie haben da gestanden, wo ich jetzt stehe. Ich freue mich so über die Unterstützung, die ich bekomme! *Norma*

Jakes Verhalten ist sehr häufig – jemand mit fortgeschrittener LBD teilt die Aufmerksamkeit seiner/s Angehörigen nur selten gern mit anderen. Lassen Sie sich durch dieses Verhalten nicht daran hindern, weiter Kontakt zu Ihren Freundinnen und Freunden zu halten. Telefonieren Sie, wenn Ihr/e Angehörige/r schläft. Treffen Sie sich woanders mit ihnen, etwa in einem anderen Raum, oder, was noch besser ist, suchen Sie sich jemanden, der bei Ihrer/m Angehörigen sitzt, während Sie eine Stunde mit Ihren Freundinnen und Freunden ausgehen.

Leider trifft Normas Beobachtung, sie und ihre Freundinnen hätten nicht mehr viel gemeinsam, oft zu. Das Betreuen vereinnahmt einen ganz und Dinge, die früher wichtig waren, bleiben auf der Strecke. Und genau da setzen Selbsthilfegruppen für Betreuungspersonen an.

- *Selbsthilfegruppe:* Betreuende von Menschen mit Demenz brauchen einen Ort, an dem sie aufatmen, Ideen miteinander teilen und Fragen stellen können, wo andere Menschen sie verstehen, weil sie dieselben Probleme haben. Solch ein Forum bietet die Selbsthilfegruppe.

> Gott sei Dank habe ich meine Selbsthilfegruppe. Als meine Heimpflegehelferin vorschlug, ich solle doch mal hingehen, war ich nicht sicher, ob ich Emma so lange alleinlassen konnte. Aber wenn ich zurückkomme, fühle ich mich um so viel besser und habe den Eindruck, besser zurechtkommen zu können. Wir können miteinander sprechen. Ich mag es nicht, meine Freunde zu langweilen und außerdem verstehen sie nicht wirklich. Meine Familie unterstützt mich, versteht aber auch nicht. Wenn Sie es nicht selbst erlebt haben, können Sie das auch nicht.
>
> *Howard*

Howard kann sich aussprechen und seine Gruppe weiß, dass er nicht weg möchte, sondern einfach nur frustriert ist. Er kann fragen: «Wie geht ihr damit um?» und bekommt Antworten von anderen, die das gleiche Problem hatten. Er kann *makabre Witze* über seine Situation machen und die Mitglieder seiner Gruppe sind nicht schockiert; sie lachen mit ihm. Er geht nachhause und fühlt sich in Bezug auf sich selbst und seine Situation besser.

- *Online-Gruppen:* Wenn Sie einen Computer haben, denken Sie darüber nach, sich einer Online-Gruppe Betreuender von Menschen mit LBD anzuschließen. Auf der Website der Alzheimergesellschaft, dem Alzheimerforum und dem Wegweiser Demenz werden verschiedene aufgelistet. Das Schöne an einer Online-Gruppe ist, dass Sie, wie Norma, jederzeit dort sein können: um 3.00 Uhr morgens, um 18.00 Uhr abends oder wann immer Sie ein paar Minuten frei haben.

> Ein paar Jahre vor dem Tod von Anique fand ich eine Online-Gruppe Betreuender von Menschen mit LBD. Es gab nicht viele Männer darin oder wenn doch, dann hielten sie sich bedeckt, das heißt, sie lasen nur, schrieben aber selbst nichts. Zuerst habe ich es genauso gemacht. Aber dann hatte ich ein Problem und wusste nicht, wie ich es lösen sollte. Anique konnte nicht mehr selbst zur Toilette gehen. Was sollte ich tun, wenn wir außer Haus waren und sie zur Toilette musste? Ich brachte dies in meine Gruppe ein: «Vielleicht sollten wir einfach nicht mehr außer Haus gehen», schrieb ich. Ich war erstaunt, wie viele antworteten und wie viel Verständnis und fürsorgliche Unterstützung ich bekam. «Nein, nein», insistierten alle. Man erzählte mir, das es einer Person des anderen Geschlechts erlaubt ist, in eine öffentliche Toilette zu gehen, um einer behinderten Person zu helfen. «Lassen Sie sich dadurch nicht abhalten, mit Ihrer Frau auszugehen», sagte man mir. Es war ein herrliches Gefühl, zu wissen, dass da draußen Menschen wie ich waren, bereit, zu helfen und ihre eigenen Erfahrungen mitzuteilen. Manche von ihnen sind heute noch meine Freunde. *Jim*

Jim ist immer noch Moderator dieser Gruppe. Besonders bemüht er sich darum, neue Männer willkommen zu heißen, wenn sie mit einer Frage kommen. Es gibt heute etwas mehr Männer in den Online-Gruppen als noch vor zehn Jahren, aber Jim sagt, die Geschlechterdifferenz sei nicht wichtig. Die Betreuungsaufgaben, -probleme und -fragen sind dieselben.

- *Örtliche Gruppen:* Eine örtliche Gruppe, die der Betreuungsperson eines Patienten mit LBD etwas nützt, findet sich unter Umständen nicht so leicht, wie eine Online-Gruppe.
  - Wenn Sie Glück haben, verfügt Ihre Gemeinde über eine von der LBDA gesponserte Selbsthilfegruppe für Betreuungspersonen. Wenn es in Ihrer Gegend keine LBDA-Gruppe gibt und Sie eine gründen möchten, kontaktieren Sie die regionale Alzheimer- oder Demenzgruppe.
  - Die Alzheimergesellschaft und verschiedene Organisationen für die Parkinson-Krankheit fördern in den meisten Gegenden Gruppen für Betreuungspersonen. Denken Sie daran, dass diese Gruppen unter Umständen nicht alle Probleme abdecken, die nur bei LBD vorkommen. Zwar geben AD-Gruppen sehr viel Unterstützung bei

  Demenzproblemen, LBD-Symptome, wie Halluzinationen und aktive Träume, verstehen deren Mitglieder aber vielleicht nicht. PD-Gruppen sind gut bei Bewegungsfragen, da Betreuungspersonen diese Gruppen jedoch oft zusammen mit ihren Patienten besuchen, werden die Themen Demenzsymptome und Verhaltensmanagement tendenziell vermieden. Kann eine Gruppe eine Betreuungsperson nicht adäquat unterstützen, so kann sie deren Gefühl der Isolation verstärken.
  - Kontaktieren Sie die örtliche Seniorenberatungsstelle oder Ihren regionalen Pflegestützpunkt für weitere Informationen über andere örtliche Gruppen für Betreuungspersonen.
  - Nehmen Sie vor der Teilnahme an einer Gruppe Kontakt zum Gruppenleiter auf und stellen Sie ihm folgende Fragen, um zu sehen, ob die Gruppe gut zu Ihnen passt:
  - Sind Sie mit der Lewy-Body-Demenz und ihren beiden Formen vertraut?
  - Haben Mitglieder Ihrer Gruppe jemanden mit LBD? (Versuchen Sie, eine Gruppe mit mindestens zwei weiteren Betreuungspersonen von Patienten mit LBD zu finden.)
  - Sind Ihre Gruppen nur für Betreuungspersonen oder werden auch die Betroffenen eingeladen? (Dies ist eine Entscheidung der Betreuungsperson, aber die meisten Betreuungspersonen von Patienten mit LBD ziehen es vor, frei über Angelegenheiten der Demenz und des Ausagierens zu sprechen, ohne dass ihr/e jeweilige/r Angehörige/r anwesend ist.)
  - Gibt es ein begleitendes Kurzzeitpflegeprogramm, damit ich meine/n Angehörige/n mitbringen und an einem sicheren Ort lassen kann, während ich an der Gruppe teilnehme? (Wenn es problematisch ist, eine Aufsichtsperson zu finden, kann dies wichtig sein.)

Machen Sie mal Pause

- *Nehmen Sie sich Auszeiten.* Wenn etwas Belastendes eintritt, nehmen Sie sich fünf Minuten Auszeit. Gehen Sie auf den Balkon, verstecken Sie sich im Bad oder schlüpfen Sie notfalls in einen begehbaren Kleiderschrank und dann:
  - Atmen Sie ein paar Mal tief durch, denken Sie an etwas Angenehmes und entspannen Sie sich.

- Suchen Sie nach einem Weg, um über die belastende Situation zu lachen.
- Denken Sie an mindestens eine Sache, für die Sie in diesem Augenblick dankbar sind.

Es ist erstaunlich, wie nur fünf kurze Minuten und ein Perspektivwechsel Stress abbauen können.

- *Nehmen Sie sich regelmäßige Erholungszeiten.* Vernachlässigen Sie nicht, sich Zeit nur für Sie selbst zu nehmen. Das heißt, mehr als nur lange genug, um einzukaufen und wieder zurückzueilen. Unter Umständen leistet Ihr/e Angehörige/r, die mit Veränderung schlecht zurechtkommt und fürchtet, verlassen zu werden, Widerstand. Sie mag furchtsam handeln, weinen oder ausagieren, wenn Sie eine Zeit lang fortgehen. Lassen Sie sich dadurch nicht abhalten. Zu bleiben, führt nur zu einem stärkeren Burnout. Sie brauchen diese Auszeit, um Ihre/m Angehörige/n nach der Rückkehr besser zu pflegen und zu versorgen.

Die beste Art, Erholungszeiten zu planen, ist, schon frühzeitig im Verlauf der LBD damit zu beginnen, wenn Ihr/e Angehörige/r noch imstande ist, Ihre Bedürfnisse zu erkennen, und die Sicherheit hat, um zu wissen, dass Sie – wahrscheinlich in viel besserer Stimmung – wiederkommen.

Als Pflegende wusste ich um den Burnout, der eintreten kann, wenn sich Betreuungspersonen keine Zeit für sich selbst nehmen. Als ich also zustimmte, bei meiner Schwester Lucille zu wohnen und sie in ihren letzten Monaten zu pflegen, tat ich dies unter der Voraussetzung, dass sie für meine gelegentlichen freien Tage eine Kurzzeitbetreuungsperson engagieren würde. Sie war einverstanden und selbst sehr spät im Laufe ihrer Krankheit, als sie wirklich nicht wollte, dass ich fortgehe, akzeptierte sie es als Teil unserer Routine. Ein Grund dafür, dass dies gut funktionierte, lag natürlich darin, dass wir eine sehr gute Kurzzeitbetreuungsperson hatten. Außerdem rief ich ein paar Mal an, wenn ich außer Haus war, damit Lucille wusste, dass ich sie nicht vergessen hatte, und damit ich wusste, dass zuhause alles in Ordnung war.

Sobald Ihr/e Angehörige/r erst einmal Leistungen aus einer palliativen Versorgung erhält, ist Kurzzeitpflege viel leichter zu finden. Ehrenamtlich Tätige und Personal wird mehrere Stunden pro Woche bei Ihrer/m Angehörigen sein. Für längere Zeiträume gibt es gewöhnlich eine Kurzzeitpflegeeinrichtung, wo Sie sie in Ruhe ein paar Tage lassen können.

- *Zweierteam:* Wenn es zwei Betreuungspersonen in der Familie gibt, funktioniert das Arbeiten im Team ganz prima.

> Meine Schwiegermutter lebte jahrelang bei uns. Sie hatte LBD, aber zuerst war das kaum spürbar und wir kamen alle gut zurecht. Dann verschlechterte sich ihre Demenz und mit einigen ihrer ausagierenden Verhaltensweisen kam ich schlecht zurecht. Da lernten mein Mann und ich, im Zweierteam zu arbeiten. Wenn mich irgendetwas, das meine Schwiegermutter tat, derart aufregte, dass ich einfach nur noch schreien wollte, meinte Randall: «Ich passe eine Weile auf sie auf.» Ich ging dann, gab mir eine Auszeit und beruhigte mich. Und manchmal war es dann umgekehrt.
>
> *Catherine*

Überlegen Sie sich ein paar Code-Wörter, an denen Ihr Partner erkennt, dass Sie eine Pause brauchen.

> Tagespflege für Erwachsene war eine große Hilfe für uns. Wir lernten, uns dieser Hilfe zu bedienen, wenn wir uns beide durch den Wolf gedreht fühlten. Und Mutti mochte es sehr. Die Leute dort waren wirklich gut zu ihr.
>
> *Catherine*

Tagespflege für Erwachsene: Sie dient nicht nur einer Betreuungsperson, die berufstätig ist oder etwas zu erledigen hat. Sie ist auch da, um einer frustrierten Betreuungsperson eine Pause zu geben bzw. um Frustration überhaupt zu verhindern. Die Besuche dort können täglich ein paar Stunden oder einmal pro Woche stattfinden – immer entsprechend den Bedürfnissen der Familie.

Bewahren Sie sich Ihre emotionale Gesundheit

- *Erkennen Sie Ihre Gefühle.* Wir haben wenig Kontrolle über das, was wir fühlen, aber anders als unsere geschädigten Angehörigen haben wir Kontrolle über die Art, in der wir unsere Gefühle zum Ausdruck bringen. Und dies kann oft verändern, wie wir uns fühlen.

Wut ist ein gutes Beispiel. Die meisten Betreuungspersonen haben Phasen, in denen sie sich wütend fühlen. Nur allzu leicht regt man sich über Ihre/n Angehörige/n und deren frustrierende Handlungen auf. Auch wenn Sie nichts sagen, wird sie diese Wut als Verlassenwerden wahrnehmen und ihr Wut auslösendes Verhalten wird wahrscheinlich zunehmen. Richten Sie Ihre Gefühle stattdessen gegen die Krankheit. Schließlich hat auch Ihr/e Angehörige/r ihre eigenen Probleme mit der Wut auf die LBD. Geeint gegen einen gemeinsamen Feind haben Sie ein gemeinsames Band. Ihr/e Angehörige/r wird sich Ihnen näher fühlen, statt sich verlassen zu fühlen und ihr/sein ausagierendes Verhalten nimmt wahrscheinlich ab.

- *Machen Sie sich keine Schuldvorwürfe.* Schuldvorwürfe sind nie hilfreich, sondern machen Sie nur niedergeschlagen. Schuldgefühle sind eine Art, etwas Unkontrollierbares kontrollieren zu wollen. Lassen Sie es. Ganz gleich, was geschehen ist, Schuldgefühle lähmen Sie nur und lassen Sie nicht vorankommen.
  - Es ist nicht falsch, wenn jemand anderes bei Ihrer/m Angehörigen ist, während Sie sich für eine Weile amüsieren.
  - Es ist nicht falsch, um Hilfe zu bitten.
  - Es ist nicht falsch, sich in einer Aufgabe gefangen zu fühlen, die Sie sich nicht ausgesucht haben.
  - Es ist nicht falsch, wütend zu sein.
  - Es ist nicht falsch,… – Lassen Sie all das los.
- *Achten Sie auf Anzeichen einer Depression.* Dies ist eine ständig im Hintergrund lauernde Gefahr für Betreuungspersonen von Patienten mit LBD. Wenn eine ganze Wand mit Kot beschmiert ist, wenn das Konto überzogen ist und wenn Ihr arthritischer Rücken schmerzt, mag eine Depression unvermeidbar scheinen. Man kann sie jedoch bekämpfen und wenn Sie dies tun, werden all diese Probleme weniger überwältigend erscheinen.

Bekämpfen Sie die Depression, indem Sie alle bislang erwähnten Betreuungsanregungen anwenden:

- Sorgen Sie für eine Selbsthilfegruppe, auch wenn es ein paar Freunde sind, an die Sie sich wenden können, wenn Sie sich niedergeschlagen fühlen oder aufgeregt sind.
- Erhalten Sie Ihre Gesundheit, indem Sie Arzttermine machen und einhalten, sich gesund ernähren und sich regelmäßig körperlich betätigen.
- Nehmen Sie sich regelmäßig Zeit für sich selbst, einschließlich gelegentlicher Erholungsphasen.
- Sorgen Sie für ausreichend Schlaf, auch wenn es durch «Power-Naps» bzw. Kraftnickerchen geschieht.
- Seien Sie bereit, um Hilfe zu bitten und akzeptieren Sie angebotene Hilfe.

- Bemühen Sie sich, das Positive zu sehen, und suchen Sie nach Wegen, sich dankbar zu fühlen.

Wenn alles andere versagt, wenden Sie sich an Ihren Arzt um Medikamente. Sie haben dann wahrscheinlich eine *reaktive Depression*. Oft lässt sie sich durch obige Anregungen deutlich reduzieren, aber wenn Sie sich immer noch niedergeschlagen fühlen, benötigen Sie weitere ärztliche Hilfe.

Sie müssen nicht allein sein

Wenn die Person, die früher Ihr Gefährte, Ihre Partnerin und Ihr Helfer zu sein pflegte, jetzt nur noch ein Schatten ihres früheren Selbst ist, unfähig, viel zu kommunizieren, und in ihrer Pflege und Versorgung von Ihnen abhängig, fühlt man sich leicht allein. Das muss nicht so sein. Betreuungsarbeit funktioniert am besten in Teamarbeit:

- Beginnen Sie diesen Weg, indem Sie sich mit vertrauenswürdigen, LBD-kundigen Fachkräften umgeben. Sobald Ihr professionelles Team steht, entspannen Sie sich und lassen die Teammitglieder ihre Arbeit tun, während Sie Ihre machen, indem Sie der Experte für die speziellen Reaktionen Ihrer/s Angehörigen auf diese stets einzigartige Krankheit sind.
- Nutzen Sie Telefon und Computer, um mit Unterstützungssystemen – der Familie, Freunden und einer Selbsthilfegruppe – in Kontakt zu bleiben.
- Nutzen Sie die Ressourcen in diesem und anderen Büchern oder im Internet gesammelte Informationen, um Hilfe und Kurzzeitpflege zu finden und nutzen Sie sie dann.

Füllen Sie Ihr Leben mit Menschen, die Unterstützung leisten können und wollen. Die Anstrengung lohnt sich durchaus, und zwar nicht nur für Sie, sondern auch für Ihre/n Angehörige/n, die eine gesündere und glücklichere Betreuungsperson haben wird. Und vergessen Sie nicht, dass eine dieser unterstützenden Personen Sie selbst sein müssen. Auch mit hilfreichen Freunden und einer hilfreichen Familie liegt es immer noch an Ihnen, sich um die Betreuungsperson zu kümmern.

Das Leben geht weiter

Nachdem Ihr/e Angehörige/r ans Ende ihrer LBD-Reise gelangt ist, wird es eine Zeit geben, in der Sie eine Sterbeurkunde holen, verschiedene Menschen und Organisationen vom Tod Ihrer geliebten Person benachrichtigen und vielfältige damit verbundene Aufgaben wahrnehmen müssen. Wenn dies dann alles erledigt ist, werden Sie von einem Leben, das mit Verantwortlichkeiten überladen schien, zu einem Gefühl übergehen, als hätten Sie viel zu wenig zu tun. Außerdem werden Sie von einer mit Fürsorge zu einer mit Verlust gefüllten Zeit übergehen: dem Verlust Ihrer/s Angehörigen, dem Verlust einer Aufgabe, die Sie schließlich definiert hatte, und von Freunden, für die Sie zuvor keine Zeit hatten und die Sie jetzt brauchen.

Gestatten Sie sich, zu weinen, und suchen Sie jemanden, um mit dieser Person gemeinsam zu weinen. Weinen hilft am besten, wenn man es mit jemandem gemeinsam tut. Wenn Sie auf Ihrem Weg mit einem LBD-Betroffenen den Kontakt zu Ihren Freunden verloren haben, können die bereits erwähnten Trauerbegleitungsgruppen des Hospizes eine große Hilfe sein. Es kann auch ein Sozialarbeiter oder Geistlicher sein. Wenn Sie in eine bestimmte Kirche gehen, sprechen Sie mit dem dortigen Geistlichen.

Verlegenheit darüber, keinen Kontakt gehalten zu haben, während Sie mit Ihrer/m Angehörigen so beschäftigt waren, sollte Sie nicht davon abhalten, auf Freunde zuzugehen, die aufgegeben haben und verschwunden sind. Wahrscheinlich haben sie Verständnis und werden sich freuen, die Freundschaft wieder aufzunehmen. Wenn Sie zu einer örtlichen Gruppe für Betreuungspersonen gehören, bleiben Sie nicht gleich weg. Sie brauchen diese Unterstützung noch immer – und andere brauchen Ihre Erfahrung. Wenn Sie zu einer Online-Gruppe gehören, informieren Sie sie über das Geschehene. Sie werden über die Unterstützung staunen, die man Ihnen auch dort geben kann.

Seien Sie nicht überrascht und fühlen Sie sich erst recht nicht schuldig, wenn Sie erkennen, dass Sie bereits getrauert haben und eigentlich überraschend schnell bereit sind, weiterzugehen. Die Dauer Ihrer Trauer ist *kein* Maß Ihrer Liebe. Wenn die Persönlichkeit Ihrer/s Angehörigen – wie bei Camilles Jerry – nahezu verschwunden ist und nur eine hilflose Hülle ohne große Lebensqualität zurückgelassen hat, ist es normal, dass Sie mit der Trauer um die Person, die Sie einst kannten, beginnen. Viele Betreuende von Patienten mit LBD sagen, sie hätten beim Tod ihrer/s Angehörigen schon einen großen Teil ihrer Trauer um die Person, die sie einst kannten, hinter sich gebracht. Nun müssen sie nur noch um die abhängige Person trauern, die zurückblieb.

An einem Tag mögen Sie denken, Ihre Trauer sei bewältigt, nur um sich am nächsten Tag am Boden zerstört zu fühlen. Wahrscheinlich werden Sie zwischen Depression, Schuldgefühl, Wut und Akzeptanz schwanken [3]. All dies ist Teil des Trauerprozesses. Wenn Sie feststellen, dass Sie sich eher wütend als schuldig oder depressiv fühlen, sind Sie auf einem guten Weg zur Akzeptanz – und auf dem Weg voran. So wie Schuldgefühl und Depression lähmen können, kann Wut motivieren. Jim nutzte seine Wut, um weiterzugehen, indem er die LBDA gründen half. Andere Betreuungspersonen finden etwas ganz anderes, um ihre Energie zu investieren.

> Ich wollte immer reisen, aber Ben machte es mehr Spaß, zuhause herum zu werkeln. Und nachdem er dann Demenz bekam, konnten wir natürlich nicht mehr reisen. Es war einfach zu schwierig. Jetzt, wo ich allein bin, habe ich zu reisen begonnen. Zuerst besuchte ich einfach für eine Woche meinen Sohn. Und dann meine Tochter, und ich machte eine schöne Reise zu meinem ersten Enkel. Und nun plane ich eine Kreuzfahrt mit einigen der Frauen aus meiner Online-Selbsthilfegruppe. Ich habe Ben nicht vergessen – wie könnte ich? Aber ich gehe weiter und fühle mich jetzt, wo ich etwas tue, das ich schon immer tun wollte, nur umso besser. *Dora*

Die Hauptsache ist, etwas zu tun. Irgendetwas. Es wird Ihrer/m Angehörigen nicht guttun, wenn Sie Ihr Leben nicht genießen. Sie sind am Leben. Also leben Sie.

Anhang

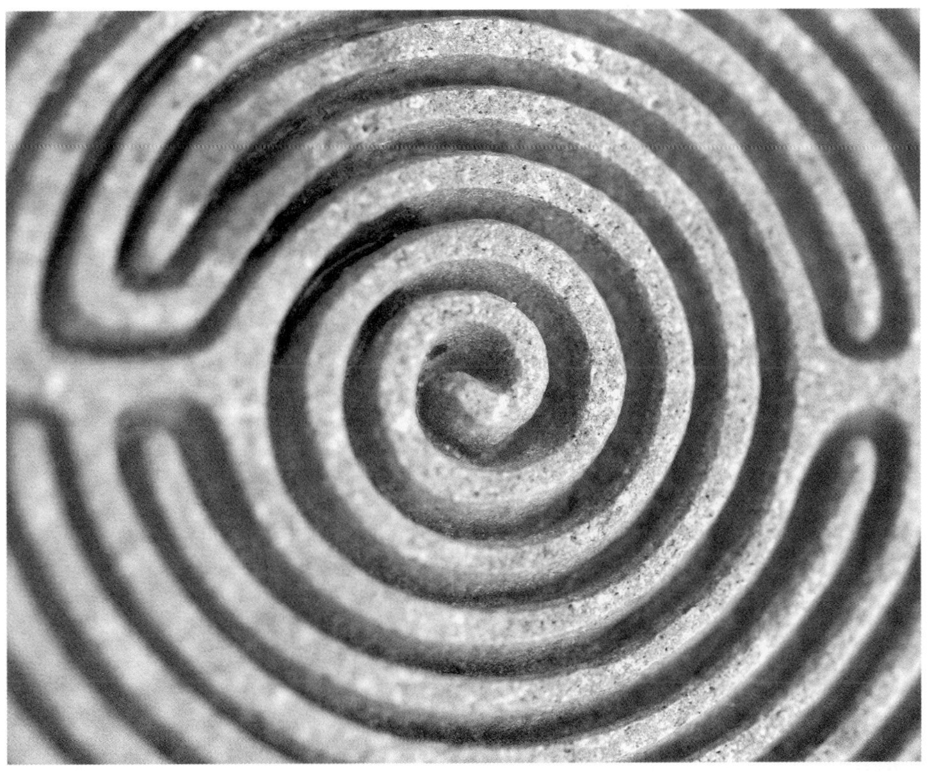

Online-Ressourcen

Organisationen

Alzheimer's Association: http://www.alz.org/
Alzheimer's Foundation of America: http://www.alzfdn.org
Alzheimer's Disease Education & Referral (ADEAR) Center: http://www.alzheimers.org
American Parkinson Disease Association: http://www.apdaparkinson.org
Lewy Body Dementia Association: http://www.lbda.org/
Michael J. Fox Foundation for Parkinson's Research: http://michaeljfox.org
National Parkinson Foundation: http://www.parkinson.org
Parkinson's Disease Foundation: http://www.pdf.org

Unterstützung für Betreuungspersonen

Assist Guide Information Services: http://www.agis.com/
The Beatitudes Campus: http://www.beatitudescampus.org
ElderCare Online: http://www.ec-online.net/
Family Caregiver Alliance: http://www.caregiver.org
Full Circle of Care: http://www.fullcirclecare.org
Helpguide, Preventing Caregiver Burnout: http://www.helpguide.org/elder/caring_for_caregivers.htm
National Association of Area Agencies on Aging: http://www.n4a.org/
National Family Caregivers Association: http://www.nfcacares.org
Medicare: http://www.medicare.gov

Arzneimittel

DoubleCheckMD: http://www.doublecheckmd.com/
Healthline: Drug Interaction Checker: http://www.healthline.com/druginteractions
Lewy Body Dementia Association Clinical Trials Information: http://www.lbda.org/catefory/3514/clinical-trials.htm
MedlinePlus: http://www.nlm.nih.gov/medlineplus/druginformation.html
WebMD: http://www.webmd.com/drugs/index-drugs.aspx

Foren

Lewy Body Dementia Association forums: http://www.community.lbda.org/forum/
Yahoo Lewy Body Dementia Groups:
http://www.groups.yahoo.com/group/LBDcaregivers/join
http://www.groups.yahoo.com/group/LBD_caringspouses/join

Englischsprachiges Literaturverzeichnis

Kapitel 1

1. Ferman TJ. Dementia with Lewy bodies: a review of clinical diagnosis, neuropathology and management options. *Jacksonville Medical Magazine*. February 2000. Verfügbar unter: http://www.dcmsonline.org/jax-medicine/2000journals/February2000/lewybodies.htm. Zugriff am 23. August 2010.
2. Hobson J, Meara J. The detection of dementia and cognitive impairment in a community population of elderly people with Parkinson's disease by use of the CAMCOG neuropsychological test. *Age Ageing*. 1999; 28(1): 39–43. Verfügbar unter: http://www.ageing.oxfordjournals.org/cgi/reprint/28/1/39.pdf. Zugriff am 23. August 2010.

Kapitel 2

1. Lewy Body Dementia Association, Inc. Virtual groups. Verfügbar unter: http://www.lbda.org/category/3931/internet-support-groups.htm. Zugriff am 23. August 2010.
2. LBDA Telephone Helpline, 1-800-LEWYSOS (1-800-539-9767).

Kapitel 3

1. The Nutrition Source. Staying active: every body's path to better health. Harvard School of Public Medicine Web Site. Verfügbar unter: http://www.hsph.harvard.edu/nutritionsource/staying-active/staying-active-full-story/index.html. Zugriff am 23. August 2010.
2. Spencer P. Why people with dementia need daily exercise. *Caring.com*. July 11, 2008. Verfügbar unter: http://www.caring.com/blogs/caring-currents/exercise-and-dementia. Zugriff am 23. August 2010.
3. Fernandez A. Combine physical and mental exercise for brain health – interview with Dr. Kramer. *SharpBrains*. 2008. Verfügbar unter: http://www.ezinearticles.com/?Combine-Physical-and-Mental-Exercise-For-Brain-Health-Interview-With-Dr-Kramer&id51417007. Zugriff am 23. August 2010.
4. Fernando A. Build your cognitive reserve – Yaakov Stern. *SharpBrains*. July 23, 2007. Verfügbar unter: http://www.sharpbrains.com/blog/2007/07/23/build-your-cognitive-reserve-yaakov-stern. Zugriff am 23. August 2010.
5. Hitti M, Chang L. 3 diet keys to reducing dementia. *WebMD Health News*. November 12, 2007. Verfügbar unter: http://www.webmd.com./alzheimers/news/20071112/3-diet-keys-to-reducing-dementia. Zugriff am 23. August 2010.
6. Morgenthaler J. Coenzyme Q10 – life giving energy at the cellular level. *SmartPublications*. 2008. Verfügbar unter: http://www.smart-publications.com/heart_attacks/Coenzyme_Q10.php. Zugriff am 23. August 2010.

7. Louden K. High-dose vitamine E slows functional decline in Alzheimer's disease. *Medscape Medical News*. May 5, 2009. Verfügbar unter: http://www.medscape.com/viewarticle/702333. Zugriff am 23. August 2010.
8. Boyles S, Chang L. Ginkgo biloba doesn't prevent dementia. *WebMD Health News*. November 18, 2008. Verfügbar unter: http://www.webmd.com/alzheimers/news/20081118/ginkgo-biloba-doesnt-prevent-dementia. Zugriff am 23. August 2010.

Kapitel 4

1. Bechara A. The neurology of social cognition. Brain. 2002; 125(8): 1673–1675. Verfügbar unter: http://www.brain.oxfordjournals.org/cgi/content/full/125/8/1673. Zugriff am 23. August 2010.
2. U. S. Food and Drug Administration. FDA approves generic Aricept to treat dementia related to Alzheimer's disease. Verfügbar unter: http://www.fda.gov/NewsEvents/Newsroom/PressAnnouncements/ucm194171.htm. Zugriff am 23. August 2010.
3. Myasaki JM, Shannon K, Voon V, Ravina B, et al. Practice parameter: evaluation and treatment of depression, psychosis, and dementia in Parkinson disease (an evidence-based review). *Neurology*. 2006; 66: 996–1002. Verfügbar unter: http://www.neurology.org/cgi/content/abstract/66/7/996. Zugriff am 23. August 2010.
4. Tortorice K. Drug class review: cholinesterase inhibitors. U. S. Department of Veteran's Affairs Web site. Verfügbar unter: http://www.pbm.va.gov/reviews/CholinestInh.pdf. Zugriff am 23. August 2010.
5. Hitti M, Chang L. FDA OKs 1st Alzheimer's skin patch. *WebMD Health News*. 2007. Verfügbar unter: http://www.webmd.com/alzheimers/news/20070709/fda-oks-1st-alzheimers-skin-patch. Zugriff am 23. August 2010.
6. U. S. Food and Drug Administration. Generic drug rondup: February 2009; Galantamine. *Consumer Health Information*. February 2009. Verfügbar unter: http://www.fda.gov/consumer/updates/generics020209.html#Galantamine. Zugriff am 23. August 2010.
7. Richard R. ICPDMD: Drug improves symptoms in two dementias. *MedpageTODAY*. June 12, 2009. Verfügbar unter: http://www.medpagetoday.com/Neurology/GeneralNeurology/14680. Zugriff am 23. August 2010.

Kapitel 5

1. Haines CD (ed). Parkinson's disease: drug treatments. *WebMD*. June 1, 2005. Verfügbar unter: http://www.webmd.com/parkinsons-disease/drug-treatments. Zugriff am 23. August 2010.

Kapitel 6

1. Mayo Clinic staff. Restless legs syndrome: treatments and drugs. *Mayo-Clinic.com.* December 23, 2009. Verfügbar unter: http://www.mayoclinic.com/health/restless-legs-syndrome/DS00191/DSECTION=treatments-and-drugs. Zugriff am 23. August 2010.
2. Buchfuhrer M. Ask the doctor [Restless Leg Syndrome Foundation Web Site]. August 2000. Verfügbar unter: http://www.rls.org/Document.Doc?&id=798. Zugriff am 23. August 2010.
3. Hinds L. About the brain. Faculty Page, University of Hawaii, Honolulu Community College Web site. Verfügbar unter: http://home.honolulu.hawaii.edu/~leilani/brain.html. Zugriff am 23. August 2010.

Kapitel 7

1. Ferman T. Dementia with Lewy bodies: a review of clinical diagnosis, neuropathology and management options. Jacksonville Medicine. 2000. Verfügbar unter: http://www.dcmsonline.org/jax-medicine/2000journals/February2000/lewybodies.htm. Zugriff am 23. August 2010.

Kapitel 8

1. Memory and Aging Center. Frontotemporal dementia: medications to be avoided. UCSF Memory and Aging Center Web site. November 20, 2008. Verfügbar unter: http://www-memory.ucsf.edu/ftd/medical/treatment/avoid/single. Zugriff am 23. August 2010.
2. Hoyle B. Cholinesterase inhibitors. *Gale Encyclopedia of Neurological Disorders.* 2005. Verfügbar unter: http://www.encyclopedia.com/doc/1G2-3435200094.html. Zugriff am 23. August 2010.
3. Memory and Aging Center. Frontotemporal dementia: medications to be avoided. UCSF Memory and Aging Center Web site. November 20, 2008. Verfügbar unter: http//www.memory.ucsf.edu/ftd/medical/treatment/avoid/multiple. Zugriff am 23. August 2010.
4. Doty L. Lewy body dementia. AlzOnline. Verfügbar unter: http://www.alzonline.phhp.ufl.edu/en/reading/lewybody.php. Zugriff am 23. August 2010.
5. Boylan LS, Hirsch S. Motor worsening and tardive dyskinesia with aripiprazole in Lewy body dementia. *BMJ Case Reports.* 2009. Abstract. Verfügbar unter: http://www.casereports.bmj.com/cgi/content/abstract/2009/jan27_1/bcr0620080205. Zugriff am 23. August 2010.
6. Purse M. Antipsychotic medications: black box warning. *About.com Guide.* March 5, 2009. Verfügbar unter: http://www.bipolar.about.com/od/antipschotics/a/1blackbox.htm. Zugriff am 23. August 2010.
7. Meeks TW, Jeste DV. Beyond the black box: what is the role for antipsychotics in dementia? *Curr Psychiatr.* June 2008; 7(6): 50–65. Verfügbar unter: http://www.ncbi.nlm.nih.gov/pmc/articles/PMC2641030/ Zugriff am 23. August 2010.

8. Lovato J, Williamson J, Atkinsons H, et al. Commonly used medications associated with impaired physical function in older adults. *ScienceDaily*. May 5, 2008. Verfügbar unter: http://www.sciencedaily.com/releases/2008/05/080504095641.htm. Zugriff am 23. August 2010.
9. Bio-Medicine. Evidence links protein damage to neurodegenerative diseases like Parkinson's and Alzheimer's. *Bio-Medicine*. November 21, 2000. Verfügbar unter: http://www.bio-medicine.org/medicine-news/Evidence-Links-Protein-Damage-to-Neurodegenerative-diseases-like-Parkinsons-and-Alzheimers-69-1. Zugriff am 23. August 2010.
10. Starkman JM. Anesthesia in LBD. *AllExperts.com*. June 6, 2009. Verfügbar unter: http://www.en.allexperts.com/q/Anesthesiology-962/2009/6/Anesthesia-LBD.htm. Zugriff am 23. August 2010

Kapitel 9

1. Whitworth H. LBD travellers extraordinaire. *Lewy Body Digest*. Summer 2007: 8. Verfügbar unter: http://www.lbda.org/category/3477/the-lbda-newsletter.htm. Zugriff am 23. August 2010.
2. Roehrs T, Roth T. Sleep, sleepiness, and alcohol use. *Alcohol Res Health*. 2001; 25(2): 101–109. Verfügbar unter: http://www.pubs.niaaa.nih.gov/publications/arh25-2/101-109.pdf. Zugriff am 23. August 2010.
3. Woods DL, Craven RF, Whitney J. The effect of therapeutic touch on behavioural symptoms of persons with dementia [abstract]. *Altern Ther Health Med*. 2005; 11(1): 66–74. Verfügbar unter: http://www.ncbi.nlm.nih.gov/pubmed/15712768. Zugriff am 23. August 2010.
4. Gallahar M. News from the palliative care team. *Beatitudes Campus*. December 2008/January 2009. Verfügbar unter: http://www.beatitudescampus.org/content/pub_pcad/PCAD-Issue_2-Dec-Jan-2009.pdf. Zugriff am 23. August 2010.
5. Selak I. Behavioral issues. *Lewy Body Dementia Association Forum Index*. Verfügbar unter: http://www.community.lbda.org/forum. Zugriff am 23. August 2010.
6. Ferman TJ, Smith GE, Melom B. Understanding behavioural changes in dementia. Lewy Body Dementia Association Web site. 2005. Verfügbar unter: http://www.lbda.org/index.cfm?fuseaction=docs.download&category_ID=4117&download=1785. Zugriff am 23. August 2010.
7. Family Care Alliance. Logan B, reviewer. Caregiver's guide to understanding dementia behaviours. Family Caregiver Alliance Web site. 2004. Verfügbar unter: http://www.caregiver.org/caregiver/jsp/content_node.jsp?nodeid=391. Zugriff am 23. August 2010.

Kapitel 10

1. Anonymous. A patient's point of view. *CARE*. Verfügbar unter: http://www.pdcaregiver.org/LewyPatient.html. Zugriff am 23. August 2010.

2. Mayo Clinic staff. Lewy body dementia: preparing for your appointment. *Mayo Clinic.* Verfügbar unter: http://www.mayoclinic.com/health/lewy-body-dementia/DS00795/DSECTION=6. Zugriff am 23. August 2010.
3. Queensland Health Dietitians. Thickened fluids. Queensland government Web site. 2007. Verfügbar unter: http://www.health.qld.gov.au/nutrition/resources/txt_mod_tf.pdf. Zugriff am 23. August 2010.
4. Dorner B. It's tough to swallow: a practical approach to nutritional care of dysphagia. National Association Director of Nursing Administrator Long-Term Care Web site. June 15, 2005. Verfügbar unter: http://www.stage.nadona.org/media_archive/media/media-72.pdf. Zugriff am 23. August 2010.

5a Müller-Lissner, S. A. et al.: Myths and Misconseptions about Chronic Constipation. American Journal of Gastroenterology. (2004) 99: 1–11. [vgl. Georg, J.: Obstipation bei alten Menschen. NOVA 36 (2005) 3: 30–32. Anm. d. Lek.]

5b. Marks J. Constipation. MedicineNet.com. Verfügbar unter: http://www.medicinenet.com/constipation/article.htm. Zugriff am 23. August 2010.

6. Riddle R. Constipation: tips from Bay Area support group. *The Lewy Body Dementia Association Forum on Practical Caregiving Tips.* 2006. Verfügbar unter: http://www.community.lbda.org/forum/index.php. Zugriff am 23. August 2010.
7. Hain TC. Orthostatic hypotension. *Dizziness and Balance.* November 2009. Verfügbar unter: http://www.dizziness-and-balance.com/disorders/medical/orthostatic.html. Zugriff am 23. August 2010.
8. Singer W, Sandroni P, Opfer-Gehrking TL, et al. Pyridostigmine treatment trial in neurogenic orthostatic hypotension [abstract]. *Arch Neurol.* April 2006; 63(4): 513–518. Verfügbar unter: http://www.ncbi.nlm.nih.gov/pubmed/16476804. Zugriff am 23. August 2010.
9. Stewart JT. Defining diffuse Lewy body disease: tetrad of symptoms distinguishes illness from other dementias. Postgrad Med [serial online]. 2003; 113(5): 71–75. Verfügbar unter: http://www.postgradmed.com/index.php?article=1408. Zugriff am 23. August 2010.
10. Low P. Autonomic nervous system disorders: introduction. *The Merck Manuals Online Medical Library.* 2006. Verfügbar unter: http:// www.merck.com/mmhe/sec06/ch098666/ch098666a.html. Zugriff am 23. August 2010.
11. Merck Manual. Intimacy and dementia. *The Merck Manual of Health and Aging.* Verfügbar unter: http://www.merck.com/pubs/mmanual_ha/sec4/ch63/ch63e.html. Zugriff am 23. August 2010.

Kapitel 11

1. Keren R. Diagnosis and management of dementia with Lewy bodies. *The Canadian Alzheimer's Disease Review.* 2005. Verfügbar unter: http://www.stacommunications.com/customcomm/Back-issue-pages/AD_Review/adPDFs/2005/june2005e/04.pfd. Zugriff am 23. August 2010.

2. Walsh N. Growing evidence: cranberry juice tied to lower UTI risk. *BNET*. July 15, 2003. Verfügbar unter: http://findarticles.com/p/articles/mi_m0CYD/is_14_38/ai_107139817. Zugriff am 23. August 2010.

Kapitel 12

1. ElderCare Neighborhood Network. ElderCare Online. Verfügbar unter: http://www.ec-online.net/Community/Neighborhood/neighborhood.html. Zugriff am 23. August 2010.
2. Eldercare Online. Verfügbar unter: http://www.ec-online.net/index.htm. Zugriff am 23. August 2010.
3. Family Caregiver Alliance. Verfügbar unter: http://www.caregiver.org/caregiver/jsp/home.jsp. Zugriff am 23. August 2010.
4. National Association of Area Agencies on Aging. Verfügbar unter: http://www.n4a.org/about-n4a.org/about-n4a. Zugriff am 23. August 2010.
5. Full Circle of Care. Verfügbar unter: http://www.fullcirclecare.org/index.shtml. Zugriff am 23. August 2010.
6. US Department of Human Services: Medicare Web site. Verfügbar unter: http://www.medicare.gov/default.asp. Zugriff am 23. August 2010.
7. Colorado Foundation for Medical Care. Choosing a home health care agency. Colorado Foundation for Medical Care Web site. Verfügbar unter: http://www.cfmc.org/consumers/consumers_hh.htm. Zugriff am 23. August 2010.
8. Assisted Senior Living. Alzheimer's disease centers/dementia caregivers. *Assisted Senior Living*. 2009. Verfügbar unter: http://www.assistedseniorliving.net/ba/alzheimers-disease-dementia-care. Zugriff am 23. August 2010.
9. National Long-Term Ombudsman Resource Center. Locate an ombudsman, state agencies, and citizen advocacy groups. National Long-Term Ombudsman Resource Center Web site. Verfügbar unter: http://www.ltcombudsman.org/ombudsman. Zugriff am 23. August 2010.
10. O'Brien S. How to find the right nursing home. *About.com: Senior Living*. Verfügbar unter: http://www.seniorliving.about.com/od/housingoptions/ss/findnursinghome.htm. Zugriff am 23. August 2010.

Kapitel 13

1. Weiner M. Legal and ethical issues for patients with dementia and their families. *Geriatric Times*. January/February 2004. Verfügbar unter: http://www.cmellc.com/geriatrictimes/g040218.html. Zugriff am 23. August 2010.
2. Alzheimer's Association. Social Security Administration for adding early-onset Alzheimer's to its compassionate allowances initiative – Alzheimer's Association statement. *Medical News Today*. Verfügbar unter: http://www.medicalnewstoday.com/articles/178935.php. Zugriff am 23. August 2010.

3. Day T. About long term care for veterans. National Care Planning Council Web site. Verfügbar unter: http://www.longtermcarelink.net/eldercare_veterans_long_term_care.htm. Zugriff am 23. August 2010.

Kapitel 14

1. Gordon M. Lewy body disease: end stage. *AllExperts*. April 22, 2007. Verfügbar unter: http://www.en.allexperts.com/q/Alzheimer-s-Disease-1005/2008/4/Lewy-body-disease-end.htm. Zugriff am 23. August 2010.
2. Medline Plus. Hospice care. *MedlinePlus*. Verfügbar unter: http://www.nlm.nih.gov/medlineplus/hospicecare.html. Zugriff am 23. August 2010.
3. Legacy Home Health Care. Physician's guide to hospice. Legacy Home Health Care & Hospice Web site. Verfügbar unter: http://www.legacyhomecare.com/hospice-physicians-guide. Zugriff am 23. August 2010.

Kapitel 15

1. The White House Conference on Aging. Care for the family caregiver: a place to start. Hip IIealth Plan of New York, National Alliancc for Carcgiving Web site. December 2005. Verfügbar unter: http://www.caregiving.org/pubs/brochures/CFC.pdf. Zugriff am 23. August 2010.
2. National Alliance for Caregiving. Verfügbar unter: http://www.caregiving.org. Zugriff am 23. August 2010.
3. Bear J. What are the stages of grief? *Cancer Survivors On Line*. 2006. Verfügbar unter: http://www.cancersurvivors.org/Coping/end%20term/stages.htm. Zugriff am 23. August 2010.

A Neurokognitive Pflege, neurokognitive Störungen und LBD

Jürgen Georg

Pflegende arbeiten häufig mit Menschen, die ihre kognitiven Fähigkeiten erhalten und entwickeln möchten, oder mit kognitiven Problemen oder Störungen kämpfen; d. h. sie haben Schwierigkeiten aufmerksam zu sein, klar zu denken, Entscheidungen zu fällen, Handlungen zu planen, sich Dinge zu merken und/oder sich zu orientieren.

Der folgende Beitrag skizziert den Gegenstand der «neurokognitiven Pflege» und beschreibt wie Pflegende kognitive Fähigkeiten einschätzen, kognitive Probleme erkennen und kognitionsfördernde Interventionen einleiten können. In dem Beitrag werden die Begriffe Kognition und Neurokognition geklärt, neurokognitive Bereiche unterschieden, neurokognitive Störungen definiert und nach ihren Ursachen differenziert. Die Symptome leichter und schwerer Formen von neurokognitiven Störungen werden mithilfe der DSM-V-Kriterien beschrieben und exemplarisch zusammengefasst.

A.1 Herkunft, Definitionen und Differenzierungen

Der Begriff der Kognition leitet sich von seiner Wortherkunft von den lateinischen Begriffen *cognitio* «das Kennenlernen, Erkennen» sowie *cognoscere* «kennen lernen, erkennen» ab. Kognition bezeichnet allgemein alle Formen des Erkennens und Wissens. Kognitive, die Erkenntnis betreffende, Prozesse bezeichnen Phänomene und Fähigkeiten, wie z. B. Aufmerksam sein, Antizipieren, Denken, Entscheiden, Erinnern, Erwarten, Informationen verarbeiten, Lernen, Planen, Problemlösen, Urteilen, Vermuten, Vorstellen oder Wissen (Duden, 2000, 2007, Gerrig & Zimbardo, 2008). Die enge Beziehung zwischen Wahrnehmen (Perzeption) und Erkennen (Kognition) steckt auch im Begriff des «Gewahrwerdens». Diese Wechselbeziehung machen die Autoren des Psychologie-Lehrbuchs (Gerrig & Zimbardo, 2008) deutlich, indem sie betonen, dass sich Kognition auf Prozesse bezieht, durch die Wahrnehmungen umgeformt, vereinfacht, verarbeitet, gespeichert, reaktiviert und verwendet werden. Entsprechend einem Online-Lexikon schließt Kognition im weiteren Sinne «alle neuronalen Operationen ein, in denen Umweltinformationen über die

Sinne aufgenommen, verarbeitet, behalten und für die Entscheidungsfindung verwendet werden. Dabei werden die Informationen in Wörter, Zeichen und Symbole gefasst und im Hinblick auf Erfahrungen und Erwartungen analysiert, neu geordnet und interpretiert, woraus sich Urteile, Entscheidungen und Schlussfolgerungen ergeben, die dann zielgerichtetes und angemessenes Verhalten ermöglichen. Kognition beschreibt also genau diejenigen Fähigkeiten des Menschen, die es ihm ermöglichen sich in der Welt zu orientieren und sich an seine Umwelt anzupassen». (http://lexikon.stangl.eu/240/kognition. Retrieved 29.9.2012).

A.2 Neurokognitive Pflege

Die neurokognitive Pflege beschreibt den Zweig der professionellen Pflege, der sich mit den eingangs genannten kognitiven Phänomenen, Fähigkeiten, Entwicklungsmöglichkeiten und Beeinträchtigungen von Individuen entlang der Lebensspanne und im Rahmen des Pflegeprozesses beschäftigt. Neurokognitive Pflege untersucht, welche Faktoren die Kognition, kognitive Phänomene und Fähigkeiten beeinflussen und wie die Kognition eines Individuums ihrerseits auf funktionelle Gesundheitsverhaltensmuster zurückwirkt. Im Rahmen des kognitionsbezogenen Pflegeprozesses schätzen Pflegefachfrauen/-männer im Laufe eines kognitionsbezogenen Assessments problembezogene und potenzielle Beeinträchtigungen und Entwicklungsmöglichkeiten kognitiver Fähigkeiten ein. Sie erkennen und benennen kognitionsbezogene Pflegediagnosen, im Sinne aktueller, problembezogener und potentieller Kognitionsprobleme und -potenziale, bezüglich der funktionellen Ausführung kognitiv-gesundheitsbezogener Verhaltensmuster. Diese bilden den Ausgangspunkt, um kognitionsbezogene Pflegeinterventionen auszuwählen, welche die kognitiven Fähigkeiten von Individuen gezielt erhalten, fördern, verbessern oder wiederherstellen. Die Ergebnisse der eingeleiteten Pflegeinterventionen werden von Pflegefachpersonen bewertet und verantwortet (**Abb. A-1**).

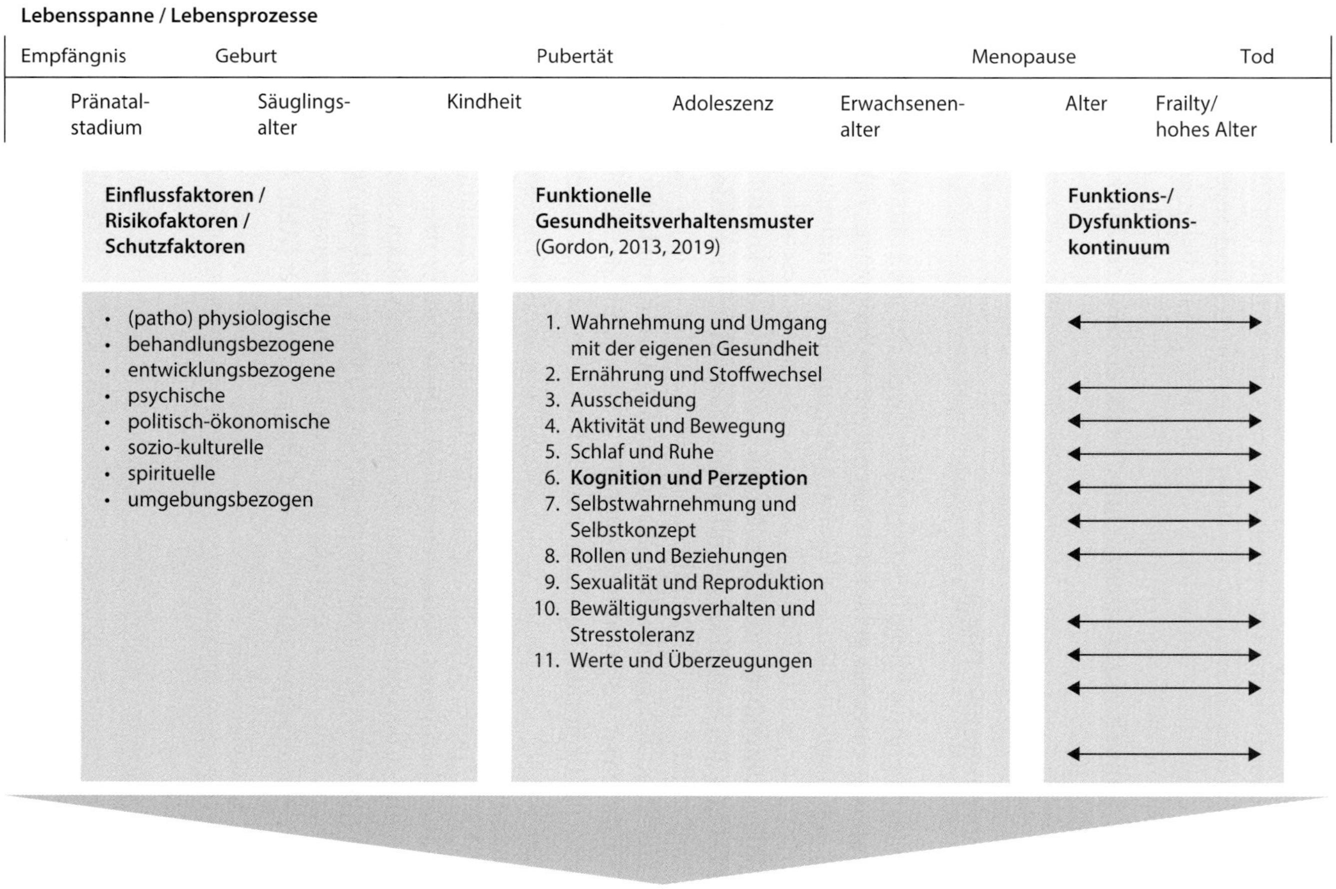

Lebensspanne / Lebensprozesse

Empfängnis – Geburt – Pubertät – Menopause – Tod

Pränatalstadium – Säuglingsalter – Kindheit – Adoleszenz – Erwachsenenalter – Alter – Frailty/hohes Alter

Einflussfaktoren / Risikofaktoren / Schutzfaktoren	**Funktionelle Gesundheitsverhaltensmuster** (Gordon, 2013, 2019)	**Funktions-/ Dysfunktions-kontinuum**
• (patho) physiologische • behandlungsbezogene • entwicklungsbezogene • psychische • politisch-ökonomische • sozio-kulturelle • spirituelle • umgebungsbezogen	1. Wahrnehmung und Umgang mit der eigenen Gesundheit 2. Ernährung und Stoffwechsel 3. Ausscheidung 4. Aktivität und Bewegung 5. Schlaf und Ruhe 6. **Kognition und Perzeption** 7. Selbstwahrnehmung und Selbstkonzept 8. Rollen und Beziehungen 9. Sexualität und Reproduktion 10. Bewältigungsverhalten und Stresstoleranz 11. Werte und Überzeugungen	↔

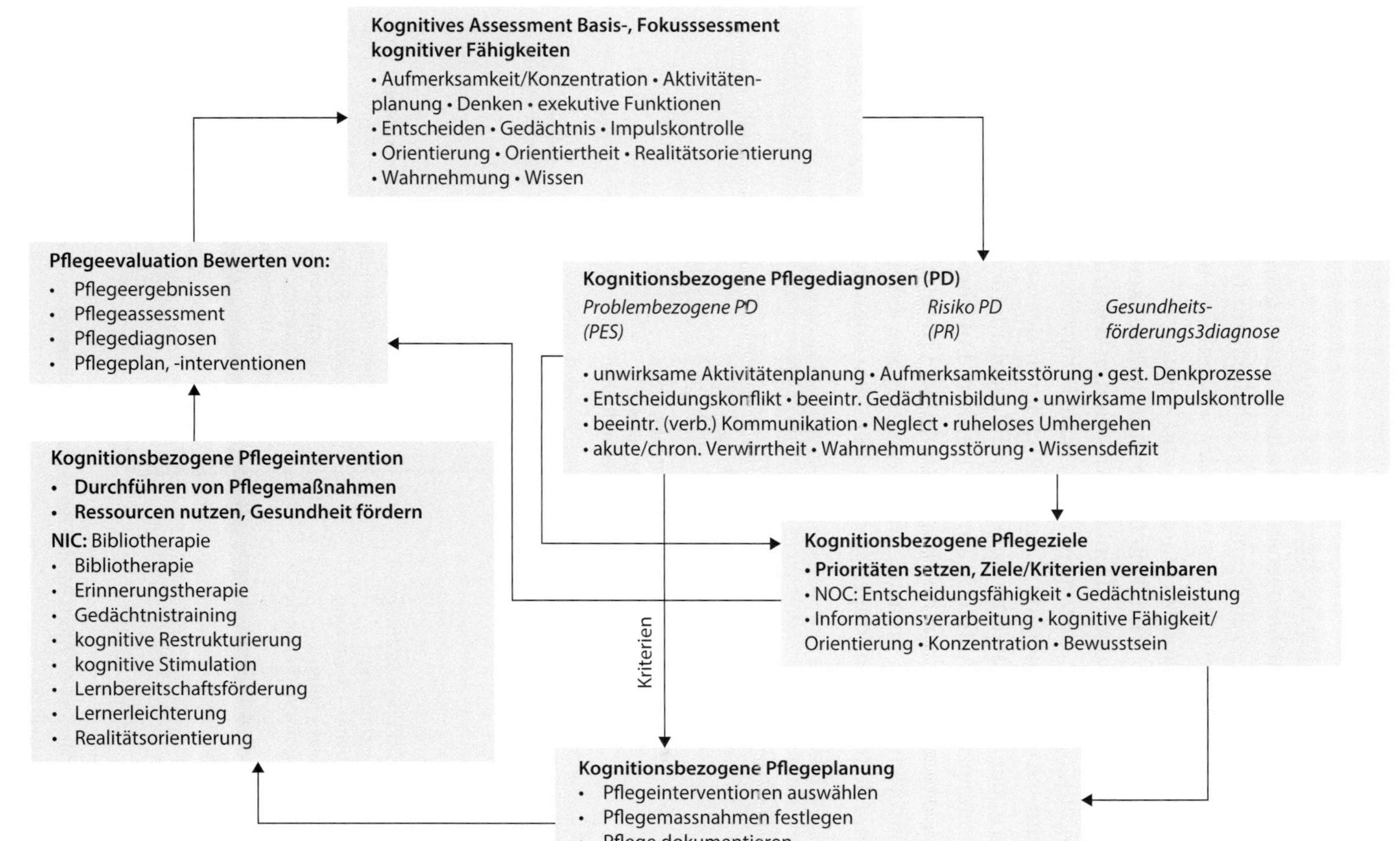

Abbildung A-1: Neurokognitive Pflege und kognitionsbezogener Pflegeprozess (Georg, 2012).

A.3 Pflegeassessment

Im Rahmen eines pflegerischen Basisassessments kann Marjory Gordons Modell der gesundheitsbezogenen Verhaltensmuster genutzt werden (Gordon & Georg, 2019), welches elf Gesundheitsverhaltensmuster umfasst **(Abb. A-2)**.

Das Gesundheitsverhaltensmuster der «Kognition und Perzeption» beschreibt sensorische Wahrnehmungs- und kognitive Verhaltensmuster sowie kognitiv-funktionelle Fähigkeiten wie Aufmerksamkeit, Entscheidungsfindung, Exekutivfunktionen, Denken, Emotionserkennung, Gedächtnis, soziale Kognition, Lernen, perzeptiv-motorische Fähigkeiten, Sprache sowie Wissen und Urteilsvermögen. – Im Mittelpunkt der sensorisch-kognitiven, pflegerischen Einschätzung stehen die Pflegephänomene Aufmerksamkeit, Aktivitätenplanung, Aufmerksamkeit, Denken, Entscheidungsfähigkeit, Exekutivfunktionen, Gedächtnis, Impulskontrolle, Orientierung, Orientiertheit, Realitätsorientierung, Sprache, Wahrnehmung sowie Wissen und Urteilsvermögen. Die folgenden Fragen können in einem kognitionsbezogenen Basis-

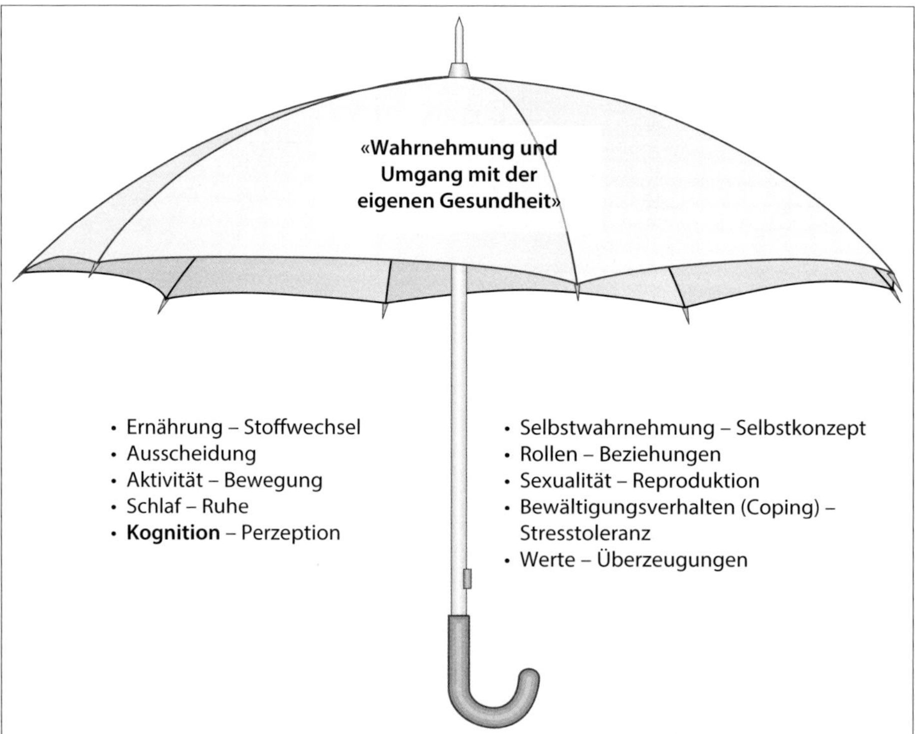

Abbildung A-2: Marjory Gordons Modell der gesundheitsbezogenen Verhaltensmuster (Gordon & Georg, 2019).

assessment an einen (wachen und bewusstseinsklaren) Patienten gerichtet werden. Dabei gilt es zugleich einzuschätzen, ob sich die Aussagen mit den Beobachtungen und Verhaltensweisen decken.

- Hat sich Ihr Gedächtnis oder Erinnerungsvermögen in letzter Zeit verändert? Wenn ja: Vergessen Sie Dinge aus der jüngsten Vergangenheit? Oder lange zurückliegende Dinge? Inwiefern stören die Veränderungen Ihre alltägliches Handeln? Konnten Sie sich Dinge, Zahlen, Namen oder Gesichter schwerer merken?– (Wenn Sie eine Gedächtnis- oder Orientierungsstörung vermuten, fragen Sie nach dem Datum, dem Wochentag, dem Namen des Staatsoberhaupts, dem Ort, an dem sie sich befinden und ob die Person sich selbst, die Pflegeperson oder eine andere Person erkennt).
- Haben Sie Schwierigkeiten, sich zu konzentrieren, aufmerksam zu sein? Können Sie daher bestimmte Aufgaben oder Arbeiten nicht erfüllen oder ausführen?
- Fällt es Ihnen leicht oder schwer Situationen zu beurteilen?
- Können Sie Risiken und Gefahren in Ihrer Umgebung gut erkennen, richtig einschätzen und angemessen damit umgehen?
- Fällt es Ihnen leicht oder schwer Entscheidungen zu treffen? [Falls ja: Bitte beschreiben Sie das Problem.]
- Haben Sie Schwierigkeiten beim Lernen? Wie lernen Sie am leichtesten? Was motiviert Sie etwas Neues zu lernen? Welche/s Schule/Ausbildung/Studium haben Sie besucht und abgeschlossen?
- Fällt es Ihnen leicht oder schwer Informationen zu verarbeiten und Probleme zu lösen?
- Fällt es Ihnen leicht oder schwer neue Aufgaben und Alltagsaktivitäten anzugehen, sich vorzustellen, zu planen und die Aufgaben zu bewältigen?
- Wie schätzen Sie ihren aktuellen Gesundheitszustand ein? Was wissen Sie über ihre Erkrankung (falls bekannt: Symptome, Ursachen, Komplikationen), was können Sie zum Umgang mit ihrer Erkrankung beitragen?
- Haben Sie den Eindruck, dass die Reize aus Ihrer Umgebung zu viel/wenig sind, Sie überfluten/unterfordern?
- An Angehörige oder Bezugspersonen gewendet: Können Sie bei Ihrem/r Angehörigen in letzter Zeit ungewöhnliche Verhaltensweisen beobachten, wie starke Bewegungsunruhe, Hin-und-Her-Laufen, Weglaufen, nächtliche Unruhe, selbstschädigendes Verhalten, Beschädigen von Gegenständen, aggressives Verhalten gegenüber anderen Personen, verbale Aggression, vokale Auffälligkeiten (Schreien und Rufen),

Abwehr von unterstützenden Maßnahmen, Ängste, Antriebslosigkeit, Niedergeschlagenheit, sozial unangemessene Handlungen oder Wahnvorstellungen?]

Für eine Einschätzung von sensorischen Wahrnehmungsmuster können nach Gordon und Georg (2019) folgende Fragen formuliert werden:

- Haben Sie Probleme mit den Augen oder beim Lesen?
- Tragen Sie eine Brille? Wann war der letzte Seh-/Brillentest? Haben Sie die Brille dabei? Tragen Sie Kontaktlinsen?
- Haben Sie Probleme mit dem Hören? Wenn ja: Tragen Sie ein Hörgerät? Fast immer? Können Sie ein Gespräch gut verstehen und sich daran beteiligen?
- Sind Sie Lärm oder lauter Musik ausgesetzt?
- Haben Sie festgestellt, dass sich der Geschmack des Essens oder ihr Geschmackssinn verändert hat?
- Haben Sie festgestellt, dass sich Ihr Geruchssinn verändert hat?
- Fühlen sich ihre Finger, Hände, Füße oder Zehen anders an? (Kribbeln, Ameisenläufen, pelziges Gefühl? Kältegefühl?)
- Haben Sie Beschwerden, Unwohlsein oder Unbehagen, wie Hautjucken, Schmerzen oder Übelkeit?
- Haben Sie Schmerzen? Falls Schmerzen vorhanden: Wann, seit wann, wie oft, wie stark, wo haben Sie die Schmerzen? Beschreiben Sie, wie Sie Ihre Schmerzen wahrnehmen. Wie gehen Sie mit Ihren Schmerzen um, was steigert/lindert den Schmerz? [Sind Ihre Maßnahmen zur Schmerzlinderung erfolgreich? Falls Schmerzen vorhanden: Bitte schätzen Sie deren Intensität mit einem der unter «Fokusassessments» genannten Instrumente ein: Gesichter-Skala, NRS, VRS, Wortskala.]

Über die Befragung hinaus kann in einem geriatrischen Screening beobachtet und getestet werden, ob der Patient Flüstersprache verstehen oder hören, einen Zeitungstext lesen (sehen) kann, einen Bleistift aufnehmen kann (Tastsinn, Bewegungssinn, Feinmotorik). Zu klären ist, ob der Patient die an ihn gestellten Fragen gedanklich erfassen und verstehen kann (abstraktes/konkretes Denken). Welche Sprache verwendet, versteht der Patient? (Gordon & Georg, 2019).

Neben den eingangs genannten Fragen eines Basisassessments, gibt es umfangreiche Sammlungen von Assessmentinstrumenten (Gupta, 2012; Reuschenbach/Mahler, 2011) und Testbatterien zur Einschätzung kognitiver Fähigkeiten. Deren Ergebnisse gilt es zu evaluieren (z. B. Gedächtnisstörung,

Realitätsorientierung, Aufmerksamkeitsspanne, Rechnen und Lebensqualität). Oft bedarf es dabei einer Kombination von Tests (z. B. Confusion Assessment Method [CAM], Mini-Mental State Examination [MMSE], Alzheimer's Disease Assessment Scale [ADAS-cog], Brief Dementia Severity Rating Scale [BDSRS] oder das Neuropsychiatric Inventory [NPI]), Neuropsychological Assessment Battery [NAB] – Modul Exekutive Funktionen, um den Gesamtzustand des Klienten in Bezug auf einen chronischen/irreversiblen Zustand zu evaluieren (vgl. Doenges et al., 2018).

A.4 Pflegediagnosen

Kognitionsbezogene Pflegediagnosen, die Pflegende im Sinne aktueller und potentieller Kognitionsprobleme und -risiken sowie -entwicklungspotenziale erkennen und benennen, werden im Rahmen der NANDA-I-Taxonomie 2 dem Bereich «Wahrnehmung/Kognition» zugeordnet. Dieser umfasst «das menschliche Informationsverarbeitungssystem einschließlich Aufmerksamkeit, Orientierung, Empfindung, Wahrnehmung, Kognition und Kommunikation» (NANDA-I, 2016, S. 99). Die einzelnen Pflegediagnosen dieses Bereichs werden vier Klassen zugeordnet. Die Klasse 1 *Aufmerksamkeit, sprich* «die geistige Bereitschaft wahrzunehmen und zu beobachten» umfasst nur die Pflegediagnose «Neglect». Sie wird bei Gordon und Georg (2019) um die (inoffizielle) Pflegediagnose «Aufmerksamkeitsdefizit» ergänzt. Der Klasse 2 *Orientierung*, d. h. dem «Bewusstsein von Zeit, Ort und Person» werden die Pflegediagnosen «Orientierungsstörung» und «ruheloses Umhergehen» zugeordnet. Klasse 3 fasst alle wahrnehmungsbezogenen Pflegediagnosen des Bereichs «Empfindung/Wahrnehmung» zusammen. Er wird definiert als das «Erhalten von Informationen über den Tastsinn, Geschmack, Geruch, das Sehen und Hören und der Kinästhesie sowie das Verstehen dieser Sinnesinformationen, das im Benennen, Assoziieren bzw. in der Mustererkennung resultiert» (NANDA-I, 2016, S. 99). Pflegediagnosen in diesem sensorisch-perzeptiven Bereich sind «Wahrnehmungsstörungen», die näher bestimmt werden als auditive, gustatorische, kinästhetische, olfaktorische, taktile oder visuelle Störungen der Wahrnehmung. Gordon ergänzt diese durch sensorische Über- und Unterstimulation (Deprivation). Zentral für die neurokognitive Pflege ist die Klasse 4 *Kognition* der NANDA-Taxonomie. Sie umfasst das Verwenden des Abstrahierens, Beurteilens, Denkens, der Einsicht, des Gedächtnisses, der intellektuellen Fähigkeit, des Lernens, Problemlösens, des Rechnens und der Sprache (vgl. NANDA-I, 2016, S. 99). **Tabelle A-1** ordnet die einzelnen Pflegediagnosen den jeweiligen neurokognitiven Phänomenen und Fähigkeiten zu.

Tabelle A-1: Kognitive Phänomene/Fähigkeiten und dazugehörige Pflegediagnosen (NANDA-I, 2016; Gordon & Georg, 2019)

Kognitive/Perzeptive Phänomene/Fähigkeiten	Pflegediagnosen (NANDA-I/*non-NANDA-I*)
Aufmerksamkeit/ Konzentration	*Aufmerksamkeitsstörung* *Gefahr einer erhöhten Ablenkbarkeit* *Bereitschaft für eine verbesserte Aufmerksamkeit* **Neglect**
Denken	**gestörte Denkprozesse** *Bereitschaft für verbesserte Denkprozesse* *Gefahr einer kognitiven Beeinträchtigung* *Stimmenhören*
Entscheidung/Entscheiden	**Entscheidungskonflikt** **Bereitschaft für eine verbesserte Entscheidungsfindung**
Gedächtnis/Erinnern	**beeinträchtigte Gedächtnisleistung** *Bereitschaft für eine verbesserte Gedächtnisleistung* *nicht kompensierter Gedächtnisverlust*
Impulskontrolle	**unwirksame Impulskontrolle** *Bereitschaft für eine verbesserte Impulskontrolle*
Kommunikation/ Kommunizieren	*beeinträchtigte Kommunikation* **beeinträchtigte verbale Kommunikation** **Bereitschaft für eine verbesserte Kommunikation**
Lernen	*beeinträchtigte Informationsverarbeitung* *Bereitschaft für eine verbesserte Informationsverarbeitung*
Orientierung	**Orientierungsstörung** *(zeitlich, räumlich, zur Person)* *Bereitschaft für eine verbesserte Orientierung* *gestörter Realitätsbezug* *Bereitschaft für eine verbesserten Realitätsbezug* **ruheloses Umhergehen**
Orientiertheit	**akute Verwirrtheit** **Gefahr einer akuten Verwirrtheit** **chronische Verwirrtheit**
Exekutive Funktionen/ Planen	**unwirksame Aktivitätenplanung** *Bereitschaft für eine wirksame Aktivitätenplanung* *unwirksame Prioritätensetzung* *Bereitschaft für eine verbesserte Prioritätensetzung* *unwirksame Problemlösung*

Kognitive/Perzeptive Phänomene/Fähigkeiten	**Pflegediagnosen (NANDA-I/*non-NANDA-I*)**
	Bereitschaft für verbesserte Problemlösefähigkeiten *beeinträchtigte Willenskraft* *Bereitschaft für verbesserte Willenskraft*
Wahrnehmung	**Wahrnehmungsstörung** (auditiv, gustatorisch, gustatorisch, olfaktorisch, taktil, visuell) *nicht kompensierter Wahrnehmungsverlust** *sensorische Deprivation** *sensorische Überstimulation**
Wissen	**Wissensdefizit** **Bereitschaft für vermehrtes Wissen**

A.4.1 Pflegediagnose «chronische Verwirrtheit»

Im Umgang mit Menschen mit mittelschwerer und schwerer Demenz erkennen Pflegefachpersonen häufig die Symptome der Pflegediagnose «chronische Verwirrtheit». Die NANDA-I (2016, S. 289) nennt folgende Merkmale als Symptome dieser Pflegediagnose: «Veränderungen bzgl. Interpretation, Langzeit-/Kurzzeitgedächtnis, Persönlichkeit, veränderte Reaktion auf Reize, chronische, fortschreitend sich verändernde kognitive Beeinträchtigung und soziale Funktion, normaler Bewusstseinsgrad». Diese nur sehr holzschnittartige Beschreibung neurokognitiver Symptome einer chronischen Verwirrtheit wird differenzierter dargestellt in Doenges, Moorhouse und Murr (2018, S. 1111) und im folgenden Kasten zusammengefasst.

Merkmale chronische Verwirrtheit bei Alzheimer-Demenzen (Hall, 1991)
Kognitive oder intellektuelle Verluste

- Gedächtnisverlust
- initiale oder progressive Degeneration des zerebralen Kortex
- Verlust des Zeitsinns
- Unfähigkeit, zu abstrahieren (z. B. Sicherheitserfordernisse verstehen)
- Unfähigkeit, eine Wahl oder Entscheidung zu treffen
- Unfähigkeit, Probleme zu lösen oder Begründungen abzugeben

- gering ausgeprägte Urteilskraft
- Veränderungen der Wahrnehmung
- Verlust von Sprachfähigkeiten

Affektive oder persönlichkeitsbezogene Verluste

- verminderte affektive Hemmung, a/d emotionale Labilität, spontane Kommunikation, Verlust von Taktgefühl, Verlust der Kontrolle über Gefühle
- Unfähigkeit, Gratifikationen zu verzögern
- verminderte Aufmerksamkeitspanne
- sozialer Rückzug
- Verlust der Fähigkeit, andere (die Umgebung u. ggfs. sich selbst wieder zu erkennen)
- zunehmende Selbstbezogenheit
- asoziale Verhaltensweisen
- Konfabulation
- psychotische Reaktionen (Wahnvorstellungen, -ideen, Paranoia)
- zunehmende Erschöpfung bei körperlicher/intellektueller Belastung
- Verlust von Energiereserven

Verlust der Planungsfähigkeit

- Verlust der generellen Fähigkeit, Aktivitäten zu planen, insbesondere solcher, die Schritte wie Zielsetzung, Organisation, Planung und Ausführung erfordern
- Funktionelle Verluste bis hin zu Einschränkungen der Aktivitäten des täglichen Lebens (ADL), meist in der Reihenfolge: Körperpflege, Pflege der äußeren Erscheinung, Kleider auswählen, Ankleiden, Mobilität, Toilettenbenutzung, Kommunizieren und Essen
- Motorische Apraxie (die Unfähigkeit, motorische Aktivitäten bewusst zu planen und zu koordinieren)

Zunehmend geringere Stresstoleranz
b/d verringerte zerebrale Integration infolge beeinträchtigter Fähigkeit, Reize wahrzunehmen, Bedeutungen zuzuweisen und Reaktionen zu koordinieren

- Verhaltensweisen charakterisiert durch kognitive und soziale Unzugänglichkeit
- ruheloses Umhergehen (Wandering)
- gewalttätige, agitierte oder ängstliche Verhaltensweisen
- absichtslose Verhaltensweisen
- Rückzugsverhalten oder Vermeidungsverhalten
- zwanghaftes Verhalten
- andere kognitiv oder sozial unzugängliche Verhaltensweisen

A.5 Pflegeziele

Kognitionsbezogene Pflegeergebnisse beschreiben den neurologischen und kognitiven Zustand einer Person. Sie werden in der Pflegeergebnisklassifikation (Moorhead, Johnson, Maas & Swanson, 2013) klassifiziert und mit differenzierten Kriterien dargestellt. Im Einzelnen nennt die NOC als neurokognitive Pflegeergebnisse: Entscheidungsfähigkeit, Gedächtnisleistung, Ausmaß von Hyperaktivität, Informationsverarbeitung, Kognition, kognitive Orientierung, Kommunikation, expressive/rezeptive Kommunikation, Konzentration, Ausmaß akuter Verwirrtheit sowie neurologischer Status bezüglich autonomes Nervensystem, zentralmotorische Kontrolle, Bewusstsein, Funktion von Hirn- und Spinalnerven. Als Ergebniskriterien des NOC-Pflegeergebnisses «Kognition» führen Moorhead et al. (2013) die folgenden Kriterien an, die auf einer 5-Punkte-Skala von «stark gefährdet» bis «nicht gefährdet» eingeschätzt werden können:

- Altersgemäß klare Kommunikation
- Altersgerechte Kommunikation
- Verstehen der Bedeutung von Situationen
- Aufmerksamkeit
- Konzentration, kognitive Orientierung
- Kurzzeitgedächtnis
- Erinnerung an jüngste Ereignisse
- Langzeitgedächtnis

- Informationsverarbeitung
- Abwägen von Alternativen bei der Entscheidungsfindung
- Komplexe Rechenfertigkeiten.

A.6 Pflegeinterventionen

Kognitionsbezogene Pflegeinterventionen werden in der Pflegeinterventionsklassifikation (NIC) differenziert dargestellt und bezeichnen unter der Klasse «Kognitive Therapie» Pflegeinterventionen «zur Verstärkung und Förderung erwünschter kognitiver Funktionen oder zur Veränderung unerwünschter kognitiver Funktionen» (Bulechek, Butcher, Dochterman & Wagner, 2015). Bulechek et al. (2015) listen darunter die folgenden Pflegeinterventionen auf: Aggressionskontrolle, Bibliotherapie, Erinnerungstherapie, Gedächtnistraining, kognitive Restrukturierung, kognitive Stimulation, Lernbereitschaftsförderung, Lernerleichterung, Realitätsorientierung und Tagebuchführen. Gemessen an den eingangs genannten Pflegediagnosen müssten weitere Interventionen noch entwickelt werden, wie mit pflegerischer Unterstützung Aktivitäten zu planen, Aufmerksamkeit zu fokussieren und zu fördern, Entscheidungen zu erleichtern, Gedankenreisen zu steuern, Impulse zu kontrollieren, Prioritäten zu setzen, Probleme zu lösen, Vigilianz zu fördern, den Willen zu stärken und Wissen via Patientenedukation zu vermitteln ist. – Zukünftig gilt es weitere kognitive Pflegephänomene zu klären und kognitionsbezogene Pflegeinterventionen zu entwickeln. Parallel zu diesem klientenorientierten Prozess müssen auch die kognitiven Fähigkeiten und Entwicklungspotenziale der Pflegenden zum kritischen Denken selbst weiter entwickelt werden. Die notwendigen Entscheidungen bei der Wahl geeigneter Pflegediagnosen, -ergebnisse und -interventionen bieten dazu ausreichend Gelegenheit.

Im Hinblick auf die Situation von Menschen mit Demenz, mit vorliegenden Merkmalen der Pflegediagnose «chronische Verwirrtheit», fasst die Pflegeintervention «Demenzpflege» zentrale Pflegeaktivitäten zusammen (s. Kasten). «Demenzpflege» wird von Bulechek et al. (2015) definiert als «Bereitstellung einer angepassten Umgebung für den Patienten mit chronischer Verwirrtheit».

Demenzpflege

Definition: Bereitstellung einer angepassten Umgebung für den Patienten mit chronischer Verwirrtheit.

Pflegeaktivitäten

- Integrieren von Familienmitgliedern in die Planung, Durchführung und Bewertung der Pflege in dem von ihnen gewünschten Umfang
- Ermitteln gewohnter Verhaltensmuster für Aktivitäten wie Schlaf, Einnahme von Medikamenten, Ausscheidung, Nahrungsaufnahme und Selbstpflege
- Erheben der körperlichen, sozialen und psychologischen Vorgeschichte sowie der alltäglichen Verhaltensmuster und Routinen des Patienten
- Feststellen von Art und Ausmaß des kognitiven Defizits/der kognitiven Defizite unter Anwenden eines standardisierten Assessment-Instruments
- Überwachen des kognitiven Funktionierens unter Anwenden eines standardisierten Assessment-Instruments
- Feststellen der Erwartungen an das Verhalten des Patienten gemäß seinem kognitiven Zustand
- Sorgen für eine reizarme Umgebung (z. B. leise, beruhigende Musik, beschaulich, einfach, vertraute Dekormuster sowie Leistungsansprüche, die die kognitiven Verarbeitungsfähigkeiten nicht überfordern, und Mahlzeiten in kleinen Gruppen)
- Sorgen für eine adäquate, blendfreie Beleuchtung
- Ermitteln und Beseitigen potenzieller Gefahren in der Umgebung des Patienten
- Sorgen für eine konstante physische Umgebung und Tagesroutine
- Vorbereiten einer Interaktion durch Blickkontakt und Berührung, soweit angemessen
- Vorstellen der eigenen Person bei der Kontaktaufnahme
- Ansprechen des Patienten zu Beginn einer Interaktion deutlich mit seinem Namen sowie langsames Sprechen
- Geben jeweils nur einer Anweisung auf einmal
- Sprechen in deutlicher, leiser, freundlicher und respektvoller Tonlage

- Einsetzen von Ablenkung statt Konfrontation, um das Verhalten zu managen
- Sorgen für bedingungslos positive Aufmerksamkeit
- Vermeiden von Berührung und Nähe, falls dies Stress oder Angst auslöst
- Sorgen für Betreuungspersonen, die dem Patienten vertraut sind (z. B. Vermeiden häufiger Rotationen des zuständigen Pflegepersonals auf Station)
- Vermeiden nicht vertrauter Situationen, wenn möglich (z. B. Zimmerwechsel und Termine ohne die Anwesenheit vertrauter Personen)
- Sorgen für Ruhephasen, um Müdigkeit/Erschöpfung zu verhindern und Stress abzubauen
- Überwachen von Ernährung und Gewicht
- Sorgen für ausreichend Raum, damit sich der Patient gefahrlos bewegen und umhergehen kann
- Vermeiden, den Patienten durch Fragen nach seiner Orientierung zu frustrieren, wenn deutlich ist, dass er diese Fragen nicht beantworten kann
- Sorgen für Hinweise, wie etwa aktuelle Ereignisse, Jahreszeit, Aufenthaltsort und Namen, um die Orientierung zu unterstützen
- Setzen des Patienten zu den Mahlzeiten an einen kleinen Tisch in Gruppen von drei bis fünf Personen, soweit angemessen
- Dem Patienten ermöglichen, auf Wunsch auch allein zu essen
- Anlegen eines Armbands mit Identifizierungsdaten beim Patienten
- Sorgen für Fingerfood, um eine ausreichende Ernährung eines Patienten zu gewährleisten, der sich zum Essen nicht hinsetzt
- Sorgen für eine allgemeine Orientierung des Patienten hinsichtlich der aktuellen Jahreszeit durch entsprechende Hinweise (z. B. Urlaubsdekorationen, saisonale Dekorationen sowie Aktivitäten und Zugang zu begrenzten Bereichen im Freien)
- Reduzieren des Lärmpegels, indem Pager und klingelnde oder summende Rufzeichen vermieden werden
- Auswählen von Fernseh- oder Radioprogrammen auf der Grundlage der kognitiven Verarbeitungsfähigkeiten und Interessen des Patienten

- Auswählen der Eins-zu-eins-Aktivitäten oder Gruppenaktivitäten auf der Grundlage der kognitiven Verarbeitungsfähigkeiten und Interessen des Patienten
- Beschriften bekannter Fotos mit den Namen der darauf abgebildeten Personen
- Auswählen von Kunstgegenständen für Patientenzimmer mit Landschaften, Stillleben oder anderen vertrauten Bildern
- Bitten von Familienmitgliedern und Freunden, den Patienten nur allein oder zu zweit zu besuchen, um die Stimulation zu begrenzen, falls notwendig
- Erörtern mit der Familie und Freunden, wie sie mit dem Patienten am besten interagieren können
- Unterstützen der Familie, zu verstehen, dass es dem Patienten u. U. unmöglich ist, Neues zu erlernen
- Einschränken der Anzahl an Auswahlmöglichkeiten für den Patienten, um ihn nicht zu verängstigen
- Sorgen für Grenzen, wie etwa rotes oder gelbes Klebeband am Boden, wenn keine reizarmen oder reizabschirmenden Räumlichkeiten («low stimulus unit») verfügbar sind
- Anbringen des Namens des Patienten in Großbuchstaben an seiner Zimmertür und Kleidung, soweit notwendig
- Verwenden weiterer Symbole außer Buchstaben, um den Patienten zu unterstützen, sein Zimmer, die Toilette oder andere Bereiche sicher zu lokalisieren
- Sorgfältiges Überwachen auf physiologische Ursachen verstärkter Verwirrtheit, die akut und reversibel sein können
- Entfernen oder Abdecken von Spiegeln, wenn der Patient durch sie verängstigt oder agitiert wird
- Erörtern von Angelegenheiten der häuslichen Sicherheit und Interventionen.

Quelle: Bulechek, G. M., Butcher, H. K., Dochterman, J. M. & Wagner, C. M. (2015). *Pflegeinterventionsklassifikation (NIC)*. Bern: Hogrefe Verlag.

In der Pflegeinterventionsklassifikation (NIC) kann man nach weiteren Interventionen bei neurokognitiven Störungen und chronischer Verwirrtheit suchen. Die Autoren Bulechek et al. (2015, S. 1040) empfehlen die folgenden Pflegeinterventionen, die in **Abbildung A-3** als Wortwolke zusammengefasst und veranschaulicht werden: Angstminderung, Anwesenheit, Beruhigung, Emotionale Unterstützung, Energiemanagement, Erinnerungstherapie, Familienbeteiligungsförderung, Familienunterstützung, Gedächtnistraining, Humor, Kognitive Stimulation, Milieutherapie, Musiktherapie, Pflegeassessment, Realitätsorientierung, Risikoabschätzung, Schlafförderung, Stimmungsmanagement, Validationsmanagement und (sicherheitsbezogenes) Umgebungsmanagement. Aus dem Set zusätzlich-optionaler Interventionen können nach Ansicht des Autors die folgenden Interventionen berücksichtig werden: Beschäftigungstherapie, Bewegungsförderung, Entscheidungsfindungsunterstützung, Freizeittherapie, Gesundheitssystemorientierung, Kognitive Restrukturierung, Kunsttherapie, Medikationsmanagement, Wahnmanagement, Patientenrechtsschutz und Tiergestützte Therapie.

Neben den eingangs genannten Pflegeinterventionen beschreiben Anderson, Murphy & Troyer (2012) fünf Wege, um die kognitiven Fähigkeiten zu erhalten oder kognitive Reserven aufzubauen. Zum einen die bekannten Ansätze des Trainings der Gedächtnisfunktionen, der Bewegungsförderung und gesunden Ernährung, orientiert an der mediterranen Ernährungsweise.

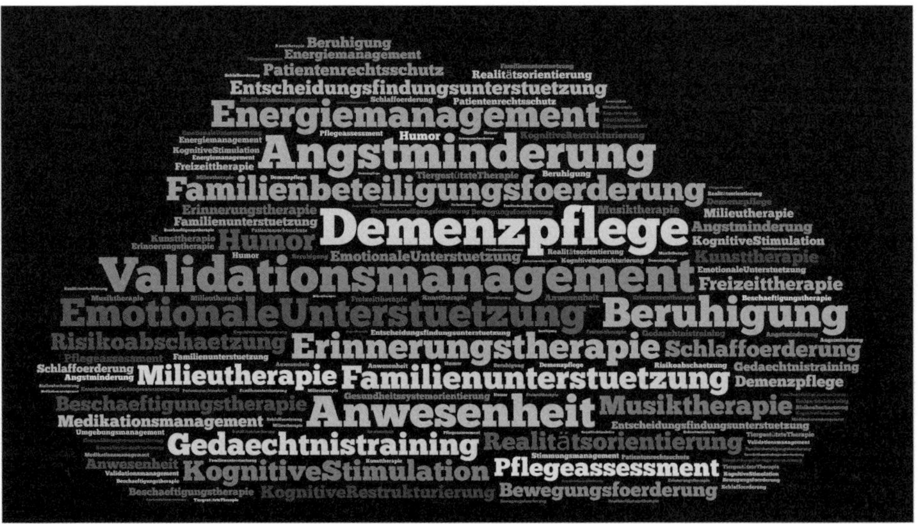

Abb. A-3: Mögliche NIC-Pflegeinterventionen bei kognitiven Störungen und chronischer Verwirrtheit. Quelle: Bulechek, G. M., Butcher, H. K., Dochterman, J. M. & Wagner, C. M. (2015). *Pflegeinterventionsklassifikation (NIC)*. Bern: Hogrefe Verlag. Grafik: © 2017 tagxedo.com.

Zum anderen nennen sie kognitives und soziales Engagement als mögliche Präventionsstrategien. Exemplarisch nennen Anderson et al. (2012, S. 275) und Whitehouse & George (2009) die folgenden Aktivitäten (s. Kasten), um kognitive und soziale Fähigkeiten anzuregen und kognitive und soziale Integrität zu erhalten:

Aktivitäten, um kognitive und soziale Fähigkeiten anzuregen und um sozial integriert zu bleiben

Nähren Sie den Künstler in sich

- Erinnern Sie sich daran, welches Instrument Sie einmal gespielt haben und frischen Sie Ihre musischen Fähigkeiten auf oder lernen Sie gleich ein neues Instrument
- Wirken Sie in einem Chor mit oder gründen Sie Ihre eigene Musikgruppe
- Lernen Sie neuen künstlerische Fertigkeiten und Techniken, wie Aquarellieren, Bildhauern, Malen oder Zeichnen, tauschen Sie sich mit den Teilnehmenden über Ihre Werke aus
- Lernen Sie neue handwerkliche Fertigkeiten, wie Buchbinden, Filzen, Hutmachen oder Schnitzen und veranstalten Sie mit den Teilnehmenden eine Handwerkermarkt
- Treten Sie einer lokalen Theatergruppe bei und lernen Sie Schauspielern oder Pantomime
- Beginnen Sie (wieder) zu fotografieren, vertiefen Sie verschiedene Stile, von Architektur- über Portrait- bis hin zu Makrofotografie und lernen Sie Ihre Bilder zu bearbeiten, zu ordnen und zu präsentieren. Schreiben Sie einen Rundbrief mit Ihren Bildern an Freunde und Bekannte
- Beginnen Sie ein Tagebuch zu schreiben und zu illustrieren, schreiben Sie Gedichte oder Kurzgeschichten oder arbeiten Sie in einer Lokalredaktion mit, gehen Sie als Lesepate in lokale Grundschulen

Lernen Sie ein neues Hobby

- Lernen Sie Modellbau und wie Sie dieses Modelle fliegen oder steuern
- Lernen Sie Häkeln, Stricken oder Nähen und stellen Sie sich ein Kleidungsstück oder Gadget Ihrer Wahl her

- Lernen Sie Scrapbooking und verwerten Sie all die Bilder, die Sie neu gelernt haben zu erstellen
- Lernen Sie, wie Sie sich ihren eigenen Wein keltern, Bier brauen, Schnaps brennen oder Likör ansetzen
- Spielen Sie Karten- oder Brettspiele, die strategisches Denken oder Merkfähigkeit fordern, wie Backgammon, Schach, Scrabble, Triominos oder Mah-Jong
- Lernen Sie im Garten zu arbeiten und sich mit Lebewesen (Pflanzen und Tieren) zu beschäftigen
- Nehmen Sie das Gelernte zum Anlass, um zur Artenvielfalt von Tieren und Pflanzen beizutragen

Entdecken Sie kulturelle Aktivitäten

- Besuchen Sie eine Ausstellung, ein Museum oder eine Ausgrabungsstätte
- Gehen Sie auf ferne Reisen und lernen Sie ungewohnte Sprachen, Sitten, Gebräuche und lernen Sie neue Menschen kennen
- Entdecken Sie auf Kurzreisen lokale Besonderheiten und populäre Orte kennen
- Besuchen Sie ein Ballett, Konzert, Theater oder eine Oper in Ihrer Nähe

Lernen Sie etwas Neues, aus purer Freude am Lernen

- Denken Sie über ein Thema nach, das Sie schon immer interessiert hat und recherchieren Sie im Internet oder eine lokalen Bibliothek
- Besuchen Sie Bildungsangebote an der Volkshochschule oder Altenuniversität
- Lernen Sie eine Sportart, die Sie noch nie ausgeführt haben, wie Boule, Bogenschießen, Kegeln oder Rudern
- Machen Sie sich mit den Regeln einer Ihnen unbekannten Sportart vertraut und besuchen Sie einen öffentlichen Anlass dieser Sportart und schauen Sie, was Sie gelernt haben.
- Leihen Sie sich ein Arbeits- oder Lehrbuch aus und machen (wieder) mit einem Fachgebiet vertraut, dass Sie auch in der Schulzeit interessiert hat.
- Besuchen Sie eine Bildungsveranstaltung und beteiligen Sie sich an einer anregenden, öffentlichen Diskussion

Suche nach der anregenden, sinnvermittelnden Lernerfahrung

- Besuchen Sie einen Kurs, eine Weiterbildung oder nehmen Sie ein Studium auf
- Lernen Sie eine neue Sprache oder vertiefen Sie Sprachkenntnisse und suchen Sie nach Gelegenheiten diese Sprache anzuwenden
- Suchen Sie nach einer Freiwilligentätigkeit und engagieren Sie sich in einem Ehrenamt oder einer neuen Vereinigung, um sich für Ihre Werte und Vorstellungen einzusetzen
- Besuchen Sie Kurse, Retraiten o. ä., um eine positive Sichtweise auf das Leben zu bewahren
- Umgeben Sie sich mit Menschen, die beruhigend Sie wirken.

Hüten Sie sich davor …

- nicht anregende Fernsehsendungen passiv zu konsumieren
- Radiosendungen alleine zuzuhören (Ausnahmen: Hörbücher, -spiele anregende Diskussionen)
- sozial isoliert zu sein
- sich zu weigern, Ihren Geist durch neue Ideen und Informationen herauszufordern
- sich machtlos, unwürdig, ausgeschlossen und von der Gesellschaft verlassen zu fühlen
- nicht neugierig auf das Leben zu sein und eine negative Sichtweise auf das Leben auszubilden.

Mithilfe dieser Strategien können Pflegende Menschen mit (leichten) kognitiven Störungen frühzeitig erkennen und unterstützen. Einzelnen Menschen können Pflegende dabei helfen, einen Wall kognitiver Reserven aufschütten, der sie oder ihn vor den Fluten des kognitiven Abbaus schützt oder diesen zumindest verzögert und die geistige Vitalität länger erhält.

A.7 Neurokognitive Pflege, Neurokognition und neurokognitive Störungen

In Kapitel A.4 wurde übersichtsartig dargestellt, welche Pflegediagnosen genutzt werden können, um neurokognitive Reaktions- und Verhaltensmuster von Patienten aus pflegerischer Sicht zu beschreiben und zu erkennen. Neben dieser pflegerischen Sichtweise kann auch eine neurokognitive Perspektive eingenommen werden. Wie eingangs erläutert bezeichnet Kognition allgemein das kennen lernen oder erkennen von etwas. Dazu braucht es Fähigkeiten, die zum Wahrnehmen eines Gegenstandes oder zum Wissen über ihn beitragen (Duden, 2000, S. 713). Die *Neurokognition* ist ein Wissenschaftsgebiet an der Schnittstelle von zellulärer Neurobiologie und kognitiver Psychologie. Sie beschäftigt sich u.a. mit der Frage, wie das Gehirn Informationen verarbeitet, die es bzw. das Nervensystem erhält. Zu den kognitiven Bereichen und Fähigkeiten gehören, neben den eingangs beschriebenen Phänomenen, im engeren Sinn die Aufmerksamkeit, exekutive Funktionen, das Lernen und Gedächtnis, die Sprache, perzeptuell-motorische Fähigkeiten und die soziale Kognition (Maier & Barnikol, 2014). Im weiteren Sinn werden auch Aufmerksamkeit, Erinnerung, Lernen, Kreativität, abstraktes Planen, Orientierung, Vorstellungskraft (Imagination), Argumentation, Selbstbeobachtung (Introspektion) sowie Wille und Glauben zu den kognitiven Fähigkeiten gezählt.

A.8 Neurokognitive Störungen und deren Ursachen

Neurokognitive Störungen (NCD) werden in dem «Diagnostischen und statistischen Manual Psychischer Störungen» beschrieben, das als DSM V abgekürzt wird. Die Amerikanische Psychiater-Vereinigung (APA) definiert neurokognitive Störungen als «Erkrankungen, bei denen das primäre klinische Defizit aus erworbenen Einbußen der kognitiven Funktionen besteht, und mit einem Rückgang eines einmal erreichten kognitiven Funktions- und Leistungsniveaus im Erwachsenenalter einhergeht» (APA, 2015, S. 812). Das DSM V unterscheidet Delire sowie leichte und schwere kognitive Störungen. Die neurokognitiven Störungen können mit und ohne Verhaltensstörungen einhergehen.

Neurokognitive Störungen können auftreten wegen neurodegenerativen, vaskulären, entzündlichen Ursachen und aufgrund von Erkrankungen, wie Alzheimer-Demenz, Chorea Huntington, Frontotemporaler Demenz, HIV-Infektion, *Lewy-Body-Demenz*, Parkinson, Prionen-Erkrankung, Schädel-

Hirn-Trauma , Substanz-/Medikamentenmissbrauch und vaskulären Erkrankungen. Sie werden nach den folgenden in **Tabelle A-2** zusammengefassten ätiologischen Subtypen differenziert.

Tabelle A-2: Diagnosen und ätiologische Subtypen neurokognitiver Störungen (APA, 2015; Maier & Barnikol, 2014)

Delir	Schwere Neurokognitive Störung (NCD)	Leichte Neurokognitive Störung (NCD)
Substanzentzugsdelir	Mit/ohne Verhaltensstörung	Mit/ohne Verhaltensstörung
Medikamenten-induziertes Delir	NCD aufgrund einer Alzheimer-Erkrankung	
Delir aufgrund eines anderen medizinischen Krankheitsfaktors	Vaskuläre NCD	
Delir aufgrund multipler Ätiologien	NCD aufgrund einer **Lewy-Körper-Demenz**	
	NCD aufgrund einer Parkinson-Erkrankung	
akut andauernd	Frontotemporale NCD	
	NCD aufgrund eines Schädel-Hirn-Traumas	
hyperaktiv hypoaktiv gemischtes Aktivitätsniveau	NCD aufgrund einer HIV-Infektion	
	Substanz-/Medikamenteninduzierte NCD	
	NCD aufgrund einer Huntington-Erkrankung	
	NCD aufgrund einer Prionen-Erkrankung	
	NCD aufgrund eines anderen medizinischen Krankheitsfaktors	
	NCD aufgrund multipler Ätiologien	
	Und die nicht näher bezeichnete NCD	

Bei einer schweren oder leichten NCD aufgrund einer Alzheimererkrankung treten neben den Symptomen einer leichten oder schweren NCD ein schleichender Beginn und ein allmähliches Fortschreiten der Beeinträchtigungen in einem oder mehreren kognitiven Bereichen auf. Hier sind vor allem Gedächtnis und Lernleistung betroffen. Bei einer frontotemporalen NCD zeigen sich neben einem schleichender Beginn und allmählichem Fortschreiten bei der Verhaltensvariante drei oder mehr der folgenden Verhaltenssymptome: enthemmtes Verhalten, Apathie oder Trägheit, Verlust von Mitgefühl oder Einfühlungsvermögen, anhaltendes, stereotypes und zwanghaftes/ritualisiertes Verhalten sowie Hyperoralität und Veränderung der Ernährungsgewohnheiten. Hinzukommen kommen können noch ein deutlicher Abbau der sozialen Kognition und/oder der exekutiven Fähigkeiten. Bei einer NCD aufgrund einer **Lewy-Body-Demenz** treten neben einem schleichenden Beginn und allmählichem Fortschreiten die folgenden Hauptkennzeichen auf:

- Fluktuation der Kognition mit deutlicher Variabilität der Aufmerksamkeit und Wachheit.
- Wiederkehrende ausgeformte und detaillierte visuelle Halluzinationen.
- Spontane Parkinson-Symptome, die zeitlich nach dem Beginn des kognitiven Abbaus auftreten – und durch folgende Hinweiszeichen ergänzt werden
  - REM-Schlaf-Verhaltensstörung
  - Überempfindlichkeit ggü. Neuroleptika.

A.9 Symptome neurokognitiver Störungen

Im DSM V werden Symptome oder beobachtbare Verhaltensveränderungen in den sechs neurokognitiven Domänen oder Bereichen Aufmerksamkeit, exekutive Funktionen, Lernen und Gedächtnis, Sprache, perzeptuell motorische Fähigkeiten und soziale Kognition beschrieben und unterschieden. In **Tabelle A-3** werden die neurokognitiven Bereiche differenziert, definiert und mit Beispielen für Symptome oder Verhaltensbeobachtungen beschrieben. Die Beschreibung der beobachtbaren leichten und schweren Symptome erfolgt ausführlich in Tabelle A-3, da diese auch Gegenstand des Assessments kognitiver Fähigkeiten durch Pflegende sein können.

Tabelle A-3: Neurokognitive Domänen oder Bereiche, Definitionen, Differenzierungen und Beispiele für Symptome oder Verhaltensbeobachtungen (APA, 2015, S. 813 ff.)

Kognitive Domäne	Beispiele für Symptome oder Verhaltensbeobachtungen
Komplexe Aufmerksamkeit (Daueraufmerksamkeit, geteilte Aufmerksamkeit, selektive Aufmerksamkeit, Verarbeitungsgeschwindigkeit)	*Schwer:* Hat vermehrt Probleme in Umgebungen mit mehreren Reizquellen (TV, Radio, Unterhaltungen); ist leicht ablenkbar durch konkurrierende Ereignisse in der Umgebung. Kann die Aufmerksamkeit nicht aufrechterhalten, solange die Reizmenge nicht eingeschränkt und vereinfacht wird. Hat Schwierigkeiten, sich neue Informationen zu merken, wie beim Abruf von gerade genannten Telefonnummern oder Adressen oder bei der Wiedergabe von eben Gesagtem. Kann nicht Kopfrechnen. Alle Denkvorgänge dauern länger als gewöhnlich und die Verarbeitungseinheiten müssen zu einer oder wenigen vereinfacht werden. *Leicht:* Normale Aufgaben beanspruchen mehr Zeit als früher. Beginnt in Alltagstätigkeiten Fehler zu machen; stellt fest, dass Tätigkeiten im Vergleich zu früher öfter doppelt überprüft werden müssen. Denken gelingt einfacher, wenn es keine anderen Ablenkungsquellen gibt (Radio, TV, andere Unterhaltungen, Mobiltelefon, Fahren).
Exekutivfunktionen (Planen, Entscheidungen treffen, Arbeitsgedächtnis, Verwerten von Feedback/Fehlerkorrektur, Handeln entgegen der Gewohnheit/Verhaltenshemmung, mentale Flexibilität)	*Schwer:* Gibt komplexe Projekte auf. Kann sich nur auf jeweils eine Tätigkeit fokussieren. Ist auf andere angewiesen, um komplexe Alltagsaktivitäten zu planen oder um Entscheidungen zu treffen. *Leicht:* Es bedarf einer gesteigerten Anstrengung, um mehrstufige Projekte abzuschließen. Hat vermehrt Schwierigkeiten mit parallelen Aufgaben oder hat Schwierigkeiten beim Wiederaufnehmen einer durch einen Besuch oder einen Telefonanruf unterbrochene Tätigkeit. Klagt über vermehrte Ermüdung aufgrund zusätzlich nötiger Anstrengung beim Organisieren, Planen und Entscheiden. Berichtet, dass größere soziale Zusammenkünfte schwieriger oder weniger angenehm geworden sind, da mehr Anstrengung aufgebracht werden muss, um wechselnden Unterhaltungen folgen zu können.

Kognitive Domäne	Beispiele für Symptome oder Verhaltensbeobachtungen
Lernen und Gedächtnis (unmittelbares Gedächtnis, Kurzzeitgedächtnis [einschließlich freier Abruf, Abruf mit Hinweisreizen, und Wiedererkennen], Ultralangzeitgedächtnis [semantisch, autobiografisch], implizites Lernen)	*Schwer:* Wiederholt sich im Gespräch, oft in derselben Unterhaltung. Kann sich keine kurze Liste von Dingen zum Einkaufen oder für die Tagesplanung merken. Benötigt häufige Erinnerung. *Leicht:* Hat Schwierigkeiten, sich an kurz zurückliegende Ereignisse zu erinnern und verlässt sich zunehmend auf das Erstellen von Listen oder auf einen Kalender. Benötigt gelegentlich Erinnerungen und erneutes Lesen, um in einem Film oder Roman nicht den Faden zu verlieren. Wiederholt Aussagen über sich selbst gegenüber derselben Person innerhalb einiger Wochen. Verliert den Überblick, ob Rechnungen bereits bezahlt wurden. **Beachte:** Außer bei schwergradigen Formen der schweren neurokognitiven Störung sind das semantische, autobiografische und das implizite Gedächtnis im Vergleich zum Kurzzeitgedächtnis relativ erhalten.
Sprache (Sprachproduktion [einschließlich Benennen, Wortfindung, Wortflüssigkeit, Grammatik und Syntax] und Sprachverständnis)	*Schwer:* Hat deutliche Schwierigkeiten mit der Sprachproduktion oder dem Sprachverständnis. Benutzt häufig Phrasen wie «so ein Ding» und «Sie wissen schon, was ich meine», und verwendet lieber allgemeine Pronomen als Namen. Bei starker Beeinträchtigung könnten nicht einmal Namen von engen Freunden und Familienmitgliedern abgerufen werden. Idiosynkratischer Wortgebrauch, grammatikalische Fehler, unwillkürliche Äußerungen und sparsame Äußerungen treten auf. Stereotypen in der Sprechweise kommen vor. Echolalien und mechanische Sprache gehen typischerweise Mutismus voraus. *Leicht:* Hat auffällige Wortfindungsstörungen. Ersetzt spezifische durch allgemeine Ausdrücke. Vermeidet Bekannte mit konkreten Namen anzusprechen. Grammatikalische Fehler beinhalten gelegentliche Auslassungen oder den fehlerhaften Gebrauch von Artikeln, Präpositionen, Hilfsverben etc.
Perzeptiv-motorisch (beinhaltet Fähigkeiten, die unter den Begriffen visuelle Wahrnehmung, Visuo-Konstruktion, perzeptuell-motorische Fähigkeiten, Praxis und Gnosis gefasst werden)	*Schwer:* hat deutliche Schwierigkeiten bei vormals vertrauten Aktivitäten (Benutzen von Werkzeugen, Führen eines Kraftfahrzeuges) oder beim Navigieren in vertrauter Umgebung; ist in der Abenddämmerung oft vermehrt irritiert, wenn Schatten und schwindendes Licht die Wahrnehmung verändern.

Kognitive Domäne	Beispiele für Symptome oder Verhaltensbeobachtungen
	Leicht: Verlässt sich bei der Orientierung mehr auf Straßenkarten und auf andere. Verwendet Notizen und folgt anderen, um zu einem fremden Ort zu gelangen. Verläuft sich oder dreht um, wenn nicht ganz bei der Sache. Das Einparken gelingt weniger genau. Muss mehr Anstrengung für räumliche Tätigkeiten wie Handwerksarbeiten, Montage, Handarbeit oder Stricken aufwenden.
Soziale Kognition (Erkennen von Emotionen, Theory of Mind*) *Theory of Mind:* Fähigkeit, die Befindlichkeit oder das Erleben einer anderen Person zu beobachten (Gedanken, Bedürfnisse, Absichten) oder das Erleben [...].	*Schwer:* Verhalten widerspricht deutlich sozialen Normen; zeigt sich unsensibel gegenüber sozialen Anstandsregeln bezüglich der Kleidung oder bei politischen, religiösen oder sexuellen Gesprächsthemen. Beharrt übertrieben auf einem Thema, trotz Desinteresse der Gruppe oder direktem Feedback. Verfolgt Ziele ohne Rücksicht auf Familie oder Freunde. Trifft Entscheidungen ohne Rücksicht auf Sicherheit (z.B. Kleidung ist unangemessen zum Wetter oder für den sozialen Anlass). Hat typischerweise kaum Einsicht in diese Veränderungen. *Leicht:* Zeigt leichte Veränderungen im Verhalten oder in der Einstellung, oftmals als Persönlichkeitsveränderung beschrieben, wie die verminderte Fähigkeit, soziale Hinweisreize oder Ausdruck in Gesichtern zu erkennen, verminderte Empathie, gesteigerte Extraversion, verminderte Hemmung oder schwach ausgeprägte oder fluktuierende Apathie oder Unruhe.

Vergleicht man die Beschreibung neurokognitiver Störungen (NCD) in Tabelle A-3 mit den Symptomen der Pflegediagnose «chronische Verwirrtheit» der NANDA-I (2016, S. 289) und deren Erweiterung in Doenges, Moorhouse und Murr (2018, S. 1111), dann lieferte diese bis dato eine differenzierte Beschreibung kognitiver Symptome, welche die Bereiche Aufmerksamkeit, exekutive Funktionen, Lernen und Gedächtnis, Sprache, perzeptuell-motorische Fähigkeiten und soziale Kognition umfasste. Mit der Beschreibung der Merkmale neurokognitiver Störungen der DSM V bietet sich Pflegenden die Möglichkeit, noch präziser veränderte neurokognitive Reaktions- und Verhaltensmuster von Patienten zu beobachten, zu erkennen und zu benennen.

Literatur

Anderson, N. D., Murphy, K. D. & Troyer, A. K. (2012). *Living with Mild Cognitive Impairment.* Oxford: OUP.

APA American Psychiatric Association (2015). *Diagnostisches und statistisches Manual Psychischer Störungen (DSM V).* Göttingen: Hogrefe.

APA American Psychiatric Association (2015). *Diagnostisches Kriterien DSM-5.* Göttingen: Hogrefe.

Bulechek, G. M., Butcher, H. K., Dochterman, J. M. & Wagner, C. M. (2015). *Pflegeinterventionsklassifikation (NIC).* Bern: Hogrefe.

Doenges, M. E., Moorhouse, M. F. & Murr, A. C. (2018). Pflegediagnosen und Pflegemaßnahmen. (6. Aufl.). Bern: Hogrefe.

Duden (2007). *Wörterbuch medizinischer Fachbegriffe.* Dudenverlag: Mannheim.

DUDEN (2000). *Das große Fremdwörterbuch.* Mannheim: Dudenverlag.

Georg, J. (2017). Leichte kognitive Störungen. *NOVAcura, 48*(3), 1–3.

Georg, J. (2016). Neurokognition und neurokognitive Störungen. *NOVAcura, 47*(7), 11–16.

Georg, J. (2012). Kognitive Pflege. *NOVA, 43*(10) 12–14.

Georg, J. (2007). Chronische Verwirrtheit bei alten Menschen. *NOVA, 38*(2), 32–34.

Gerrig, R. & Zimbardo, P. G. (2008). *Psychologie.* München: Pearson.

Gordon, M. (2013). *Pflegeassessment Notes.* Bern: Huber.

Gordon, M. & Georg, J. (2019). *Handbuch Pflegediagnosen.* (6. Aufl.). Bern: Hogrefe.

Gupta, A. (2012). *Assessmentinstrumente für alte Menschen.* Bern: Huber.

Hall, G. R. (1991). Altered Thought processes: Dementia. In M. Maas et al. *Nursing diagnoses and interventions for the elderly.* Reading: Addison Wesley.

Maier, W. & Barnikol, U. B. (2014). Neurokognitive Störungen im DSM-5. *Der Nervenarzt,* (85), 564–570.

Moorhead, S., Johnson, M., Maas, Meridean L., Swanson, E. (2013). *Pflegeergebnisklassifikation (NOC).* (2. Aufl.). Bern: Hogrefe.

NANDA-International (2016): *Pflegediagnosen - Definitionen und Klassifkation 2015–2017.* Kassel: Recom.

NANDA International (2019). *Pflegediagnosen 2018–2020.* Stuttgart/Kassel: Thieme/Recom.

Reuschenbach, B. & Mahler, C. (Hrsg.). *Pflegebezogene Assessmentinstrumente. Internationales Handbuch für Pflegeforschung und -praxis.* Bern: Huber.

Whitehouse, P. & George, D. (2009). *Mythos Alzheimer.* Bern: Huber.

Weiterführende Literatur

Baker, C. (2016). *Exzellente Pflege von Menschen mit Demenz entwickeln.* Bern: Hogrefe.

Barrick, A. L., Rader, J., Hoeffer, B., Sloane, P. D. & Biddle, S. (2011). *Körperpflege ohne Kampf: Personenorientierte Pflege von Menschen mit Demenz.* Bern: Huber.

Bowlby Sifton, C. (2011). *Das Demenz-Buch: Ein «Wegbegleiter» für Angehörige und Pflegende* (2. Aufl.). Bern: Huber.

Brooker, D. (2008). *Personzentriert pflegen: Das VIPS-Modell zur Pflege und Betreuung von Menschen mit einer Demenz.* Bern: Huber.

Camp, C. (2015). *Tatort Demenz – Menschen mit Demenz verstehen.* Bern: Hogrefe.

Carpenito, L. J. (2014). *Das Pflegediagnosen-Lehrbuch.* Bern: Huber.

Chalfont G. (2010). *Naturgestützte Therapie: Tier- und pflanzengestützte Therapie für Menschen mit einer Demenz planen, gestalten und ausführen.* Bern: Huber.

Clarke, C. & Wolverson, E. (2019). *Positive Demenzpflege.* Bern: Hogrefe.

Feil, N. & Klerk-Rubin, V. de (2010). *Validation.* München: Reinhardt.

Feil, N. (2010). *Validation in Anwendung und Beispielen.* München: Reinhardt.

Georg, J. (2010). Orientierungsstörungen bei alten Menschen. *NOVA, 41*(6), 17–19.

Georg, J. (2015). Das Wernicke-Korsakoff-Syndrom. *NOVAcura, 46*(7), 15–17.

Georg, J. (2009). Außer Kontrolle geraten. (Das PLST-Modell bei Menschen mit Demenz). *NOVA, 40*(12), 14–16.

Georg, J. (2016). Neurokognition und neurokognitive Störungen. *NOVAcura, 47*(7), 11–16.

Held, C. (2018). *Was ist «gute» Demenzpflege* (2. Aufl.). Bern: Huber.

James, I. A. & Jackman, L. (2019). *Herausforderndes Verhalten bei Menschen mit Demenz.* Bern: Hogrefe.

Kitwood, T. (2019). *Demenz – Der person-zentrierte Ansatz im Umgang mit verwirrten Menschen* (8. Aufl.). Bern: Hogrefe.

Kuhn, D. & Verity, J. (2012). *Die Kunst der Pflege von Menschen mit Demenz.* Bern: Huber.

Lind, S. (2011). *Fortbildungsprogramm Demenzpflege.* Bern: Huber.

Mace N. L. & Rabins P. V. (2012). *Der 36-Stunden-Tag: Die Pflege des verwirrten älteren Menschen, speziell des Alzheimer-Kranken.* Bern: Huber.

Marshall, M. & Allan, K. (2011). *«Ich muss nach Hause» – Ruhelos umhergehende Menschen mit einer Demenz verstehen.* Bern: Huber.

May, H., Edwards, P. & Brooker, D. (2012). *Professionelle Pflegeprozessplanung: Personzentrierte Pflegeplanung für Menschen mit Demenz.* Bern: Huber.

Ried, S. & Dassen, T. (2000). Chronic Confusion, Dementia, and Impaired Environmental Interpretation Syndrome: A Concept Comparison. *Nursing Diagnosis, 11*(2), 49–59.

Riesner, C. (Hrsg.) (2014). *Dementia Care Mapping (DCM).* Bern: Hogrefe.

Schweitzer, P. & Bruce, E. (2010). *Das Reminiszenz-Buch.* Bern: Huber.

Smith, P. T. M. (2016). *Stressreduzierende Pflege von Menschen mit Demenz. Der Stress-Coping-Ansatz.* Bern: Hogrefe.

Snyder, L. (2011). *Wie sich Alzheimer anfühlt.* Bern: Huber.

Spector, A., Thorgrimsen, L., Woods, B. & Orrell, M. (2012). *Kognitive Anregung (CST) für Menschen mit Demenz.* Bern: Huber.

Stegmaier, W. (2005). *Orientierung – Philosophische Perspektiven.* Frankfurt: Suhrkamp.

Swaffer, C. (2017). *«Was zum Teufel geschieht in meinem Hirn?».* Bern: Hogrefe.

Taylor, R. (2011). *Alzheimer und Ich – «Leben mit Dr. Alzheimer im Kopf»*. Bern: Hogrefe.

Taylor, R. (2013). *Hallo Mr. Alzheimer.* Bern: Hogrefe.

van der Kooij, C. (2017). *Das mäeutische Pflege- und Betreuungsmodell. Darstellung und Dokumentation*. Bern: Huber.

Verrier Piersol, C. & Jensen, L. (2018). *Menschen mit Alzheimer-Erkrankung.* Bern: Hogrefe..

Weber Long, S. (2019). *Herausforderndes Verhalten.* Bern: Hogrefe.

Werner, S. (2017). *Demenzbegleiter Notes.* Bern: Hogrefe.

Zoutewelle-Morris, S. (2013). *Wenn es Schokolade regnet. 99 kreative Ideen für die Arbeit mit Menschen mit Demenz* (2. Aufl.). Bern: Huber.

Anmerkung

Dieser Beitrag basiert auf früheren Artikeln von Georg (2012, 2016, 2017). Zur Entwicklung eines Rahmenmodells für eine neurokognitive Pflege von Menschen mit Demenz wurden diese aktualisiert, vertieft und zusammengeführt. – Dieser Beitrag ist nicht Bestandteil des US-Originalwerkes aus dem Jahr 2013.

Der Autor

Jürgen Georg ist Pflegefachmann, -lehrer und -wissenschaftler (MScN). Er arbeitet als Programmleiter: Pflege beim Hogrefe Verlag in Bern und ist als Dozent u. a. zu den Themen «Neurokognitive Pflege», «herausforderndes Verhalten bei Menschen mit Demenz» sowie «stressreduzierende Pflege bei Menschen mit Demenz» tätig.
Kontakt: juergen.georg@hogrefe.ch

Das Dementia-Care-Programm im Hogrefe Verlag

Aktivierung

- Spector, A., Thorgrimsen, L., Woods, B. & Orrell, M. (2012). *Kognitive Anregung (CST) für Menschen mit Demenz.* Bern: Huber.
- Tschan, E. (2014). *Integrative Aktivierende Alltagsgestaltung – Konzept und Anwendung.* Bern: Huber.
- Tuntland, H. (2020). *Das ADL/ IADL-Handbuch. Das Selbstversorgungshandbuch für Pflegende und Ergotherapeuten.* Bern: Hogrefe. (Plan)
- Waldboth, V., Suter-Riederer, S., Föhn, M., Schneiter-Ulmann, R. & Imhof, L. (2017). *Pflanzengestützte Pflege.* Bern: Hogrefe.
- Zoutewelle-Moris, S. (2019). *Wenn es Schokolade regnet – 99 kreative Ideen für die Arbeit mit Menschen mit Demenz* (2. Aufl.). Bern: Hogrefe.

Akutversorgung

- James, J., Cotton, B., Knight, J., Freyne, R., Pettit, J. & Gilby, L. (2019). *Menschen mit Demenz im Krankenhaus versorgen.* Bern: Hogrefe.

Angehörigenarbeit

- Schäfer, U. & Rüther, E. (2004*). Demenz- Gemeinsam den Alltag bewältigen.* Göttingen: Hogefe.
- Wilz, G., Schinkötte, D. & Kalytta T. (2015). *Therapeutische Unterstützung für pflegende Angehörige von Menschen mit Demenz.* Göttingen: Hogrefe.
- Wilz, G., Adler, C., Gunzelmann, T. (2001). *Gruppenarbeit mit Angehörigen von Demenzkranken.* Göttingen: Hogrefe.
- Woods, B., Keady, J. & Seddon, D. (2009). *Angehörigenintegration.* Bern: Huber.

Assessment

- Becker, S., Kaspar, R. & Kruse, A. (2010). *H.I.L.DE – Heidelberger Instrument zur Erfassung der Lebensqualität demenzkranker Menschen.* Bern: Huber.
- Gupta, A. (2012). *Assessmentinstrumente für alte Menschen.* Bern: Huber.
- Riesner, C. (Hrsg.). (2014). *Dementia Care Mapping (DCM) – Evaluation und Anwendung im deutschsprachigen Raum.* Bern: Huber.
- Stemmler, M. & Kornhuber, J. (2018). *Demenzdiagnostik.* Göttingen: Hogrefe.

Beratung/Patientenedukation

- Lippinska, D. (2010). *Menschen mit Demenz person-zentriert beraten.* Bern: Huber.

Demenz-Begleiter

- Werner, S. (2019). *Pflegeassistenz Notes.* Bern: Hogrefe.
- Werner, S. (2017). *Demenzbegleiter Notes.* Bern: Hogrefe.

- Werner, S. (2016). *Alltagsbegleiter Notes.* Bern: Hogrefe.
- Werner, S. (2015). *Praxishandbuch für Alltagsbegleiter.* Bern: Hogrefe.
- Werner, S. (2013). *Praxishandbuch für Demenzbegleiter.* Bern: Huber.

Demenzerkrankung

- Hafner, M. & Meier, A. (2005). *Geriatrische Krankheitslehre I – Psychiatrische und neurogene Symptome.* Bern: Huber.
- Hülshoff, T. (2008). *Das Gehirn.* Bern: Huber.
- Jahn, T. (2015). *Demenzen.* Göttingen: Hogrefe.
- Martin, M. & Schelling H. R. (Hrsg.). (2005). *Demenz in Schlüsselbegriffen.* Bern: Huber.
- Rahman, S. & Howard, R. (2019). *Demenz kompakt. Kurzlehrbuch zur Pflege und Versorgung von Menschen mit Demenz.* Bern: Hogrefe.
- Rahman, S. (2020). *Das Frailty-Buch. Gebrechliche alte Menschen betreuen, pflegen und versorgen.* Bern: Hogrefe. (Plan)

Demenz-Forschung/Epidemiologie

- Innes, A. (Hrsg.). (2014). *Demenzforschung.* Bern: Huber.
- Doblhammer, G. (2012). *Demografie der Demenz.* Bern: Huber.

Demenz und Zivilgesellschaft

- Robert Bosch Stiftung. (Hrsg.). (2007). *Gemeinsam für ein besseres Leben mit Demenz.* Bern: Huber.
- Whitehouse, P. J. & George, D. (2009). *Mythos Alzheimer.* Bern: Huber.
- Wißmann, P., Eisenberg, S., Grambow, E., Koczy, P., Kruse, A., Kuhn, C., … Zegelin, A. (2007). *Demenzkranken begegnen.* Bern: Huber.

Empirisch neurokognitive Ansätze

- Bonner, C. (2013). *Stressmindernde Pflege bei Menschen mit Demenz.* Bern: Huber.
- Held, C. (2018). *Was ist gute Demenzpflege?* (2. Aufl.). Bern: Hogrefe.
- Lind, S. (2011). *Fortbildungsprogramm Demenzpflege.* Bern: Huber.
- Lind, S. (2007). *Demenzkranke Menschen pflegen.* Bern: Huber.
- Savaskan, E. & Haasemann, W. (2017). *Leitlinie Delir.* Bern: Hogrefe.
- Smith, P. T. M. (2017). *Stressreduzierende Pflege von Menschen mit Demenz.* Bern: Hogrefe.
- Weih, M. (2011). *Wie war das noch mal? – Lernen, Vergessen und die Alzheimer-Krankheit.* Bern: Huber.

Ernährung

- Rückert, W., Arnold, R., Bauer-Söllner, B., Brinner, C., Ding-Greiner, C., Kolb, C., … Vanorek, R. (2007). *Ernährung bei Demenz.* Bern: Huber.

Ethik

- Petzold, C., Brucker, U., Ohnsorge, K., Reisach, B., Robertz-Grossmann, B., Roser, T., … Wilkening, K. (2007). *Ethik und Recht.* Bern: Huber.

Evaluation

- Becker, S., Kaspar, R. & Kruse, A. (2010). *H.I.L.DE – Heidelberger Instrument zur Erfassung der Lebensqualität demenzkranker Menschen.* Bern: Huber.
- Innes, A. & McCabe, L. (Hrsg.). (2013). *Demenzevaluation.* Bern: Huber.
- Riesner, C. (Hrsg.). (2014). *Dementia Care Mapping (DCM) – Evaluation und Anwendung im deutschsprachigen Raum.* Bern: Huber.

Frühe Demenz

- Bölicke, C., Mösle R., Romero, B., Sauerbrey, G., Schlichting, R., Weritz-Hanf, P. & Zieschang, T. (2007). *Ressourcen erhalten.* Bern: Huber.
- Bredenkamp, R., Albota, M., Beyreuther, K., Bruder, J., Kurz, A., Langehennig, M., … Weyerer, S. (2007). *Die Krankheit frühzeitig auffangen.* Bern: Huber.
- Moniz-Cook, E. & Manthorpe, J. (2010). *Frühe Diagnose Demenz. Rechtzeitige evidenzbasierte psychosoziale Intervention bei Menschen mit Demenz.* Bern: Huber.
- Swaffer, K. (2017). *«Was zur Hölle geschieht in meinem Hirn?»* Bern: Hogrefe.

Gedächtnistraining

- Oswald, W.D. (2014). *Aktiv gegen Demenz.* Göttingen: Hogrefe.

Herausforderndes Verhalten bei Menschen mit Demenz (BPSD)

- Barrick, A.E. (2010). *Körperpflege ohne Kampf.* Bern: Huber.
- Barrick, A.E. (2020). *Körperpflege ohne Kampf* (2. Aufl.). Bern: Hogrefe. (Plan)
- Bonifas, R. (2018). *Mobbing und Bullying unter alten Menschen.* Bern: Hogrefe.
- James, I.A. (2019). *Herausforderndes Verhalten bei Menschen mit Demenz* (2. Aufl.). Bern: Hogrefe.
- Marshall, M. & Allan, K. (2010). *«Ich muss nach Hause». Ruhelose Menschen mit einer Demenz verstehen* (2. Aufl.). Bern: Huber.
- Urselmann, W. (2020). *Schreien und Rufen – Herausforderndes Verhalten bei Menschen mit Demenz* (2. Aufl.). Bern: Hogrefe. (Plan)
- Weber-Long, S. (2019). *Herausforderndes Verhalten.* Bern: Hogrefe. (Plan)
- White, E. (2013). *Sexualität bei Menschen mit Demenz.* Bern: Huber.

Kommunikation

- Böhme, G. (2007). *Förderung der kommunikativen Fähigkeiten bei Demenz.* Bern: Huber.
- Ellis, M. & Astell, A. (2019). *Nonverbale Kommunikation bei Menschen mit Demenz.* Bern: Hogrefe.

- McCarthy, B. (2012). *Nur nicht den Verstand verlieren. Gute Kommunikation trotz(t) Demenz.* Bern. Huber.
- Sachweh, S. (2019). *Spurenlesen im Sprachdschungel. Kommunikation und Verständigung mit demenzkranken Menschen* (2. Aufl.). Bern: Hogrefe.
- Sachweh, S. (2012). *«Noch ein Löffelchen?» – Effektive Kommunikation in der Altenpflege* (3. Aufl.). Bern: Huber.

Kunstgestützte, kreative Therapien

- Basting, A. D. (2012). *Vergiss das Vergessen. Besser leben mit Demenz.* Bern: Huber.
- Killick, J. & Craig, C. (2013). *Kreativität und Kommunikation bei Menschen mit Demenz.* Bern: Huber.
- Sulser, R. (2010). *Ausdrucksmalen für Menschen mit Demenz.* (2. Aufl.). Bern: Huber.
- Zeisel, J. (2011). *«Ich bin noch hier» Menschen mit Alzheimer-Demenz kreativ begleiten – eine neue Philosophie.* Bern: Huber.

Körperorientierte Therapien bei Menschen mit Demenz

- Champagne, T. (2019). *Sensorische Modulation für Menschen mit Demenz.* Bern: Hogrefe.
- Tanner, L. J. (2018). *Berührungen und Beziehungen bei Menschen mit Demenz.* Bern: Hogrefe.

Management, Patientensicherheit, Risikomanagement

- Baker, C. (2015). *Exzellente Pflege von Menschen mit Demenz entwickeln.* Bern: Huber.
- Loveday, B. (2015). *Demenzteams führen und leiten.* Bern: Huber.
- McCormack, B., Manley, K. & Garbett, R. (Hrsg.) (2009). *Praxisentwicklung in der Pflege.* Bern: Huber.
- Sanderson, H. & Bailey, G. (2015). *Praxishandbuch person-zentrierte Pflege.* Bern: Huber.

Mäeutik

- van der Kooij, C. (2020). *Komm doch mal in meine Welt. Mäeutische Pflege für Menschen mit geistiger Behinderung, kognitiven Beeinträchtigungen und Demenz.* Bern: Hogrefe. (Plan)
- van der Kooij, C. (2017). *Das mäeutische Pflege- und Betreuungsmodell* (2. Aufl.). Bern: Hogrefe.
- van der Kooij, C. (2015). *Die Magie der Bewohnerbesprechung.* Bern: Hogrefe.
- van der Kooij, C. (2012). *«Ein Lächeln im Vorübergehen» – Erlebnisorientierte Altenpflege mit Hilfe der Mäeutik.* Bern: Huber.

Montessori-basierte Ansätze

- Camp, C. (2015). *Tatort Demenz – Menschen mit Demenz verstehen. Praxishandbuch für Demenz-Detektive.* Bern: Hogrefe.

Naturgestützte Therapie, Dementia Green Care

- Chalfont, G. (2020). *Praxishandbuch Dementia Green Care.* Bern: Hogrefe. (Plan)
- Chalfont, G. (2009). *Naturgestützte Therapie.* Bern: Huber.
- Föhn, M. & Dietrich, C. (Hrsg.). (2013). *Gärten und Demenz – Gestaltung und Nutzung von Außenanlagen für Menschen mit Demenz.* Bern: Huber.
- Germann-Tillmann, T., Merklin, L. & Näf A.S. (2019). *Tiergestützte Intervention* (2. Aufl.). Bern: Hogrefe.
- Gilliard, J. & Marshall, M. (Hrsg.). (2014). *Naturgestützte Pflege von Menschen mit Demenz.* Bern: Huber.
- Schneiter, R. & Föhn, M. (Hrsg.). (2020). *Lehrbuch Gartentherapie* (2. Aufl.). Bern: Hogrefe.
- Waldboth, V., Suter-Riederer, S., Föhn, M., Schneiter-Ulmann, R. & Imhof, L. (2017). *Pflanzengestützte Pflege.* Bern: Hogrefe.

Palliative Dementia Care

- Dibelius, O., Offermanns, P. & Schmidt, S. (2016). *Palliative Care von Menschen mit Demenz.* Bern: Hogrefe.
- Kostrzewa, S. (2013). *Menschen mit geistiger Behinderung palliativ pflegen und begleiten.* Bern: Huber.
- Kostrzewa, S. (2020). *Menschen mit geistiger Behinderung palliativ pflegen und begleiten.* (2. Aufl.) Bern: Hogrefe.
- Kostrzewa, S. (2010). *Palliative Pflege von Menschen mit Demenz* (2. Aufl.). Bern: Huber.

Person-zentrierte Pflege, Dementia Care Mapping (DCM)

- Baker, C. (2015). *Exzellente Pflege von Menschen mit Demenz entwickeln.* Bern: Huber.
- Brooker, D. (2008). *Person-zentriert pflegen. Das VIPS-Modell zur Pflege und Betreuung von Menschen mit Demenz.* Bern: Huber.
- Kitwood, T. (2019). *Demenz* (8. Aufl.). Bern: Hogrefe.
- Kuhn, D., Verity, J. (2012). *Die Kunst der Pflege von Menschen mit Demenz.* Bern: Huber.
- Loveday, B. (2015). *Demenzteams führen und leiten.* Bern: Huber.
- Riesner, C. (Hrsg.). (2014). *Dementia Care Mapping (DCM) – Evaluation und Anwendung im deutschsprachigen Raum.* Bern: Huber.
- Sanderson, H. & Bailey, G. (2015). *Praxishandbuch person-zentrierte Pflege.* Bern: Huber.

Pflegeprozess und Pflegephänomene bei Menschen mit Demenz

- Barrick, A.E. (2010). *Körperpflege ohne Kampf.* Bern: Huber.
- Barrick, A.E. (2020). *Körperpflege ohne Kampf* (2. Aufl.). Bern: Hogrefe.
- Fischer, T. (2012). *Schmerzeinschätzung bei Menschen mit schwerer Demenz.* Bern: Huber.
- Gogl, A. (Hrsg.). (2013). *Selbstvernachlässigung bei alten Menschen.* Bern: Huber.
- Gupta, A. (2012). *Assessmentinstrumente für alte Menschen.* Bern: Huber.

- Handel, E. (Hrsg.). (2009). *Praxishandbuch ZOPA – Schmerzeinschätzung bei Patienten mit kognitiven und/oder Bewusstseinsbeeinträchtigungen.* Bern: Huber.
- James, I. A. (2019). *Herausforderndes Verhalten bei Menschen mit Demenz. Einschätzen, verstehen, behandeln* (2. Aufl.). Bern: Hogrefe.
- Lindesay, J., MacDonald, A. & Rockwood K. (2009). *Akute Verwirrtheit – Delir im Alter.* Bern: Huber.
- Marshall, M. & Allan, K. (2010). *«Ich muss nach Hause». Ruhelose Menschen mit einer Demenz verstehen.* Bern: Huber.
- May, H., Edwards, P. & Brooker, D. (2011). *Professionelle Pflegeprozessplanung. Personzentrierte Pflegeplanung für Menschen mit Demenz.* Bern: Huber.
- Urselmann, W. (2020). *Schreien und Rufen – Herausforderndes Verhalten bei Menschen mit Demenz* (2. Aufl.). Bern: Hogrefe.
- Weber-Long, S. (2019). *Herausforderndes Verhalten.* Bern: Hogrefe.
- White, E. (2013). *Sexualität bei Menschen mit Demenz.* Bern: Huber.

Positive Demenzpflege

- Clarke, C. & Wolverson, E. (2019). *Positive Demenzpflege.* Bern: Hogrefe.

Ratgeber (Außenansichten)

- Basting, A. D. (2012). *Vergiss das Vergessen. Besser leben mit Demenz.* Bern: Huber.
- Bowlby Sifton, C. (2011). *Das Demenz-Buch* (2. Aufl.). Bern: Huber.
- Buell-Whitworth, H. & Whitworth, J. (2019). *Das Lewy-Body-Demenz-Buch* (2. Aufl.). Bern: Hogrefe.
- Klessmann, E. (2011). *Wenn Eltern Kinder werden und doch die Eltern bleiben* (7. Aufl.). Bern: Huber.
- Mace, N. L. & Rabins, P. V. (2012). *Der 36-Stunden-Tag* (6. Aufl.). Bern: Huber.
- Whitehouse, P. J. & George, D. (2009). *Mythos Alzheimer.* Bern: Huber.

Ratgeber (Innenansichten)

- Bryden, C. (2016). *Nichts über uns, ohne uns!* Bern: Hogrefe.
- Bryden, C. (2011). *Mein Tanz mit der Demenz – Trotzdem positiv leben.* Bern: Huber.
- Inauen, F. (2016). *Eins nach dem anderen – Texte und Zeichnungen einer Demenz.* Bern: Hogrefe.
- Snyder, L. (2011). *Wie sich Alzheimer anfühlt.* Bern: Huber.
- Swaffer, K. (2017). *«Was zur Hölle passiert in meinem Hirn?»* Bern: Hogrefe.
- Taylor, R. (2013). *Hallo Mr. Alzheimer.* Bern: Huber.
- Taylor, R. (2011a). *Alzheimer und Ich* (3. Aufl.). Bern: Huber.
- Taylor, R.(2011b). *Der Moralische Imperativ des Pflegens.* Bern: Huber.
- Taylor, R. (2011c). *Im Dunkeln würfeln. Portraits, Bilder und Geschichten einer Demenz.* Bern: Huber.

Rehabilitation

- Gogia, P. P. & Rastogi, N. (2014). *Alzheimer-Rehabilitation. Menschen mit Demenz stabilisieren und rehabilitieren.* Bern: Huber.
- Röse, K.M. (2017). *Betätigung von Menschen mit Demenz im Kontext Pflegeheim.* Bern: Hogrefe.

Reminiszenz/Biografiearbeit/ROT

- Schweitzer P. & Bruce, E. (2010). *Das Reminiszenzbuch.* Bern: Huber.

Technische Unterstützung

- Heeg, S., Heusel, C., Kühnle, E., Külz, S., von Lützau-Hohlbein, H., Mollenkopf, H., ... Schweizer R. (2007). *Technische Unterstützung bei Demenz.* Bern: Huber.

Transkulturelle Pflege und Kompetenz

- Dibelius, O., Feldhaus-Plumin, E. & Piechotta-Henze, G. (Hrsg.). (2015). *Lebenswelten von Menschen mit Migrationserfahrung und Demenz.* Bern: Hogrefe.
- Krasberg, U. (2013). *«Hab ich vergessen, ich hab' nämlich Alzheimer».* Bern: Huber.

Umgebungsgestaltung, Milieu, Wohnen, Architektur

- Chalfont, G. (2020). *Praxishandbuch Dementia Green Care.* Bern: Hogrefe.
- Chalfont, G. (2009). *Naturgestützte Therapie.* Bern: Huber.
- Föhn, M. & Dietrich, C. (Hrsg.). (2013). *Gärten und Demenz – Gestaltung und Nutzung von Außenanlagen für Menschen mit Demenz.* Bern: Huber.
- Germann-Tillmann, T., Merklin, L. & Näf A. S. (2019). *Tiergestützte Intervention* (2. Aufl.). Bern: Hogrefe.
- Gilliard, J. & Marshall, M. (Hrsg.). (2014). *Naturgestützte Pflege von Menschen mit Demenz.* Bern: Huber.
- Schneiter, R. & Föhn, M. (Hrsg.). (2020). *Lehrbuch Gartentherapie* (2. Aufl.). Bern: Hogrefe.
- Waldboth, V., Suter-Riederer, S., Föhn, M., Schneiter-Ulmann, R. & Imhof, L. (2017). *Pflanzengestützte Pflege.* Bern: Hogrefe.

Zusammenstellung: Jürgen Georg, Antonia Halt (Stand: 8-2019)

Autoren- und Herausgeberinnenverzeichnis

Helen Buell Whitworth, MS, BSN
Helen Buell Whitworth ist eine pensionierte Krankenschwester, Dozentin und Autorin. Sie diente der Lewy-Body-Demenz Association (LBDA) in verschiedenen Positionen, unter anderem als «Koordinatorin der Freiwilligenarbeit» und wurde im Jahre 2007 als «Ehrenamtlerin des Jahres» der LBDA gewählt. Heute arbeiten Helen und ihr Mann James als die «Whitworths of Arizona» und verkaufen Trainings-Kits zur Behandlung der Lewy-Body-Demenz für die Langzeitpflege, Memory-Kliniken und Betreuungseinrichtungen für demenzkranke Menschen.

James A. Whitworth
James Whitworth's erste Frau erkrankte an einer Lewy-Body-Demenz. Motiviert durch den Mangel an Informationen über diese Form der Demenz wurde er Mitbegründer der inzwischen landesweit bekannten Lewy-Body-Demenz-Vereinigung und fungierte als deren erster Präsident. Heute arbeiten Helen und ihr Mann James als die «Whitworths of Arizona» und verkaufen Trainings-Kits zur Behandlung der Lewy-Body-Demenz für die Langzeitpflege, Memory-Kliniken und Betreuungseinrichtungen für demenzkranke Menschen.

Anita Steininger (Herausgeberin der deutschsprachigen Ausgabe)
Anita Steininger ist Pflegepädagogin sowie staatlich anerkannte Altenpflegerin und Pflegefachkraft für Gerontopsychiatrie. Sie arbeitet seit vielen Jahren als Pflegedienstleiterin im Projektmanagement und hat viel Erfahrung mit der Gründung und Gestaltung von Wohn- und Hausgemeinschaften für Menschen mit Demenz. Sie ist tätig als Dozentin im Gesundheitswesen. Dabei ist ihr Schwerpunkt das Leben von Menschen mit Demenz zu verbessern, insbesondere in der Begleitung Sterbender mit Demenz. Sie ist Mitglied der DED, der Deutschen Expertengruppe Dementenbetreuung.
Kontakt: anita.steininger@gmx.de

Ruth Lindenmann (Herausgeberin der deutschsprachigen Ausgabe)
Ruth Lindenmann arbeitete nach der Ausbildung zur Krankenpflegerin FA SRK auf der Gerontopsychiatrischen Abteilung im Reusspark Zentrum in Niederwil im Aargau. Nachdem sie sich auch als Stationsleiterin auf derselben Station beweisen konnte und genügend Erfahrung gesammelt hatte, baute sie die Wohngruppe für Menschen mit Demenz auf, übernahm deren Leitung. Weitere Erfahrungen in Führungspositionen konnte sie als Pflegedienstleiterin im Gerontopsychiatrischen Krankenheim Sonnweid sammeln. Von dort

wechselte sie nach zwei Jahren als Pflegeexpertin in den Bereich Pflegeentwicklung der Alterssiedlungen der Stadt Luzern. Nach der zweijährigen Tätigkeit als Studiengangsleiterin des MAS Geriatric Care an der WE'G Hochschule für Gesundheit in Aarau arbeitet Ruth Lindenmann nun als Freie Mitarbeiterin der Firma Q-Sys AG in St. Gallen und gründet 2011 ihre eigene Firma namens «perl» (Pflegeentwicklung Ruth Lindenmann) aus der heraus sie beratend und lehrend tätig ist.
Kontakt: Ruth.Lindenmann@gmx.ch

Jürgen Georg ist Pflegefachmann, -lehrer und -wissenschaftler (MScN). Er arbeitet als Programmleiter: Pflege beim Hogrefe Verlag in Bern und ist als Dozent u. a. zu den Themen «Neurokognitive Pflege», «herausforderndes Verhalten bei Menschen mit Demenz» sowie «stressreduzierende Pflege bei Menschen mit Demenz» tätig. Er ergänzte den Beitrag «Neurokognitive Pflege, neurokognitive Störungen und LBD» für diese 2. Auflage.
Kontakt: juergen.georg@hogrefe.ch

Medikamentenverzeichnis

Im Folgenden finden sich alle im Original genannten Substanzen mit entsprechenden amerikanischen Präparaten und Ergänzungen der handelsüblichen Präparate aus Deutschland und der Schweiz. Generika sind im Arzneimittelverzeichnis enthalten. Dem Leser soll dadurch ein leichteres Erkennen der Medikation möglich gemacht werden.

Acetaminophen (Tylenol®, Paracetamol ®)
Acetaminophen, Brompheniramin und Pseudoephedrin (Dimetapp Cold and Fever®)
Acetylsalicylsäure (Aspirin®)
Alprazolam (Xanax®)
Amitriptylin (Elavil®)
Aripiprazol (Abilify®)
Benztropin (Cogentin®)
Bethanechol (Duvoid®, Urecholin®)
Bupropion (Wellbutrin®) (Elontril® in Deutschland)
Buspiron (BuSpar®)
Carbamazepin (Tegretol®)
Carbidopa-Levodopa (Sinemet®)
Carisoprodol (Soma®)
Cetirizin (Zyrtec®)
Chlorpheniramin (Chlor-Trimeton®)
Citalopram (Celexa®)
Clonazepam (Klonopin®)
Clorazepat (Tranxen®)
Clozapin (Clozaril®)
Cyclobenzaprin (Flexeril®)
Diazepam (Valium®)
Diphenhydramin (Benadryl®)
Divalproex (Depakote®)
Donepezil (Aricept®)
Escitalopram (Lexapro®)(Cipralex® in D)
Eszopiclon (Lunesta®)
Finasterid (Proscar®)
Fludrocortison (Florinef®)(Astonin® in D)
Fluoxetin (Prozac®)
Flurazepam (Dalmane®)
Gabapentin (Neurontin®)
Galantamin (Razadyne®)
Guaifenesin (Robitussin®)
Guaifenesin + Dekongestivum (Robitussin® D)
Haloperidol (Haldol®)
Hydroxyzin (Atarax®)
Ibuprofen (Advil®)
Loperamid (Imodium®)
Loratadin (Claritin®)
Lorazepam (Ativan®)
Maprotilin (Remeron®)(Ludiomil® in D)
Memantin (Namenda™)
Meperidin (Demerol®)(Pethedin® in Schweiz/CH, D)(Dolantin® in D)
Methyldopa (Aldomet®)
Midodrin (ProAmatine®)
Modafinil (Provigil®)
Montelukast (Singulair®)
Naproxen (Aleve®)(Dolormin® für Frauen in D, Proxen® in D)
Nasen-Dekongestivum (Actifed®)
Olanzapin (Zyprexa®)
Oxybutinin (Dridase®, Ditropan®)
Paroxetin (Paxil®)(Paroxalon®, Seroxat® in D)
Phenelzin (Nardil®)
Polyethylenglycol 3350 (GlycoLax®, Miralax®) (Macrogol® in D)
Pramipexol (Mirapex®)
Propofol (Disoprivan® in D, CH)
Pseudoephedrin (Sudafed®)

Psyllium (Metamucil®)
Pyridostigmin (Mestinon®)
Quetiapin (Seroquel®)
Risperidon (Risperdal®)
Rivastigmin (Exelon®)
Ropinirol (Requip®)
Sennoside (Senokot®)
Sertralin (Zoloft®)
Sildenafil (Viagra®)
Solifenacin (Vesicare®)(Vesicur® in D)
Tadalafil (Cialis®)
Tamsulosin (Flomax®)(Omnic® und Prostacure® in D, Pradif® in CH)
Temazepam (Restoril®)
Terazosin (Hytrin®) (Flotrin® und Terazid® in D)
Tolterodin (Detrol LA®, Detrol®) (Detrusitol SR® in D/CH)
Trazodon (Desyrel®)
Vardenafil (Levitra®)
Zolpidem (Ambien®)

Abkürzungsverzeichnis

Nicht alle der folgenden Abkürzungen finden sich auch im Text, aber Sie könnten Ihnen begegnen, wenn Sie weiteres Material lesen oder mit Fachleuten sprechen.

AD Alzheimer-Krankheit (engl.: «Alzheimer's disease»)
ANS vegetatives Nervensystem (engl.: «autonomic nervous system»)
APP Amyloidpräkursorprotein
CAT Computeraxialtomographie
CNA «certified nurse aide»
DBS tiefe Hirnstimulation (engl.: «deep brain stimulation»)
DLB Demenz mit Lewy-Bodys (engl.: «dementia with Lewy bodies»)
ED erektile Dysfunktion
EDS exzessive Tagesschläfrigkeit (engl.: «excessive daytime sleeping»)
FDA Food and Drug Administration
HMO Health Maintenance Organization
I. E. Internationale Einheiten
IADL instrumentelle Aktivitäten des täglichen Lebens (engl.: «instrumental activities of daily living»)
LBD Lewy-Body-Demenz (engl.: «Lewy body dementia»)
LBDA Lewy Body Dementia Association
LD Licensed Dietetician
LPN «licensed practical nurse»
LVN «licensed vocational nurse»
MAO Monoaminooxidase
MCI leichte kognitive Störung (engl.: «mild cognitive impairment»)
MMSE Mini-Mental-Status (engl.: «Mini-Mental State Examination»)
MRT Magnetresonanztomographie
MSA multiple Systematrophie
NA «nursing assistant»
NIH National Institutes of Health
NMS malignes neuroleptisches Syndrom (engl.: «neuroleptic malignant syndrome»)
NP «nurse practitioner»
PD Parkinson-Krankheit (engl.: «Parkinson's disease»)
PDD Parkinson-Krankheit mit Demenz (engl.: «Parkinson's disease with dementia»)
PET Positronen-Emissionstomographie (engl.: «positron emission tomography»)

RBD	REM-Schlaf-Verhaltensstörung (engl.: «REM sleep behavior disorder»)
RD	Registered Dietetician
REM	schnelle Augenbewegungen (engl.: «rapid eye movement»)
RLS	Restless-Legs-Syndrom (engl.: «restless legs syndrome»)
RN	«registered nurse»
SPECT	Einzelphotonen-Emissionscomputertomographie (engl.: «single photon emission computed tomography»)
SSRI	selektive Serotonin-Wiederaufnahme-Hemmer (engl.: «selective serotonine re-uptake inhibitor»)
ZNS	Zentralnervensystem

Glossar

Auch wenn viele der folgenden Begriffe nicht im Buch auftauchen, stoßen Sie eventuell darauf, wenn Sie sonstiges Material lesen oder mit einem Arzt sprechen.

Hinweis: Kursiv gesetzte Wörter in den Definitionen selbst finden sich ebenfalls im Glossar. Am Schluss einer Definition kursiv und in Klammern gesetzte Wörter verweisen auf verwandte Themen. So finden sich beispielsweise nach der Definition von Donepezil weitere Antidementiva.

Acetylcholin (ACh): eine zentrale Substanz in *Neuronen* (Nervenzellen), die als *Neurotransmitter* wirkt und Informationen zwischen zwei Nervenzellen transportiert.

Acetylcholinesterase-Hemmer: ein Medikament, das die Enzyme hemmt, welche *Acetylcholin* in andere Substanzen umwandeln, und damit den Acetylcholinspiegel im Gehirn erhöht. Diese Substanzen können Verwirrtheit, *kognitive Fluktuationen* und andere LBD-Symptome verringern, haben aber oft schwere gastrointestinale Nebenwirkungen. *(Donepezil, Rivastigmin, Galantamin)*

Agitiertheit: exzessive motorische Aktivität, verbunden mit einem Gefühl innerer Anspannung, die sich als verbale und physische Aggression und aktiver Widerstand gegen Pflege und Versorgung zeigen. Dies kann als ruheloses Umhergehen, Zappeln, Händeringen, Zupfen an der Kleidung und an der Unfähigkeit, stillzusitzen, zu erkennen sein.

Agnosie: die Unfähigkeit, Gegenstände und Personen zu erkennen und zu identifizieren, obwohl man die Merkmale jener Gegenstände und Personen kennt. Bei Menschen mit Agnosie können die kognitiven Fähigkeiten in anderen Bereichen erhalten sein.

Akathisie: eine Bewegungsstörung, charakterisiert durch ein Gefühl innerer Unruhe und das zwanghafte Bedürfnis, ständig in Bewegung zu sein, oft in Form von Zappeln.

Akinesie: Verlust oder Beeinträchtigung der willkürlichen Bewegung. Akinesie ist der in der *Neurologie* verwandte Begriff zur Bezeichnung des Fehlens von Bewegung.

Aktivitäten des täglichen Lebens (ATL): Aktivitäten der Selbstpflege und -versorgung, die für den Alltag nötig sind, wie Essen, Körperpflege, Pflege der äußeren Erscheinung, Sich-Kleiden und Ausscheiden. Das Ausmaß der Demenz einer Person wird manchmal anhand dieser Einschränkungen gemessen.

Albtraum: ein Traum, der Gefühle intensiver Furcht, intensiven Schreckens oder Leidens weckt.

Alphasynuklein: eines aus einer Familie verwandter Proteine, die vorwiegend im zentralen Nervensystem exprimiert werden.

Alzheimer-Krankheit: eine progrediente *neurodegenerative* Erkrankung des Gehirns.

Ambulante Versorgung: medizinische Versorgung einschließlich Diagnose, Beobachtung, Behandlung und Rehabilitation auf nichtstationärer Grundlage für gehfähige Patienten.

Amnesie: Vergesslichkeit für Details von kurze Zeit zurückliegenden Ereignissen, Gesprächen und anstehenden Terminen.

Amyloid: eines von mehreren komplexen Proteinen, die in Geweben einschließlich organspezifischen Bereichen, wie dem Gehirn, abgelagert werden können, etwa bei der Alzheimer-, der Parkinson- und der Huntington-Krankheit sowie bei der Lewy-Body-Krankheit.

Amyloidpräkursorprotein (APP): ein Gen, das – mutiert – die Produktion einer abnormen Form von *Amyloid* verursacht.

Angst: ein abnormes und überwältigendes Gefühl des Bedrohtseins und der Furcht, oft gekennzeichnet durch Schwitzen, Anspannung und beschleunigten Puls; behindert das alltägliche Funktionieren.

Anticholinerge Wirkung: eine chemische Wirkung, die das Gedächtnis und Denkfunktionen stört oder schwächt sowie Schläfrigkeit und die Gefahr von Gleichgewichtsstörungen und Stürzen erhöhen kann.

Antidepressivum: ein Medikament zur Abschwächung einer *Depression. (Citalopram, Trazodon, Paroxetin, Fluoxetin, selektive Serotonin-Wiederaufnahme-Hemmer, Sertralin)*

Antihistaminikum: ein Medikament, das gewöhnlich in freiverkäuflichen Erkältungsmitteln und Antiallergika verwandt wird. Es kann anticholinerge Wirkungen haben.

Antikonvulsivum: ein Medikament, das exzessive Nervensignale im Gehirn reduziert, und das normale Gleichgewicht der neuralen Aktivität wiederherstellt. Diese Substanzen können auch zur Behandlung einer *Depression* oder des *Restless-legs-Syndroms* eingesetzt werden. *(Gabapentin, Carbamazepin)*

Anxiolytikum: ein Medikament zur Verringerung von Agitiertheit, Nervosität, *Angst* und Anspannung. Wird auch als Tranquilizer bezeichnet. Verursacht bei Patienten mit LBD oft schwere Nebenwirkungen. *(Angst, Hydroxyzin, Clonazepam, Diazepam)*

Apathie: ein Mangel an Motivation, ein Gespräch zu beginnen oder Aktivitäten durchzuführen.

Aphasie: eine Verschlechterung der Sprachfunktion; schwere Form des *Dysphasie.*

Arzt für Allgemeinmedizin: siehe *Familienarzt.*

Arzt: eine in der Heilkunst ausgebildete Person. Die meisten Ärzte führen den Titel «Dr. med.», können aber auch ohne diesen Titel praktizieren, sofern sie über eine Approbation verfügen.

Ataxie: Unsicherheit, verursacht durch das Unvermögen des Gehirns, die Haltung sowie Stärke und Richtung von Bewegungen der Gliedmaßen zu regulieren.

Atrophie: Größenabnahme oder Schwund eines Körperteils oder Gewebes.

Atypische Neuroleptika: haben einen anderen Wirkungsmechanismus als *klassische Neuroleptika* und sind bei Patienten mit LBD daher gewöhnlich, aber nicht immer sicher. *(Quetiapin, Risperidon, Olanzapin)*

Aufmerksamkeitsdefizit: Schwierigkeiten beim Aufrechterhalten der Aufmerksamkeit, die zu impulsivem Verhalten und exzessiver Aktivität führen.

Beschäftigungstherapeut: eine Fachkraft, die mit jeder Person arbeitet, die permanent in ihrem körperlichen oder geistigen Funktionieren beeinträchtigt ist. Ziel der Beschäftigungstherapie ist, Klienten bei der Durchführung täglicher Aufgaben in ihrem Lebens- und Arbeitsumfeld zu helfen und sie darin zu unterstützen, die Fähigkeiten zu entwickeln, ein unabhängiges, zufriedenstellendes und produktives Leben zu leben.

Betreuer: eine gerichtlich ernannte Person, die autorisiert ist, für eine andere Person rechtliche und finanzielle Entscheidungen zu treffen.

Betreutes Wohnen: eine Einrichtung der Langzeitpflege mit Pflegepersonal auf Abruf für Personen, die selbstständig sind, aber bei einigen *Aktivitäten des täglichen Lebens* Hilfe benötigen.

Betreuungsperson: eine Person, die andere Menschen mit Gesundheitsstörungen oder Behinderungen pflegt und versorgt.

Bradykinesie: Langsamkeit der Bewegung.

Bradyphrasie: Langsamkeit des Sprechens.

Capgras-Syndrom: eine wahnhafte Verkennung, bei der der Patient glaubt, eine ihm nahestehende Person (Ehepartner, Betreuungsperson), sei durch einen ähnlich aussehenden Doppelgänger ersetzt worden.

Carbamazepin: ein Antikonvulsivum, das manchmal zur Behandlung von Geisteskrankheiten, *Depression* und *Restless-legs-Syndrom* eingesetzt wird. *(Gabapentin)*

Carbidopa: ein Generikum, das zusammen mit *Levidopa* zur Behandlung der Symptome der *Parkinson-Krankheit* eingesetzt wird. Für sich genommen hat sie keine Wirkung auf *Parkinson-Symptome. (Carbidopa-Levodopa)*

Celecoxib: eine entzündungshemmende Substanz, von der man annimmt, dass sie die Gefahr einer Demenz bei Personen mit familienanamnestisch bekannter Demenz senkt.

Chloralhydrat: ein bei Schlaflosigkeit zur Schlafunterstützung eingesetztes Medikament.

Citalopram: ein *selektiver Serotonin-Wiederaufnahme-Hemmer* (SSRI) als Antidepressivum. *(Trazodon, Paroxetin, Fluoxetin, selektive Serotonin-Wiederaufnahme-Hemmer, Sertralin)*

Clonazepam: ein *Anxiolytikum*, das zur Behandlung der *REM-Schlaf-Verhaltensstörung* eingesetzt wird.

Computeraxialtomographie (CAT): eine Art Scan, bei dem Röntgenbilder mittels eines Computers addiert werden, um Querschnittansichten von inneren Organen oder Körpergeweben zu erzeugen. In Fällen von *Demenz* dienen CAT-Scans oft zur Unterstützung der Diagnose.

Defizite: die körperlichen und/oder kognitiven Fähigkeiten, die eine Person aufgrund der *Demenz* verloren hat, mit denen sie Schwierigkeiten hat oder die sie nicht länger durchführen kann.

Demenz mit Lewy-Bodys (DLB): eine Form der Lewy-Body-Demenz, bei der die kognitiven vor den motorischen Funktionsstörungen auftreten. Zu den Symptomen gehören kognitive Funktionsstörungen, Wahrnehmungsstörungen, Schlafstörungen und vegetative Störungen. Es besteht eine enge Beziehung zur *Parkinson-Krankheit mit Demenz* (PDD). Sie kann auch als diffuse Lewy-Body-Krankheit, kortikale Lewy-Body-Krankheit, Demenz mit Lewy-Bodys oder Lewy-Body-Variante der Alzheimer-Krankheit bezeichnet werden.

Demenz: die Beeinträchtigung zweier oder mehrerer *kognitiver Fähigkeiten*. Die *Alzheimer-Krankheit* ist die häufigste Ursache der Demenz, es folgen LBD und die *vaskuläre Demenz*. Weitere Ursachen sind Hirnverletzungen, Hirntumoren, Intoxikationen, Enzephalitis, Meningitis, die *frontotemporale Demenz*, Syphilis und Schilddrüsenleiden.

demenzerfahren: beschreibt medizinische Spezialisten, die in der Arbeit mit Menschen mit *Demenz* und deren Betreuungspersonen erfahren sind. Sie wissen, welche Arten von Dienstleistungen *Betreuungspersonen* und Patienten mit Demenz helfen können, und welche Einrichtungen und Personen solche Dienstleistungen anbieten.

Depression: eine Krankheit des Körpers, der Gestimmtheit und der Gedanken. Zu den Symptomen gehören ein Verlust des Interesses an Lebensaktivitäten, geringes Selbstwertgefühl, Gefühle von Hilflosigkeit und Hoffnungslosigkeit, schwacher Appetit und Gewichtsabnahme. Siehe auch *Major-Depression* und *reaktive Depression*.

Donepezil: ein Acetylcholinesterasehemmer zur Behandlung einer leichten bis mäßigen *Depression. (Rivastigmin, Galantamin)*

Dopamin: eine Aminosäure, die als *Neurotransmitter* im Gehirn vorkommt.

Dyskinesie: ein Zustand, der zu abnormen Muskelbewegungen führt, die als Nebenwirkung bestimmter Medikamente, wie *Levodopa* und *Neuroleptika*, auftreten können.

Dysphagie: Schluckbeschwerden

Dysphasie: Beeinträchtigung des Sprechens infolge von Läsionen im Gehirn. Schwerere Formen der Dysphasie werden als *Aphasie* bezeichnet.

Dysphorie: allgemeines Gefühl der *Angst*.

Dyspnö: erschwertes oder mühsames Atmen oder Kurzatmigkeit.

Dyspraxie: die Störung der sequenziellen Abfolge von Einzelbewegungen.

Dystonie: unwillkürliche Bewegungen und prolongierte Muskelkontraktionen, die zu gewundenen Körperbewegungen, Tremor und abnormer Körperhaltung führen. Diese Bewegungen können den gesamten Körper oder nur einen isolierten Bereich erfassen.

Einrichtung der Langzeitpflege und -versorgung: eine Einrichtung der rehabilitativen, wiederherstellenden und/oder fortlaufenden professionellen Pflege und Versorgung für Patienten oder Bewohner, die Assistenz bei den Aktivitäten des täglichen Lebens benötigen.

Einzelphotonen-Emissionscomputertomographie (SPECT): ein nuklearmedizinisches Verfahren, bei dem eine Gamma-Kamera um den Patienten rotiert und Bilder aus vielen Winkeln aufnimmt, die der Computer dann zu einem tomographischen Bild (Querschnitt) zusammensetzt.

Enthemmung: ein Verlust an Takt und Impulskontrolle.

erblich (Erblichkeit): die genetische Übertragung von Merkmalen von den Eltern auf das Kind.

Erholungsprogramm: Zeit, die einer Person die notwendigen Pausen bei ihrer Rolle als Betreuungsperson gibt.

Euphorie: ein anhaltendes und unvernünftiges Gefühl des Wohlbefindens.

Exekutivfunktionen: die Fertigkeiten für logisches Denken, Problemlösen, Urteilen, Lernen und mehrteilige Aufgaben.

Exzessive Tagesschläfrigkeit (EDS): die Neigung, tagsüber zwischendurch einzuschlafen.

familiär: ein Attribut, das bei Familienmitgliedern tendenziell häufiger auftritt, als durch den Zufall zu erwarten wäre. Eine familiäre Erkrankung kann genetisch oder durch die Umwelt bedingt sein.

Familienarzt: ein Arzt, der kontinuierlich und umfassend Gesundheitsversorgung für das Individuum und die Familie leistet. Er ist gewöhnlich der erste

Arzt, den ein Patient aufsucht, bevor er zu einem bestimmten Spezialisten überwiesen wird.

Festination: Gehen in zunehmend raschen, kurzen und schlurfenden Schritten. Es besteht Sturzgefahr.

Finalstadium: die letzte Phase im Verlauf einer progredienten Erkrankung.

Fludrocortison: ein Medikament zur Behandlung der *orthostatischen Hypotonie.*

Fluoxetin: ein SSRI-*Antidepressivum. (Citalopram, Trazodon, Paroxetin, selektive Serotonin-Wiederaufnahme-Hemmer, Sertralin)*

Flush: eine vegetative Reaktion des Nervensystems, die zur vorübergehenden Weitung der Kapillaren in der beteiligten Haut führt. Wird gewöhnlich durch Aufregung, körperliche Anstrengung, Fieber oder Verlegenheit verursacht, kann aber auch durch kapillarerweiternde Medikamente, wie Niacin, ausgelöst werden.

Foley-Katheter: ein flexibler Plastikschlauch (*Katheter*), der in die Blase eingeführt wird, um dauerhaft Urin abzuleiten.

Frontotemporale Demenz: eine Form der *Demenz*, die durch Schrumpfen der Frontal- und Temporallappen des Gehirns verursacht wird. Wird auch als Pick'sche Krankheit bezeichnet. Bisweilen *erblich*, ist sie durch eine langsam fortschreitende Verschlechterung sozialer Fähigkeiten und Persönlichkeitsveränderungen gekennzeichnet, die zu Beeinträchtigungen des Intellekts, des Gedächtnisses und der Sprache führen. Diese Art der Demenz führt zu Verhaltensproblemen einschließlich schwerer *Apathie* und fehlenden Mitgefühls bzw. fehlender Empathie.

Gabapentin: ein Antikonvulsivum zur Behandlung des *Restless-legs-Syndroms.*

Galantamin: ein *Acetylcholinesterasehemmer* zur Behandlung einer leichten bis mäßigen *Demenz. (Donepezil, Rivastigmin)*

Gang: die Art, zu gehen. Menschen mit *Demenz* haben oft einen reduzierten Gang, das heißt, die Fähigkeit, beim Gehen die Füße zu heben, hat abgenommen.

Gedächtnis: die Fähigkeit, Informationen zu speichern, zu codieren und wieder abzurufen, sowie die jeweiligen Prozesse. Im **Kurzzeit-** oder **Arbeitsgedächtnis** werden Informationen, die für komplexe kognitive Aufgaben, wie Lernen, logisches Denken und Verstehen, erforderlich sind, vorübergehend gespeichert und verarbeitet. Im **Langzeitgedächtnis** werden Informationen für den späteren Gebrauch gespeichert, verarbeitet und wieder abgerufen. Im Langzeitgedächtnis gespeicherte Informationen können unter Umständen ein Leben lang abgerufen werden.

Gedächtnisspanne: Die Anzahl von Items, gewöhnlich Worte oder Zahlen, die eine Person behalten und wieder abrufen kann. Die Gedächtnisspanne ist ein Test für die Funktion des Kurzzeitgedächtnisses. Die durchschnittliche Item-Spanne für normale Erwachsene beträgt sieben.

Generikum: ein Medikament, das ohne Patentschutz produziert und vertrieben wird. Generika sind gewöhnlich viel billiger als Markenpräparate.

geriatrisch: auf alte Menschen bezogen.

Gerontologie: das Studium des Alternsprozesses einschließlich körperlicher, geistiger und sozialer Veränderungen. Ein Gerontologe ist eine Person mit Master-Abschluss oder Promotion in Gerontologie.

Glutamat: ein *Neurotransmitter*, der kognitive Funktionen und Wahrnehmungsfunktionen fördert.

Halluzination: eine sensorische Erfahrung, bei der eine Person etwas wahrnehmen kann, das nicht vorhanden ist. Optische Halluzinationen sind bei LBD am häufigsten. Halluzinationen können auch akustisch (Hören), gustatorisch (Schmecken), kinästhetisch (Körperbewegungen), in Form von Verkleinerungen (Menschen und Dinge erscheinen kleiner als normal), als Musik, olfaktorisch (Geruch) oder taktil (Berührung) auftreten.

Haloperidol: ein *Neuroleptikum*, besonders gefährlich für Patienten mit LBD.

Haltungsinstabilität: das Unvermögen, im Stehen oder im Sitzen eine korrekte Haltung zu wahren.

Hausarzt: siehe *Familienarzt*.

Häusliche Gesundheitsversorgung: professionelle Gesundheitsversorgung und häusliche Betreuungsdienstleistungen durch PflegehelferInnen auf Teilzeitbasis zur Behandlung einer Krankheit oder Verletzung. Häusliche Gesundheitsversorgung wird abgedeckt durch Medicare Teil A und B, vorausgesetzt, wie wird von einem Arzt verordnet. Auch dauerhafte medizinische Ausrüstung ist abgedeckt, wenn sie von einer Einrichtung der häuslichen Gesundheitsversorgung zur Verfügung gestellt wird. Eine Einrichtung der häuslichen Gesundheitsversorgung leistet professionelle Pflege, *Physiotherapie*, Beschäftigungstherapie, Sprachtherapie und Versorgung durch PflegehelferInnen.

Hirnrinde: der Teil des Gehirns, der für die Denk-, Wahrnehmungs- und Gedächtnisprozesse verantwortlich ist und als Sitz der fortgeschrittenen motorischen Funktion, der sozialen Fähigkeiten, der Sprache und des Problemlösens gilt.

Hospiz: ein Programm oder eine Einrichtung, das bzw. die Menschen pflegt bzw. versorgt, die am Lebensende stehen, und sich um deren Familien kümmert. Hospizpflege- und Versorgung können zuhause, in einem Hospiz oder in einer sonstigen eigenständigen Einrichtung innerhalb einer Klinik geleistet werden. *Hospizpflege- und Versorgung* sind ausgelegt, um Menschen in der letzten Phase einer zum Tode führenden Krankheit zu pflegen und zu versorgen und eher auf Behaglichkeit als auf Heilung ausgerichtet. Die Philosophie des Hospizes liegt darin, die emotionalen, sozialen und spirituellen Bedürfnisse eines Patienten sowie medizinische Symptome als Teil der Behandlung der ganzen Person zu unterstützen.

Hypokinesie: eine abnorme Abnahme der Muskelbewegung.

idiopathisch: eine Erkrankung, die ohne erkennbaren Grund einsetzt.

Illusionen: die Wahrnehmung, dass Gegenstände anders erscheinen, als sie wirklich sind.

Inkontinenz: das Unvermögen, seine Ausscheidungen zu beherrschen. **Harninkontinenz** ist das Unvermögen, Urin in der Blase zu halten, und **Stuhlinkontinenz** ist das Unvermögen, Stuhl im Rektum zu halten.

Instrumentelle Aktivitäten des täglichen Lebens (IADL): die sekundäre Ebene von Aktivitäten im Alltag, wie Kochen, Schreiben und Autofahren.

Intentionstremor: ein *Tremor*, der auftritt, wenn eine Person eine willkürliche Bewegung versucht.

Katheter: ein flexibler Schlauch, der in eine Körperhöhle, einen Gang oder ein Gefäß eingeführt wird, um Flüssigkeit passieren zu lassen oder eine Passage zu weiten.

Klassische Neuroleptika: blockieren Neurotransmitterrezeptoren und verhindern damit, dass Nerven aktiviert werden. Bis zu 50 Prozent der Patienten mit LBD haben eine schwere Überempfindlichkeit gegen Neuroleptika (*Haloperidol*).

Klinische Studien: Studien zur Evaluation der Wirksamkeit und Sicherheit von Medikamenten oder medizinischen Gerätschaften durch Überwachen ihrer Wirkungen auf große Menschengruppen.

Kognition: der Prozess des Wachseins, Wissens, Denkens, Lernens und Urteilens.

Kognitive Fähigkeiten: die zur Förderung des *Gedächtnisses*, der *Exekutivfunktionen*, der *Wahrnehmung*, der Impulskontrolle und der Kommunikation genutzten Fähigkeiten.

Kognitive Fluktuationen: Fluktuationen der Vigilanz und/oder Kognition, bei denen man einige Stunden oder Tage normal oder beinahe normal erscheint, während in anderen Phasen viel mehr schwere Schläfrigkeit, Verwirrtheit, Desorientiertheit, Vergesslichkeit usw. herrschen.

Konfabulieren: fertige Antworten auf Fragen, ohne Rücksicht auf deren Wahrheitsgehalt. Oft füllen Patienten Gedächtnislücken mit plausiblen Fakten.

Kortex: die äußere Schicht des Gehirns und des Kleinhirns, die Teile des Gehirns sind.

kortikospinal: bezieht sich auf Gewebe und Flüssigkeiten, die zum Gehirn und Rückenmark gehören oder damit zusammenhängen.

Langzeitpflege und -versorgung: Leistungen der persönlichen Pflege und Versorgung zuhause oder in einer *professionellen Pflegeeinrichtung* für Menschen mit chronischen Behinderungen und langwierigen Krankheiten. Langzeitpflege und -versorgung sind durch Medicare gewöhnlich nicht abgedeckt.

Levodopa: ein *Generikum*, das zusammen mit *Carbidopa* zur Behandlung der Symptome der *Parkinson-Krankheit* eingesetzt wird. Für sich allein verabreicht hat es unerwünschte Wirkungen. *(Levodopa-Carbidopa)*

Lewy-Body-Demenz: durch Lewy-Bodys im Gehirn verursachte Demenz. Sie umfasst die *Demenz mit Lewy-Bodys (DLB)* und die *Parkinson-Krankheit mit Demenz (PDD)* und ist eng verwandt mit der *Parkinson-Krankheit* und der *multiplen Systematrophie (MSA)*.

Lewy-Bodys: kleine, runde, klumpige Ansammlungen normaler Proteine, die aus unbekannten Gründen im Inneren von *Neuronen* verklumpen.

Licensed Practical Nurse (LPN) oder Licensed Vocational Nurse (LPN): eine Pflegeperson, die ein ein- bis zweijähriges Ausbildungsprogramm im Gesundheitswesen absolviert und ein staatliches Diplom erhalten hat. LPNs arbeiten in Pflegeheimen, Kliniken und im häuslichen Bereich in der direkten Versorgung von Patienten mit chronischen Krankheiten.

Liquor cerebrospinalis: eine wässrige, kontinuierlich produzierte und resorbierte Flüssigkeit, die in den Hohlräumen des Gehirns sowie an der Oberfläche des Gehirns und des Rückenmarks fließt.

Magnetresonanztomographie (MRT): eine radiologische Technik zur Darstellung innerer Strukturen des Körpers mittels Magnetismus, Radiowellen und eines Computers zur Erzeugung der Bilder von Körperstrukturen. Bild und Auflösung sind detailliert und lassen winzige Veränderungen von Strukturen im Körper, vor allem im Weichteilgewebe, im Gehirn, im Rückenmark, im Abdomen und in den Gelenken erkennen.

Major-Depression: eine Krankheit, welche die Arbeitsfähigkeit, Schlafen und Essen sowie den Genuss früher angenehmer Tätigkeiten stört. Oft beinhaltet sie auch Suizidideen.

Maskengesicht: ein Zustand, in dem der Gesichtsausdruck nur wenig bis gar nicht belebt erscheint.

Medicaid: staatliche Programme altersunabhängiger öffentlicher Unterstützung für Personen, deren Einkommen und Ressourcen nicht ausreichen, um für Gesundheitsversorgung aufzukommen. Die U. S.-Bundesregierung sorgt für entsprechende finanzielle Unterstützung für Medicaid-Programme der Bundesstaaten.

Medicare: das Gesundheitsversicherungsprogramm der U. S.-Regierung für Personen über 65 Jahre und bestimmte jüngere Menschen mit spezifischen

Behinderungen oder Nierenkrankheiten im Finalstadium. Teil A deckt stationäre Klinikaufenthalte ab, Teil B deckt verschreibungspflichtige Medikamente ab.

Melatonin: ein Hormon und Nahrungsergänzungsmittel zur Behandlung von Schlafstörungen, wie etwa Schlaflosigkeit.

Memantin: ein Antidementivum, das auf den *Neurotransmitter Glutamat* wirkt. Bei LBD nur selten allein eingesetzt, ist es ein nützliches Kotherapeutikum bei *Acetylcholinesterasehemmern*.

Midodrin: ein Medikament, das zur Behandlung der orthostatischen Hypotonie dienen kann.

Mini-Mental-Status (MMSE): eine Untersuchung zur Bestimmung des mentalen Status einer Person. Von einer Gesundheitsfachperson durchgeführt, misst der Test die grundlegenden kognitiven Fertigkeiten einer Person, wie das *Gedächtnis* (Kurzzeit- und Langzeitgedächtnis), Orientiertheit, Schreiben und Sprache.

Modafinil: ein *Psychostimulans* zur Behandlung exzessiver Tagesschläfrigkeit oder von Atemstörungen im Schlaf. Es kann auch die Vigilanz bei Patienten mit Demenz verbessern und gilt im Vergleich zu anderen Psychostimulanzien als weniger suchterzeugend.

Multiple Systematrophie (MSA): eine seltene, stets zum Tode führende, degenerative neurologische Erkrankung, charakterisiert durch eine Kombination von Parkinsonismus, zerebellaren oder kortikospinalen Zeichen, Pyramidenzeichen und Dysautonomie.

Mundtrockenheit: der Zustand, nicht genügend Speichel im Mund zu haben, verursacht durch unzureichend funktionierende Speicheldrüsen.

National Institute of Neurological Disorders and Stroke (NINDS): Eine *NIH*-Behörde mit dem Auftrag, Ursachen, Prävention, Diagnostik und Behandlung von Erkrankungen des Nervensystems zu erforschen.

National Institute on Aging (NIA): Eine *NIH*-Behörde mit dem Auftrag, die biomedizinischen, sozialen und verhaltensbezogenen Aspekte des Alternsprozesses zu erforschen, um die Prävention altersbedingter Krankheiten und Behinderungen sowie eine bessere Lebensqualität für alte Menschen zu fördern.

National Institutes of Health (NIH): Eine U.S.-Gesundheitsbehörde, die der medizinische Forschung gewidmet ist. Sie besteht aus mehr als 20 unabhängigen Instituten und Zentren, Darunter *NINDS* und *NIA*.

Nerv: ein Faserbündel, bei dem chemische und elektrische Signale dazu dienen, sensorische und motorische Informationen von einem Teil des Körpers zu einem anderen zu übertragen.

neurodegenerativ: zur Degeneration von Nervengewebe führend.

Neurofibrillen: gewundene Fasern, die sich um Nervenzellen von Patienten mit *Alzheimer-Krankheit* bilden. *(Plaques)*

Neuroleptikaüberempfindlichkeit: eine Reaktion auf ein *Neuroleptikum*, die zu Nebenwirkungen wie erhöhter Verwirrtheit, *Rigidität*, Immobilität sowie zu Handlungs- und Kommunikationsunfähigkeit führt. Die Reaktion kann permanent sein. Die Überempfindlichkeit findet sich bei mindestens 50 Prozent der Patienten mit LBD, wobei der Einsatz klassischer *Neuroleptika* die Morbidität um das Zwei- bis Dreifache erhöht.

Neuroleptikum: ein Medikament zur Linderung von *Halluzinationen*, *Wahnvorstellungen*, *Agitiertheit* und Panikattacken.

Neurologie: ein medizinisches Fachgebiet, das sich mit der Diagnose und Behandlung von Erkrankungen des Nervensystems befasst. Ein **Neurologe** ist ein Arzt, der auf die Diagnose und Behandlung von Erkrankungen des Nervensystems spezialisiert ist. Ein **Neuropsychiater** ist ein auf Neurologie spezialisierter *Psychiater*. Ein **Neuropsychologe** ist ein Psychologe, der eine besondere Ausbildung in Neurologie absolviert hat und neurologische Erkrankungen aus einem überwiegend medizinischen Ansatz heraus diagnostiziert und behandelt.

neurologisch: bezogen auf die Nerven oder das Nervensystem, darunter Gehirn, Rückenmark und Nerven.

Neuron: eine Nervenzelle, die im Körper über große Entfernungen hinweg elektrische Signale sendet und empfängt.

Neuropathie: alle Erkrankungen und Fehlfunktionen von Nerven. Ein **Neuropathologe** ist ein *Pathologe*, der sich auf die Diagnose von Erkrankungen des Gehirns und des Nervensystems durch mikroskopische Untersuchung und andere Mittel spezialisiert.

Neuropsychologisches Testen: das Assessment kognitiver Fähigkeiten wie Gedächtnis, Aufmerksamkeit, zeitliche und örtliche Orientiertheit, Sprachgebrauch, die Fähigkeit zur Durchführung verschiedener Aufgaben und die Fähigkeit, Anweisungen zu folgen.

Neurotransmitter: eine von einer Nervenzelle freigesetzte Substanz, die einen Impuls von einer Nervenzelle zu einer anderen Nervenzelle, einem Muskel, einem Organ oder einem anderen Gewebe überträgt.

Nurse Practitioner (NP): eine *Registered Nurse* (RN), die ein Weiterbildungsprogramm in einem medizinischen Fachgebiet, wie etwa Pädiatrie oder innere Medizin, absolviert hat. Diese Person kann als direkt Primärversorgende in der Gesundheitsversorgung tätig werden und Medikamente verschreiben.

Nursing Assistant (NA): eine Person, die ein kurzes Ausbildungsprogramm in der Gesundheitsversorgung absolviert hat und *RNs* und *LPNs* mit Dienstleistungen unterstützt. Auch als «Krankenpfleger» («orderly») oder, falls durch eine staatliche Behörde zertifiziert, als Certified Nurse Aide (CNA) bekannt.

Olanzapin: ein *atypisches Neuroleptikum*, das sich bei der Behandlung alter Menschen mit *Demenz* weder als sicher noch als wirksam erwiesen hat. *(Quetiapin, Risperidon)*

Ombudsmann für *Langzeitpflege und -versorgung*: ein Fürsprecher, der Streitigkeiten zwischen Bewohnern professioneller Pflegeeinrichtungen oder Einrichtungen des betreuten Wohnens und dem Management der jeweiligen Einrichtung löst. Aufgabe dieser Person ist es auch, Bewohner und ihre Familien über ihre Rechte und den Schutz zu informieren, den sie in einer Einrichtung genießen.

Orthostatische Hypotonie: vorübergehende Senkung des Blutdrucks (Hypotonie), gewöhnlich verursacht durch plötzliches Aufstehen (orthostatisch). Der Stellungswechsel verursacht eine vorübergehende Senkung des Blutstroms zum Gehirn und damit einen Sauerstoffmangel. Dies führt zu Schwindel und manchmal zur *Synkope*.

Palliativpflege und -versorgung: Pflege und Versorgung, die Schmerzen lindern, aber die Erkrankung weder heilen noch deren Verlauf ändern. Palliative Dienstleistungen gehören zu denen, die vom *Hospiz* angeboten werden.

Paranoia: Misstrauen von Patienten mit *Demenz* im Laufe der Verschlechterung ihres Gedächtnisses. So verlegt beispielsweise ein Patient einen privaten Gegenstand, glaubt aber, man habe ihn gestohlen.

Parasympathikus: ein Teil des *vegetativen Nervensystems*, der die Herzfrequenz senkt, die Aktivität des Darms und der Drüsen erhöht und Sphinkter erschlaffen lässt.

Parkinsonismus: Bewegungsstörungen, die durch Medikamente verursacht werden, die der Behandlung anderer Krankheiten dienen.

Parkinson-Krankheit (PD): eine langsam fortschreitende *neurologische* Krankheit, charakterisiert durch ein starres, ausdrucksloses Gesicht, Ruhetremor, Verlangsamung willkürlicher Bewegungen, einen Gang mit kurzen, immer schnelleren Schritten, seltsame Körperhaltung und Muskelschwäche. Die PD wird verursacht durch Degeneration eines als Basalganglien bezeichneten Teils des Gehirns und eine langsame Produktion des *Neurotransmitters Dopamin*.

Parkinson-Krankheit mit Demenz (PDD): eine Demenz, die auftritt, nachdem eine Person mindestens ein Jahr lang Parkinson-Krankheit gehabt hat. Ursache und Symptome sind die der *Demenz mit Lewy-Bodys* und der *Parkinson-Krankheit* zusammengenommen.

Parkinson-Symptome: Bewegungsstörungen bei einem Individuum, bei dem die Diagnose *Parkinson-Krankheit* unter Umständen noch nicht gestellt wurde.

Paroxetin: ein SSRI-*Antidepressivum. (Citalopram, Trazodon, Fluoxetin, selektive Serotonin-Wiederaufnahme-Hemmer, Sertralin)*

Pathologe: ein Arzt, der sich auf die Diagnose von Erkrankungen durch mikroskopische Untersuchung und andere Mittel spezialisiert.

Patientenverfügung: ein rechtliches Dokument, in dem der Unterzeichner darum bittet, im Falle einer zum Tode führenden Krankheit nicht durch medizinische Maßnahmen oder lebensverlängernde Systeme am Leben erhalten zu werden.

Pflegeheim: eine Wohneinrichtung für Personen mit chronischen Krankheiten oder Behinderungen, vor allem für ältere Menschen mit Mobilitäts- und Essproblemen.

Pflegeperson: eine in Pflege ausgebildete, zugelassene oder erfahrene Person.

Physician Assistant (PA): eine medizinische Fachkraft der mittleren Ebene, die unter der Aufsicht eines Arztes oder eines ärztlichen Osteopathen tätig ist.

Physiotherapeut: eine Person, die von einem Bundesstaat oder einer akkreditierenden Körperschaft geschult und zertifiziert wurde, um Physiotherapieprogramme zu konzipieren und zu implementieren. Physiotherapeuten können in einer Klinik oder Ambulanz arbeiten. Sie können in einer Schule tätig sein, indem sie Sonderschüler unterstützen, oder sie können als freiberufliche Fachkräfte arbeiten.

Physiotherapie: ein Bereich der Rehabilitation, bei dem speziell konzipierte Übungen und Gerätschaften dazu dienen, Patienten beim Wiedererwerb oder bei der Verbesserung ihrer körperlichen Fähigkeiten zu helfen.

Plaques: Läsionen des Hirngewebes, die man zusammen mit *Neurofibrillen* bei der *Alzheimer-Krankheit* findet.

Positronen-Emissions-Tomographie (PET): eine hochspezialisierte Bildgebungstechnik, bei der kurzlebige radioaktive Substanzen dazu dienen, dreidimensionale, farbige Bilder (PET-Scans) der Stoffwechselaktivität oder von Körperfunktionen zu produzieren. PET-Scans dienen dem Assessment einer Demenz bei Erwachsenen.

Pramipexol: ein Medikament zur Behandlung der *Parkinson-Krankheit.* Es hilft, den *Neurotransmitter Dopamin* zu ersetzen.

progredient: im Ausmaß oder Schweregrad zunehmend.

Progressive supranukleäre Blickparese (PSP): eine neurologische Erkrankung unbekannten Ursprungs, die nach und nach Zellen in vielen Bereichen des Gehirns zerstört und zu schweren und dauerhaften Störungen der Gangkontrolle und des Gleichgewichts führt. Die Patienten zeigen oft Veränderungen der Stimmungslage und des Verhaltens, darunter *Depression* und *Apathie* sowie eine progrediente leichte *Demenz*.

Protein: ein großes Molekül aus einer oder mehreren Aminosäureketten in einer bestimmten, durch die Basensequenz der Nukleotide in der DNA, die für das Protein kodiert, festgelegten Reihenfolge. Proteine sind erforderlich für die Struktur, Funktion und Regulierung der Zellen, Gewebe und Organe des Körpers. Jedes Protein hat einzigartige Funktionen. Proteine sind essenzielle Bestandteile der Muskulatur, der Haut, der Knochen und des Körpers insgesamt.

Psychiatrie: ein medizinisches Fachgebiet, das sich mit der Prävention, Diagnostik und Behandlung von Geisteskrankheiten befasst. Ein **Psychiater** ist ein in Psychiatrie spezialisierter Arzt.

Psychiatrische Krankheit: eine Geisteskrankheit. Ein psychisches oder verhaltensbezogenes Muster in Verbindung mit Leiden oder Behinderung, das bei einem Individuum auftritt und nicht Teil der normalen Entwicklung oder Kultur ist.

Psychologie: das Studium seelischer und geistiger Prozesse, vor allem in Bezug auf das Verhalten. Ein Psychologe ist eine Person mit einem Master- oder Doktortitel, der Gesprächs- oder Verhaltenstherapie einsetzt. Psychologen können keine Medikamente verschreiben, arbeiten jedoch gewöhnlich eng mit einem Arzt oder Psychiater zusammen, der dies kann. **Psychologisch** bezieht sich auf seelische oder geistige Prozesse.

psychomotorisch: auf Bewegung oder Muskelaktivität in Bezug auf seelische oder geistige Prozesse bezogen.

Psychopharmakologie: das Management psychiatrischer Krankheiten mittels Medikamenten wie *Antidepressiva*, *Neuroleptika* und *Anxiolytika*.

Psychose: eine Geisteskrankheit, welche die Fähigkeit einer Person, den Anforderungen des Alltags zu genügen, ganz erheblich beeinträchtigt. Mögliche Symptome sind, nicht vorhandene Dinge zu sehen, zu hören, zu riechen oder zu schmecken sowie *Paranoia* und Wahngedanken.

Psychostimulans: ein Medikament zur Steigerung der psychomotorischen Aktivität. Es kann die Konzentration und Impulskontrolle bei Aufmerksamkeitsdefizit-Hyperaktivitätsstörung (ADHS) verbessern. Viele sind suchterzeugend. *(Modafinil)*

psychotisch: auf Psychose bezogen, wie etwa in «psychotisches Verhalten».

Quetiapin: ein *atypisches Neuroleptikum*. Schlaflosigkeit kann auch mit dieser Substanz behandelt werden. Bei Patienten mit LBD ist sie oft das Medikament der Wahl.

Räumliche Desorientiertheit: Schwierigkeit, sich in vertrauter Umgebung zurechtzufinden.

Reaktive Depression: vorübergehende Symptome einer *Depression* als Reaktion auf belastende Lebensereignisse. Wenn das Leben weniger belastend wird, neigen die Symptome zum Verschwinden.

Registered Nurse (RN): eine Pflegeperson, die ein zwei- bis vierjähriges Graduiertenprogramm in Pflege abgeschlossen hat und bei akut oder chronisch Kranken direkte Versorgung leistet. Eine RN kann sich später auf einem bestimmten Gebiet spezialisieren.

Reizbarkeit: der Zustand, in dem man leicht zu verärgern ist.

REM-Schlaf: der Teil des Schlafs, in dem sich die Augen rasch bewegen, wodurch die Augenlider flattern. Träume treten im REM-Schlaf auf. *(REM-Schlaf-Verhaltensstörung)*

REM-Schlaf-Verhaltensstörung: eine Schlafstörung, bei der die Schlaflähmung, die normalerweise die willkürliche Muskulatur in der REM-Schlaf-Phase ausschaltet, nicht eintritt. Dies führt dazu, dass der Träumende Bewegungen ausagiert, vor allem in dramatischen Episoden, was zu Verletzungen des Schlafpartners führen kann.

Restles-legs-Syndrom (RLS): ein unkontrollierbarer Drang, die Beine zu bewegen, um unangenehme Empfindungen, wie Krabbeln, Kribbeln, Stechen, Pulsieren, Prickeln, zu lindern. Die Empfindungen werden typischerweise in Ruhe (Sitzen oder Liegen) deutlicher spürbar und gehen bei Bewegung zurück. *(Gabapentin, Carbamazepin)*

Retropulsion: die Tendenz, sich rückwärts zu bewegen oder zu fallen.

Rezeptor: eine Struktur an der Oberfläche (oder im Inneren) einer Nervenzelle, die Reize empfängt und darauf reagiert.

Rigidität: erhöhter Muskeltonus im Nacken sowie in den Armen und Beinen, der zur Steifigkeit oder Bewegungsunfähigkeit führt.

Risperidon: ein *atypisches Neuroleptikum*.

Rivastigmin: ein *Acetylcholinesterasehemmer*. Das Hautpflaster umgeht den Magen-Darm-Trakt, um dortige Nebenwirkungen zu verringern.

Schlafapnö: ein vorübergehendes Aussetzen der Atmung im Schlaf, führt oft zu Tagesschläfrigkeit.

Schlaflosigkeit: die chronische Wahrnehmung oder Klage über unzureichende Schlafqualität aus einem oder mehreren der folgenden Gründe: Einschlafschwierigkeiten, häufiges Erwachen während der Nacht mit Schwierigkeiten, wieder einzuschlafen, frühmorgendliches Erwachen oder Schlaf ohne Erholung.

Schwarzer Humor: eine Art des Humors, bei dem ernste und oft tabuisierte Themen, wie Geisteskrankheit, heruntergespielt werden, wobei der Schwerpunkt eher auf dem Absurden als auf dem Bemitleidenswerten liegt. Betreuungspersonen nutzen schwarzen Humor oft als Coping-Mechanismus zum Stressabbau.

Schwindel: schmerzlose Beschwerden im Kopf mit vielen möglichen Ursachen.

Sedativ: ein Medikament zur Schlafunterstützung durch Dämpfung des *Zentralnervensystems*. Es kann schwere Nebenwirkungen bei Patienten mit LBD haben und ist oft stark suchterzeugend. *(Zolpidem, Eszopiclon)*

Selektive Serotonin-Wiederaufnahme-Hemmer (SSRI): *Antidepressiva* zur Behandlung von Depression, Panikattacken und anderen Angststörungen. Sie stellen das Gleichgewicht von *Neurotransmittern* im Gehirn wieder her und heben dabei die Stimmungslage und das Wohlbefinden, ohne Acetylcholin abzuziehen. Bei Patienten mit LBD sind sie die Medikamente der Wahl. *(Citalopram, Trazodon, Paroxetin, Sertralin)*

Serotonin: ein *Neurotransmitter* im Gehirn, der die Stimmungslage beeinflusst.

Sertralin: ein *Antidepressivum* aus den *selektiven Serotonin-Wiederaufnahme-Hemmern* (SSRI) zur Behandlung von Depression, Panikattacken und anderen Angststörungen. *(Citalopram, Trazodon, Paroxetin, Fluoxetin)*

Skilled Nursing Facility (SNF): eine Einrichtung, die Personen über 65 Jahre (und jüngere, behinderte Personen) mit täglicher professioneller Pflege, Rehabilitation und anderen medizinischen Dienstleistungen versorgt.

somnolent: schläfrig oder schlafinduzierend. *(Exzessive Tagesschläfrigkeit)*

Stadien: das Voranschreiten einer Krankheit, definiert nach Graden oder Phasen der Ausprägung: früh, leicht, mäßig, mäßig schwer, schwer.

Stammhirn: der mit dem Rückenmark verbundene, stammartige Teil des Gehirns. Das Stammhirn managt Botschaften zwischen dem Gehirn und dem übrigen Körper und kontrolliert Grundfunktionen des Körpers, wie Atmen, Schlucken, die Herzfrequenz und den Blutdruck. Das Stammhirn kontrolliert auch das Bewusstsein und bestimmt, ob jemand wach ist oder schläft. Die *Substantia nigra* liegt in diesem Bereich.

Substantia nigra: eine Schicht großer, pigmentierter Nervenzellen im Mittelhirn, die *Dopamin* produzieren und deren Zerstörung mit der *Parkinson-Krankheit* einhergeht.

Sympathikus: ein Teil des *vegetativen Nervensystems*, der die Herzfrequenz beschleunigt, Blutgefäße verengt und den Blutdruck erhöht.

Synapse: ein Verbindungs- oder Kommunikationspunkt zwischen zwei Nervenzellen.

Synkope: teilweiser oder vollständiger Bewusstseinsverlust mit Spontanerholung.

Tagespflege für Erwachsene: ein Ort, an den zuhause lebende Erwachsene tagsüber gehen können – für Aktivitäten, geselliges Beisammensein, Schulung, Physiotherapie und Gesundheitsversorgung. Die Teilnehmenden erhalten dort Gelegenheit zur Begegnung mit anderen und die Betreuungspersonen bekommen Zeit zur Erholung.

Tiefe Hirnstimulation (DBS): ein operatives Verfahren, das bei *Parkinson-Krankheit* wirksam ist. Bei der Operation werden Dauerelektroden in verschiedene Teile des Gehirns implantiert, über die elektrische Dauerimpulse gegeben werden, um die Symptome der Parkinson-Krankheit zu beherrschen.

Trazodon: ein Nicht-SSRI-*Antidepressivum*, bei dem mehr *Serotonin* die Nerven im Gehirn stimuliert.

Tremor: jedes abnorme, wiederholte Zittern, oft der Finger, Arme oder Beine. Ein **aktiver, essenzieller** oder **Intentionstremor** tritt auf, wenn eine Bewegung begonnen wird, etwa beim Schreiben oder beim Anheben einer Tasse. Es ist die häufigste Art des Tremors und die am häufigsten beobachtete Bewegungsstörung. Ein **passiver** oder **Ruhetremor** tritt auf, wenn der Körper in Ruhe ist und lässt nach oder endet während einer willkürlichen Bewegung.

Unerwünschte Arzneimittelwirkung: eine unerwartete, unerwünschte oder gefährliche Reaktion auf ein Medikament und gewöhnlich der üblichen Wirkung entgegengesetzt. Die unerwünschte Wirkung kann plötzlich oder allmählich einsetzen.

Vaskuläre Demenz: eine häufige Form der Demenz, verursacht durch eine *zerebrovaskuläre Erkrankung* infolge einer Reihe kleiner Schlaganfälle, von denen ein jeder kleine Ausfälle kognitiver Funktionen verursacht. Zu den Symptomen gehören Verwirrtheit, Gedächtnisausfall, *Inkontinenz*, Ausfall von *Exekutivfunktionen* und unangemessenes Zeigen von Emotionen. Die vaskuläre Demenz beginnt gewöhnlich im Alter zwischen 60 und 75 Jahren und betrifft Männer häufiger als Frauen.

Vegetatives Nervensystem (ANS): der Teil des Nervensystems, der zentrale Körperfunktionen steuert, darunter die Tätigkeit des Herzmuskels, des Magen-Darm-Traktes, des Harntraktes und der Drüsen. Das ANS ist in mehrere Systeme unterteilt, darunter das **inhibitorische** und das **exkretorische** System. Die LBD kann zu Funktionsstörungen des ANS führen, die hemmende Effekte erhöhen und exzitatorische Effekte senken, womit sie eine Verlangsamung vegetativer Funktionen bewirken.

Verbale Blockaden: Schwierigkeiten beim Äußern ganzer Sätze und Verlieren des gedanklichen Fadens.

Visuell-räumliche Funktion: eine kognitive Funktion durch Kombination optischer und räumlicher Wahrnehmung, auch Hand-Auge-Koordination genannt.

Vorsorgevollmacht: eine Art medizinischer Vorausverfügung, bei der gesetzliche Dokumente einer anderen Person im Falle eines zur Geschäftsunfähigkeit führenden medizinischen Zustandes die Vollmacht erteilen.

Wahn: eine grobe Fehlinterpretation der Realität. Zu den typischen Wahnvorstellungen gehören Verfolgungswahn, Liebeswahn, Größenwahn und Kontrollwahn.

Wahnhafte Verkennung: die wahnhafte Überzeugung, reale Menschen oder das eigene Zuhause würden durch Hochstapler ersetzt oder das eigene Bild in einem Spiegel gehöre einer anderen Person (*Capgras-Syndrom*).

Wahrnehmung: die Interpretation sensorischer, durch Sehen, Hören, Riechen, Schmecken und Berühren eingehender Informationen.

Zentralnervensystem (ZNS): der aus Gehirn und Rückenmark bestehende Teil des Nervensystems.

zerebral: zum Gehirn, zum Kleinhirn oder zum Intellekt gehörig.

Zerebrovaskuläre Erkrankung: eine Erkrankung des Gehirns und der es versorgenden Blutgefäße, gewöhnlich Schlaganfall genannt. Zu den Symptomen gehört auch Demenz.

Zerebrovaskuläres System: das System von Venen und Arterien, welches das Gehirn versorgt.

Zolpidem: Medikament zur Behandlung von Patienten mit Schlaflosigkeit.

Sachwortverzeichnis

Im gesamten Sachwortverzeichnis stehen die Abkürzungen AD für Alzheimer-Krankheit, LBD für Lewy-Body-Demenz, LBDA für Lewy Body Dementia Association, PD für Parkinson-Krankheit und PDD für Parkinson-Krankheit mit Demenz. Mit einem Asterisk (*) versehene Seitenzahlen kennzeichnen eine Abbildung.